儿童白内障学
PEDIATRIC CATARACT

主　编　谢立信　黄钰森

编　者　（按姓氏拼音排序）

代云海　黄钰森　蓝　婕　龙　潭　吴晓明

谢立信　徐英男　于常红　由彩云　张　辉

人民卫生出版社

图书在版编目（CIP）数据

儿童白内障学 / 谢立信，黄钰森主编 . —北京：人民卫生
出版社，2014
ISBN 978-7-117-19282-8

Ⅰ.①儿…　Ⅱ.①谢…　②黄…　Ⅲ.①小儿疾病 – 白内障 –
诊疗　Ⅳ.①R776.1

中国版本图书馆 CIP 数据核字（2014）第 132568 号

人卫社官网　www.pmph.com	出版物查询，在线购书
人卫医学网　www.ipmph.com	医学考试辅导，医学数据库服务，医学教育资源，大众健康资讯

儿童白内障学

主　　编：谢立信　黄钰森
出版发行：人民卫生出版社（中继线 010-59780011）
地　　址：北京市朝阳区潘家园南里 19 号
邮　　编：100021
E - mail：pmph @ pmph.com
购书热线：010-59787592　010-59787584　010-65264830
印　　刷：北京人卫印刷厂
经　　销：新华书店
开　　本：787 × 1092　1/16　印张：12
字　　数：292 千字
版　　次：2014 年 8 月第 1 版　2014 年 8 月第 1 版第 1 次印刷
标准书号：ISBN 978-7-117-19282-8/R·19283
定　　价：98.00 元

打击盗版举报电话：010-59787491　E-mail：WQ @ pmph.com
（凡属印装质量问题请与本社市场营销中心联系退换）

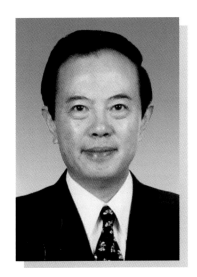

谢立信,男,1942年12月出生,1965年毕业于山东医学院医疗系,同年分配到潍坊医学院,历任助教、讲师、副教授和教授,1987—1988年获防盲基金会(RPB)资助在美国路易斯安那州立大学眼科中心从事博士后研究,1991年在青岛创建山东省眼科研究所,发展至今,成为拥有青岛眼科医院、山东省眼科医院(济南)、省部共建国家眼科学重点实验室培育基地和山东省眼科验光配镜中心,集科研、医疗、教学为一体的眼科专业机构。2001年当选中国工程院院士。现任中华医学会眼科学分会荣誉主委,山东省眼科研究所所长。

谢立信教授主要从事眼科角膜病、白内障的应用基础研究和临床诊治,特别在角膜内皮细胞应用理论、感染性角膜病、白内障手术和眼内植入缓释药物等方面作出了突出贡献,是目前我国角膜病专业的领军者、我国白内障超声乳化手术的开拓者、我国眼库建设的主要创始人之一。谢立信教授是中央保健委员会专家,始终坚持在医疗一线,现每年仍主刀完成约1500例复明手术,为提高人民健康水平做出了积极贡献。谢立信教授为首获国家和省级科学技术进步奖17项,出版专著4部,主编、主译和参编书籍28部。发表学术论文500余篇,其中第一或通讯作者发表SCI收录论文104篇。现为北京大学、浙江大学、武汉大学、华中科技大学和青岛大学博士生导师,培养的研究生、进修医师遍布全国各地,为我国眼科学教育事业做出了重要贡献。

谢立信教授先后被授予全国"五·一"劳动奖章、全国劳动模范、卫生部优秀留学回国人员称号,是第八、九届全国人大代表、中国共产党十六大代表。1998年获中华眼科学会奖,1999年获美国路易斯安那州立大学眼科中心国际杰出成就奖,2004年获中美眼科学会"金钥匙奖",2005年获青岛市科学技术功勋奖,2006年被评为"山东省十大自主创新人物",2006年获中华眼科杰出成就奖,2008年获得山东省科学技术最高奖,2008年获得美国眼科学会成就奖,2009年获得亚太地区眼科学会Arthur Lim奖,2012年获得何梁何利基金科学与技术进步奖。

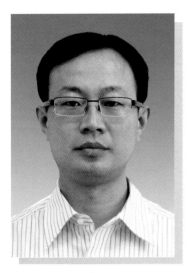

主编简介
黄钰森教授

黄钰森,男,1973 年 4 月出生。1998 年 6 月毕业于青岛大学医学院,同年分配到山东省眼科研究所青岛眼科医院,历任住院医师、主治医师、副主任医师,破格晋升主任医师。期间一直师从谢立信院士,读取了统招的山东省医学科学院眼科学硕士和青岛大学眼科学博士学位,并于 2010 年由山东省政府资助公派赴美国 Dayton 大学做访问学者。现任青岛眼科医院白内障科主任,中华医学会眼科学分会青年委员及全国白内障学组委员,山东省眼科学会青年委员,美国眼科学会会员及欧洲白内障屈光协会会员,青岛大学和济南大学硕士研究生导师。

黄钰森教授在眼科临床方面主要从事屈光性白内障手术的个性化治疗,复杂白内障的手术处理,白内障手术并发症的控制与处理,手术切口构建与散光关系的研究,已完成白内障手术万余例。应用基础研究方向是晶状体再生的调控机制、白内障和后发性白内障的发病机制研究。作为负责人承担国家自然科学基金 2 项(青年基金和面上项目)、山东省自然科学基金 1 项、教育部课题 1 项,以及合作课题"十一五"科技支撑计划 1 项。作为第一或通讯作者发表 SCI 论文 10 余篇,在《中华眼科杂志》《中华医学杂志》等核心期刊发表论文 10 余篇,参译《眼科手术学——理论与实践》和《Harley 小儿眼科学》2 部学术专著,参编《微小切口白内障手术学》。获2005 山东省科技进步奖(一等奖,第四位)、2008 年第八届山东省青年科技奖、2012 年中华医学奖(三等奖,第二位)、2013 年山东省科技进步奖(三等奖,首位)和 2014年度"中华眼科学会奖"。

白内障是儿童视力丧失的重要原因之一,约占儿童致盲性眼病的10%。由于儿童的生活时间较长,视力障碍对其个人、家庭和社会带来的不便和负担不容忽视。作为可以通过治疗避免盲目的疾病之一,该病一直是眼科医师关注的热点。

儿童白内障的治疗主要通过手术复明。但相对成人白内障,儿童白内障手术治疗有诸多困难和特殊性。主要是因为儿童年龄小、眼部解剖发育不成熟或者发育异常、巩膜和角膜硬度低、囊膜弹性大和玻璃体压力高,从而导致手术时机选择复杂、手术并发症多、围术期检查困难、术后屈光不正变化等个体差异较大以及弱视治疗效果欠佳等。

近20年来,白内障手术技术、设备器材和人工晶状体的发展和改进日新月异,研发人员和眼科临床工作中的微创理念使得白内障手术疗效得到快速有效的提高;另外,随着对视觉系统的神经生理学、视觉发育研究的深入理解以及国内外儿童白内障术后长期观察和临床实践经验的积累,使得我们对手术的认识有了不少改变。比如:以往曾经使用肝素表面修饰的人工晶状体以减轻儿童白内障术后严重的炎症反应,但现在看来只要手术微创,术中科学地处理后囊膜,儿童白内障术后反应并不明显比成人重;以往要求尽早手术,但现在的研究结果提示过早手术带来的并发症风险不容忽视,权重手术时机需要循证医学提供更多证据。

由于国内针对儿童白内障的专著多将其作为成人白内障手术中的一部分来书写的,缺乏对这一特殊群体的详细阐述,为及时总结经验,提高眼科医生的认识,规范临床操作,本书从儿童眼部解剖和生理特点、先天性白内障的遗传学、围术期检查方法、临床表现和手术方法、术后视力矫正、弱视训练和随访等诸多方面就个人的临床经验进行阐述,还需要眼科同道在临床实践中不断修正、发展和完善,需要更多专业医师和前后多代人的共同努力和科学发展。

本书共分八个章节,近30万字,其中插图160余幅,这些图多为青岛眼科医院的临床资料,个别引用的插图也做了参考说明。本书的阅读对象是临床眼科医师、研究生,也可以作为不同医学专业的医师参考用书。

谢立信
2014 年 5 月

目 录

CONTENTS

绪 论

儿童先天性白内障治疗中的几个科学问题

由世界卫生组织发起的"视觉 2020:享有看得见的权利"行动中,儿童盲的防治是其中重要一项。作为其中可以通过治疗避免盲目的疾病之一,儿童白内障一直是眼科医师关注的热点。据统计,全球有近 20 万患白内障的儿童,并且每年有 2 万 ~4 万的白内障患儿出生。中国多省份调查显示 0~6 岁儿童视力损伤的发生率为 1.1‰,其中先天性白内障占 14.1%。考虑中国是一个发展中的人口大国,其儿童白内障的防治工作非常艰巨,特别是在先天性白内障的治疗中,仍有许多存在争议的问题值得我们思考。

一、手术适应证的问题

对于疑诊先天性白内障的患儿都应该进行详细的眼部检查,以确定晶状体混浊对视力的影响。并结合患儿年龄、白内障的类型、白内障是双侧或单侧等制定合理的治疗方案。

1. 手术年龄

(1) 白内障摘除的手术年龄:出生后前几周被认为是视觉发育的"皮质前期",此时的白内障如能被发现并摘除,则很少造成不可逆的弱视,之后为"皮质期"。普遍认为单眼先天性白内障造成弱视的这一"潜伏期"大约为出生后 6 周,双眼可延长至 10 周。研究显示,如在出生 6 周内对单眼致密的白内障进行手术治疗仍可获得良好的视力和立体视;双侧白内障如在出生 10 周内手术也可获得较好的视力预后。而对于致密的单眼或双眼白内障,如果出生 12 周后再行手术治疗,往往已经形成不可逆的形觉剥夺性弱视。

那么是否儿童先天性白内障越早手术效果越好呢? 这一观点并没得到广泛认同。一方面,目前很多研究表明,继发性青光眼作为婴幼儿先天性白内障术后的常见并发症,与手术的年龄密切相关,其中出生后 4 周内手术的患儿发生继发性青光眼的风险明显增加;另一方面,较小婴儿的心血管系统、呼吸系统以及消化系统均未发育成熟,亦增加了全麻手术的风险。因此,部分专家认为出生后 4~6 周是先天性白内障手术治疗的最佳时期,既降低了术后继发性青光眼的发生以及全麻手术的风险,又不会引起剥夺性弱视的形成。

尽管早期治疗至关重要,但婴幼儿先天性白内障的延迟发现和延迟治疗现象在我国仍十分严重。Xie 等的一项回顾性研究发现,由于缺乏婴幼儿眼病筛查体系以及完善的社区医疗服务,没有一例患儿在出生 3 个月内手术,而出生 6 个月内手术的患儿中,单双眼分别仅占 1.2% 和 15.93%,从而导致术后较高的视力损伤发生率。因此,重视先天性白内障的早期发现和早期适时的手术治疗仍是眼科界需要解决的一个关键问题。

　　(2) 人工晶状体(intraocular lens,IOL)植入的年龄：作为白内障摘除后的重要视觉矫正方法,2岁之后的双眼先天性白内障儿童行同期IOL植入已经被普遍认同。相较框架眼镜或角膜接触镜,其可以提供全天候的视觉矫正,并且消除了物像变形以及影响周边视野等问题。但双眼患儿IOL在2岁之前婴幼儿的同期植入尚存在一定争议,因术后较高的后发性白内障发生率以及较严重的炎症反应。单眼患儿的人工晶状体同期植入年龄现在随机性很大,没有统一的年龄共识。但婴儿单眼先天性白内障的同期人工晶状体植入往往带来明显的视轴混浊,导致术后较高的二次手术率。

　　针对婴幼儿先天性白内障的同期IOL植入,笔者仍采取保守的态度,并且根据单双眼区分对待。2岁之后的双眼先天性白内障,术中一般同期植入IOL。而对于单眼先天性白内障患儿,考虑术后视觉矫正的需要,通常将同期IOL植入的年龄提前到1岁。较小的婴幼儿则仅行单纯白内障摘除,术后框架眼镜矫正视力,在适当的时机行二期IOL植入。

　　2. 白内障类型和混浊程度　致密的先天性全白内障,一旦发现应尽早摘除已经是眼科界的共识。但对于部分混浊的白内障,如果患儿不能配合视力检查,很难达成共识。此时红光反射法、散瞳检眼镜观察眼底血管及眼底像、遮盖或者优先注视法等都是评价白内障混浊程度的有效方法。

　　Oliver等对一个双眼部分混浊性婴幼儿白内障的家族进行了长达近20年的观察及手术治疗,术后取得了理想的视力预后。他们认为对于婴幼儿双眼部分混浊白内障的手术时机可以适当延迟,因为自然晶状体的调节作用可以更好促进视功能的发育、双眼视觉的稳定,此外延迟的手术可以使人工晶状体度数的测算更精确。Travi等报道对于单侧较小的后极部晶状体混浊及晶状体后圆锥进行弱视训练取得良好效果,与采取手术治疗患儿的视力预后没用统计学差异,但是部分混浊白内障类型的手术指征尚需要进一步的临床研究。

　　3. 单眼和双眼白内障　对于影响视力明显的双眼致密先天性白内障,一旦发现即尽早手术已经是普遍共识。而对于单眼先天性白内障,目前尚有许多问题值得我们思考,很难在学术上达成共识。单侧部分混浊的晶状体,可以通过密切随访下的散瞳联合遮盖训练进行治疗。Denion和Travi等均报道了部分混浊的单侧先天性白内障,通过积极的屈光不正矫正联合遮盖等弱视治疗方法,患儿的视力得到改善。

　　对于影响视力明显的单侧致密白内障,争议较多。Wright等认为应该积极治疗,否则最终将导致严重的视力损伤及斜视,当然早期治疗以及术后积极的弱视训练是取得理想效果的关键;而Amaya对此问题的看法是视情况而定,他们认为单眼先天性白内障的治疗不仅仅是早期手术,更重要的是术后长期的视力矫正及弱视训练,即便如此,大部分的预后也不理想,而即使不治疗,先天性白内障发展缓慢,在眼内很少产生其他的不良后果,应当将此情况详细告知患儿家属,由他们决定;而无论最终他们选择手术与否,都是可以理解的。这需要有多中心的随机对照临床实验,取得循证医学的证据。

二、先天性白内障的手术方法

　　随着显微手术技术的发展,超声乳化联合折叠式IOL植入已经成为儿童白内障的普遍术式。但是,关于手术切口的选择以及后囊的处理,仍有一定的争议存在。

　　1. 手术切口的选择　儿童白内障手术常用的切口有透明角膜切口以及巩膜隧道切口,而术后散光问题一直是白内障医生的关注点。Bar-Sela SM等发现儿童白内障无论透明角膜切口或巩膜隧道切口,术后一周都产生较大散光,但是术后5个月散光均明显降低,这种变化在巩膜隧道切口手术中更明显。Bradfield 等在对先天性白内障手术行透明角膜切口时发现,随着时间延长散光逐渐减小,并且年龄越小最终散光越小。他们认为婴幼儿角膜弹性不断增加,可以重塑正常曲率。只是儿童切口自闭性及术后依从性差,即使透明角膜小切口手术,也必需缝线缝合。

与透明角膜切口相比,Bayramlar 等认为巩膜隧道切口在儿童白内障手术中更有优势,原因如下:儿童特别是婴幼儿伤口愈合反应更强烈,所以透明角膜切口容易形成明显的角膜瘢痕;角膜缝线的存在增加了异物刺激感、角膜新生血管化倾向以及感染的风险,以及缝线的拆除往往需全身麻醉下进行,增加了二次全麻的风险。Xie 等报道采用巩膜隧道切口行儿童白内障手术,术后缝线位于结膜下不需要拆除,切口离视轴区远,既减小了散光又避免了虹膜前粘连的形成,是值得推崇的切口方式,从角膜的生理发育角度看,婴幼儿角膜切口会有更多的并发症。

2. 后囊的处理以及 IOL 的植入　先天性白内障手术后最常见的并发症就是后发性白内障,有大量研究显示如在术中保留完整的后囊膜,后发性白内障的发生率最高可达100%,且与手术年龄有关。年龄越小,术后发生后发性白内障的概率越高。因此近年来,儿童白内障术中同期行后囊膜连续环形撕囊术(posterior continuous curvilinear capsulorhexis,PCCC)已成为了共识。

对于白内障摘除联合单纯后囊膜切开术,BenEzra 和 Hosal 等分别报道了75%和42.9%的后发性白内障发生率。这种术式对阻止后发性白内障形成远远不足,因为术后完整的玻璃体前界面为晶状体上皮细胞的增殖提供了一个支架,进而形成新的后囊混浊。因此绝大部分医师均认为儿童白内障术中应联合行 PCCC 和前段玻璃体切割术。但就植入 IOL 的手术步骤及前段玻璃体切割的径路有不同的方法。

传统的儿童白内障手术方式是在前囊连续环形撕囊及晶状体摘除后,行后囊膜连续环形撕开,继而通过同轴的玻璃体切割仪行前段玻璃体切割,之后植入 IOL。尽管这种手术方式明显减少了后发性白内障的发生几率,但手术操作难度较大,在已经切开后囊膜的囊袋内植入 IOL 常导致玻璃体的再次脱出,从而增加术后 IOL 偏位及倾斜发生的几率。此外,较粗的前玻璃体切割头在相对较小的婴幼儿眼球内操作空间小,玻璃体切除范围可控性差;灌吸一体式的前玻璃体切割头对玻璃体骚扰大,增加了术后发生视网膜脱离的潜在风险。

2005年 Biglan 首次报道了采用25G 无缝线玻璃体切割系统处理儿童白内障术后并发症——继发膜,证实了其可行性和有效性。Xie 等改进传统的手术方式,在儿童白内障手术中先行 IOL 的囊袋内植入,在保留前房粘弹剂的情况下,采用25G 玻璃体切割系统经睫状体平坦部进行后囊膜连续环形切开联合前段玻璃体切除,取得了较好效果。此手术方式可使 IOL 均能安全准确的植入囊袋内且保持良好的居中性。另外相对于同轴玻璃体切割系统,25G 微切口无灌注玻璃体切割系统切割力较大而吸引力小,前房稳定性好,对玻璃体扰动小,减少了玻璃体的牵拉和震动;小巧的切割头在儿童相对小的眼球内手术操作方便,后囊膜的连续环行切开和前段玻璃体切除也更容易掌控,前段玻璃体切除彻底,减少了术后视轴混浊的形成。经巩膜的穿刺口无需缝线缝合,术后愈合快,切口无渗漏且无玻璃体牵拉,UBM 也证实其有效及安全性。

关于儿童白内障何时可以保留后囊膜的问题,目前尚无统一的结论。Jensen 等建议6

岁之前的儿童术中联合后囊切开及前段玻璃体切除,之后的儿童保留后囊膜。Hardwig 等经过统计认为 7 岁之前的儿童行联合手术对于预防视轴混浊非常有效。Vasavada AR 等发现 8 岁内的患儿术后视轴混浊的发生率明显高于 8 岁后儿童。考虑中国发展中国家的国情,儿童白内障术后随访依从性差,并且年龄较小的患儿较难配合激光治疗,为预防因延迟复诊耽误后囊混浊的诊断和治疗以及由此导致的剥夺性弱视,笔者对 8 岁之前的儿童常规行后囊切开联合前段玻璃体切除,之后的儿童根据配合治疗情况酌情保留后囊膜。

三、IOL 的测算及选择

1. IOL 的测算方法和预留度数　与成人白内障相同,在进行儿童白内障摘除联合 IOL 植入之前,需要对 IOL 的度数进行测算。尽管 Hoffer Q、Holladay、SRK Ⅱ和 SRK/T 四种公式在儿童 IOL 测算中的应用均有报道,但因为病例数少或者术后随访时间短,何种公式更适宜儿童患者尚无统一定论。近年 Jasman 等报道了儿童 IOL 测算软件在儿童白内障手术中的应用并将其与 SRK Ⅱ公式进行对比,发现其增加了测算的准确性,减少了术后测算误差,只是其结论同样受到样本量少以及随访时间短的限制。确定适宜儿童 IOL 度数的测算公式尚需要进一步的研究及探讨。

儿童随着年龄的增长,眼轴及角膜曲率亦随之发生改变。普遍认为正常儿童眼部发育过程中,2~3 岁前眼轴增长迅速,以后逐渐减缓直至 8~10 岁达到稳定水平。而角膜曲率随着生长发育逐渐减小,1 岁左右达到稳定。因此在对儿童白内障手术进行 IOL 的选择时,术后近视漂移是考虑的重点。而为了使患儿在成年后有较好的视力及较低的屈光度,许多研究者均推荐给儿童白内障患者植入 IOL 时应依据手术时的年龄预留一定程度的远视,以抵消随着年龄增长而产生的近视漂移。只是关于术前具体预留远视度数的观点不一。

2. IOL 的选择　随着小切口超声乳化技术在儿童白内障手术中的应用,可折叠式 IOL 也逐渐取代了需经大切口植入的聚甲基丙烯酸甲酯(PMMA)IOL。目前已有大量的研究显示,疏水性丙烯酸酯材料的 IOL 在儿童白内障手术中的应用是安全有效的。晶状体材料生物相容性程度的提高减低了术后的炎症反应,以及改进的方边设计均降低了术后视轴混浊的发生率。笔者在儿童白内障手术中已经普遍采用了疏水和亲水性丙烯酸酯 IOL。

近年来,少数学者报道在儿童白内障手术中应用多焦点 IOL,取得了较好的视力预后,但其报道均存在病人数量较少和随访时间较短的问题。目前儿童白内障术中植入多焦点 IOL 仍存在较多争议。Hunter 认为儿童植入多焦点 IOL 必须考虑以下几个问题:如 IOL 度数的准确测量,IOL 的居中,对比敏感度下降对视觉发育的影响以及患者对于眩光的耐受性。

四、先天性白内障术后的视力矫正以及弱视训练

成功的手术是先天性白内障治疗的基础,而术后的视觉重建则是获得良好视功能的关键。一方面,不同于成年人,儿童的眼睛尚处于生长发育阶段,术后剩余的屈光不正需要进一步的矫正以预防弱视的形成;另一方面,对于错过视觉发育关键期的先天性白内障患儿,往往已经伴有弱视的存在,积极科学的训练对于其视力改善意义重大。

1. 先天性白内障术后的视力矫正

(1) 无晶状体眼的视力矫正:对于较大儿童,IOL 植入已经逐渐普遍,而其在婴幼儿中的

应用尚存在争议。许多婴幼儿的先天性白内障手术并不同期植入 IOL,术后早期即需进行严格的屈光不正矫正。常用的矫正方式有框架眼镜以及角膜接触镜,其各有利弊。

框架眼镜价格相对便宜,验配方便,随着儿童眼轴和屈光状态的发展可以随时更换,对于处于眼轴发育迅速的婴幼儿期非常适用。但是无晶状体眼患儿的框架眼镜往往比较厚重,棱镜效应导致的周边物象变形、视野缩小等是它的一大缺点。特别对于单眼白内障术后无晶状体眼患儿,双眼高度屈光参差,框架眼镜的使用会造成明显的物像不等,给患儿的佩戴带来明显不适感,导致其临床应用效果不明显。近年来,压贴球镜被推荐使用于临床以改善无晶状体患儿较厚的框架眼镜,其镜片轻便易于婴幼儿接受,有较好的依从性及疗效。

高透氧硬性角膜接触镜(RGP)作为婴幼儿白内障术后无晶状体眼矫正的办法,目前被广泛提倡,其验配方便可随时更换,相较框架眼镜物像变形以及视野影响等不明显,特别适用于单眼无晶状体眼患儿。但由于患儿的戴镜依从性差、价格较框架眼镜昂贵、需要良好的卫生保障以避免角膜感染以及需要家长的密切配合,对于发展中国家的多数家庭来讲有一定困难。

(2) IOL 眼术后的视力矫正:如前所述,框架眼镜以及角膜接触镜矫正无晶状体眼均存在一定缺陷,因此部分学者于先天性白内障摘除术中同期植入 IOL 以矫正屈光不正。如前所述,为预防术后眼轴发育导致的近视漂移,IOL 度数进行欠矫设计,以患儿在成年时的屈光状态为低度近视目标。Gouws 及 Barry 等均对 1 岁内的婴儿单双眼白内障同期植入 IOL,发现尽管此方法安全可行,但术后存在较大的屈光变异。Xie 等回顾性研究表明,儿童白内障 IOL 植入术后屈光状态普遍向近视偏移,而在较大儿童中眼轴和屈光状态趋于稳定。因此 IOL 植入术后仍需积极验光进行屈光不正的矫正,其矫正同样可以通过框架眼镜以及角膜接触镜进行。

此外,尚有报道应用 Piggyback IOL 植入矫正早期儿童白内障术后的剩余屈光不正,但是由于其术后有继发性青光眼、虹膜脱色素等风险,以及在儿童眼操作困难、随屈光变化需二次手术取出等问题,在儿童眼的使用少见,笔者在临床上也慎重的应用了 Piggyback IOL 植入,获得了良好的效果,但缺少大宗病例长期随访。

2. 先天性白内障术后的弱视训练 致密的先天性白内障,如在视觉发育的关键期未进行手术摘除,很容易形成弱视。Hillis 等认为尽管形觉剥夺导致的弱视不到 3%,但是这类弱视往往比较严重,术后积极的弱视训练非常必要。目前,红光闪烁仪、三色光闪烁弱视治疗仪等仪器以及各种弱视训练软件均被开发进行弱视训练。对于单眼或不对称的双眼白内障,在矫正屈光不正的基础上,遮盖或压抑疗法配合近距离训练是弱视训练的常用有效方法。遮盖治疗被认为是非常重要的矫正手段,但目前具体遮盖时间及遮盖治疗持续的时间尚无统一的定论。年龄越小的患儿遮盖时间应越短,以防健眼遮盖性弱视的形成。

Verma 等发现 IOL 植入术后积极进行弱视训练能有效改善和提高视力。而 Xie 等的回顾性研究中发现,弱视训练依从性差的患儿视力无改善。一方面,儿童眼轴处在不断发育变化过程中,需及时复诊更换合适的眼镜以提供最佳矫正视力来配合弱视训练;另一方面,严格的随诊可让医生及时发现治疗如后发性白内障、继发性青光眼等影响视力矫正的因素,且能根据患儿的年龄及视力恢复情况及时调整弱视训练方案。但因为社会经济等各方面因素的影响,随访依从性差在发展中国家并不少见,已经成为影响儿童白内障视力预后的一个关键问题。

　　总之,以上各种问题的存在使得儿童白内障的治疗尚面临巨大挑战。除了健全婴幼儿筛查体系保障婴幼儿先天性白内障的早期发现和早期手术治疗外,术后及时进行有效的视力矫正以及弱视训练更是改善患儿视功能的关键。单眼先天性白内障的治疗仍存在许多待解决的难题,寻找对其有效的治疗方案尚需大量的临床实践论证,故临床多中心研究是唯一可以获得可靠循证医学证据的手段,在我国应积极倡导和组织实施。

参 考 文 献

1. Zetterström C, Lundvall A, Kugelberg M. Cataracts in children. J Cataract Refract Surg.2005. 31:824-840.

2. Bayramlar H, Colak A, Turkey G. Advantages of the scleral incision in pediatric cataract surgery. J Cataract Refract Surg. 2005. 31:2039.

3. Hosal BM, Biglan AW. Risk factors for secondary membrane formation after removal of pediatric cataract. J Cataract Refract Surg. 2005. 31:757-762.

4. Neely DE, Plager DA, Borger SM, et al. Accuracy of intraocular lens calculations in infants and children undergoing cataract surgery. J AAPOS. 2005. 9:160-165.

5. Lambert SR, Lynn MJ, Reeves R, et al. Is there a latent period for the treatment of children with dense bilateral congenital cataracts? J AAPOS. 2006. 10:30-36.

6. Bar-Sela SM, Spierer A. Astigmatism outcomes of scleral tunnel and clear corneal incisions for congenital cataract surgery. Eye.2006.20:1044-1048.

7. Nihalani BR, Vasavada AR. Single-piece AcrySof intraocular lens implantation in children with congenital and developmental cataract. J Cataract Refract Surg.2006. 32:1527-1534.

8. Lundvall A, Zetterstrom C. Primary intraocular lens implantation in infants:complications and visual results. J Cataract Refract Surg. 2006. 32:1672-1677.

9. Gouws P, Hussin HM, Markhan RHC. Long term results of primary posterior chamber intraocular lens implantation for congenital cataract in the first year of life. Br J Ophthalmol.2006. 90:975-978.

10. Barry JS, Ewings P, Gibbon C, et al. Refractive outcomes after cataract surgery with primary lens implantation in infants. Br J Ophthalmol. 2006. 90:1368-1389.

11. de Zárate BR, Tejedor J. Current concepts in the management of amblyopia. Clinical Ophthalmology. 2007.1:403-414.

12. Webber AL. Amblyopia treatment:an evidence-based approach to maximising treatment outcome. Clin Exp Optom. 2007. 90:250-257.

13. Ashworth JL, Maino AP, Biswas S, et al. Refractive outcomes after primary intraocular lens implantation in infants. Br J Ophthalmol. 2007. 91:596-599.

14. Astle WF, Ingram AD, Isaza GM, et al. Paediatric pseudophakia:analysis of intraocular lens power and myopic shift. Clin Experiment Ophthalmol. 2007.35:244-251.

15. Lambert SR, Plager DA, Lynn M, et al. Visual outcome following the reduction or cessation of patching therapy after early unilateral cataract surgery. Arch Ophthalmol. 2008. 126:1071-1074.

16. Lam HY, Yen KG. Change in astigmatism after temporal clear corneal cataract extraction in the pediatric population. The Open Ophthalmology Journal. 2008. 2:43-45.

17. Saltarelli DP. Hyper oxygen-permeable rigid contact lenses as an alternative for the treatment of pediatric aphakia. Eye Contact Lens. 2008. 34:84-93.

18. Boisvert C, Beverly DT, McClatchey SK. Theoretical strategy for choosing piggyback intraocular lens powers in young children. J AAPOS. 2009. 13:555-557.

19. 谢立信,黄钰森.25G-玻璃体手术系统在儿童白内障手术中的应用.中华眼科杂志.2009.45:688-692.

20. Infant Aphakia Treatment Study Group, Lambert SR, Buckley EG, et al. A randomized clinical trial comparing

contact lens with intraocular lens correction of monocular aphakia during infancy：grating acuity and adverse events at age 1 year. Arch Ophthalmol. 2010. 128：810-818

21. Litmanovitz I，Dlofin T. Red reflex examination in neonates：The need for early screening. IMAJ. 2010.12：301-302.

22. 吴晓明，由彩云，代云海，等. 婴儿先天性白内障术后虹膜粘连的特点和影响因素分析. 中华眼视光学与视觉科学杂志. 2010. 2：127-130.

23. Huang YS，Xie LX. Short-term outcomes of dry pars palna capsulotomy and anterior vitrectomy in paediatric cataract surgery using 25-gauge instruments. Br J Ophthalmol. 2010.94：1024-1027.

24. You C，Wu X，Ying L，Xie L. Ultrasound biomicroscopy imaging of sclerotomy in children with cataract undergoing 25-gauge sutureless pars plana anterior vitrectomy. Eur J Ophthalmol. 2010. 20：1053-1058.

25. Nihalani BR，Vander Veen DK. Comparison of intraocular elns power calculation formulae in pediatric eyes. Ophthalmology. 2010. 117：1493-1499.

26. Jasman AA，Shaharuddin B，Noor RAM，et al. Prediction error and accuracy of intraocular lens power calculation in pediatric patient comparing SRK II and Pediatric IOL calculator. BMC Ophthalmology. 2010. 10：20.

27. Cristóbal JA，Remón L，Buey MÁ，et al. Multifocal intraocular lenses for unilateral cataract in children. J Cataract Refract Surg. 2010. 36：2035-2040.

28. Lin HY，Wang CE，Lin SY，et al. The surgical outcome and personality change in a child with congenital cataract after multifocal intraocular lens implantation. Eye. 2010. 24：1107.

29. Hunter DG. Multifocal Intraocular Lenses in Children. Ophthalmology. 2001. 108：1373-1374.

30. Lindsay RG，Chi JT. Contact lens management of infantile aphakia. Clin Exp Optom. 2010. 93：1：3-14.

31. Chen YC，Hu AC，Rosenbaum A，et al. Long-term results of early contact lens use in pediatric unilateral aphakia. Eye Contact Lens. 2010. 36：19-25.

32. You C，Wu X，Zhang Y，et al. Visual impairment and delay in presentation for surgery in Chinese pediatric patients with cataract. Ophthalmology.2011. 118：17-23.

33. Trivedi RH，Wison EW，Vasavada AR，et al. Vsiaul axis opacification after cataract surgery and hydrophobic acrylic intraocular lens implantation in the first year of life. J Cataract Refract Surg. 2011. 37：83-87.

34. Vasavada AR，Praveen MR，Tassignon M，Shah SK，Vasavada VA，Vasavada VA，Looveren JV，Veuster ID，Trivedi RH. Posterior capsule management in congenital cataract surgery. J Cataract Refract Surg. 2011. 37：173-193.

35. Trivedi RH，Wilson ME，Reardon W. Accuracy of the holladay 2 intraocular lens formula for pediatric eyes in the absence of preoperative refraction. J Cataract Refract Surg. 2011. 37：1239-1243.

36. Lin H，Chen W，Luo L，Congdon N，et al. Effectiveness of a short message reminder in increasing compliance with pediatric cataract treatment：a randomized trial.Ophthalmology. 2012.119（12）：2463-2470.

第一章

儿童眼部解剖特点和生长发育

尽管眼睛是人出生时发育最完善的感受器官之一,但出生后的最初几年,视觉系统仍会发生巨大的变化,了解这一过程对于正确保护儿童的眼睛极为重要。另外,为使眼睛和视力正常发育,在此视觉发育关键期应当治疗影响眼部发育的疾病。本章重点介绍从出生至眼球完全发育这一时期眼部结构的正常变化。

第一节 眼 球

新生儿的眼球重量为 2.3~3.4g,眼球的容积为 2.20~3.25ml。眼球的垂直径平均为 17.3mm,水平径为 18.4mm。水平径的长度大于垂直径和前后径(表 1-1)。

表 1-1 眼球的大小

	新生儿	成人		新生儿	成人
横径	18.4	23.5	容积	2.4	6.5
垂直径	17.3	23	重量	3	7.5
矢状径	17.7	24			

正常新生儿的平均眼轴长度为 17.7~17.9mm,婴儿在 3 个月时的平均眼轴长度为 18.23mm,1 岁时平均为 20.6mm,2 岁时的眼轴长度平均为 21.31mm,3 岁时平均为 22.07mm,大约 5 岁时,眼轴长度达到成人水平。出生后第 1 年眼轴平均增长 2.5~3.5mm。5~15 岁期间,正视眼儿童的眼轴可能略有增长,但总的增长小于 1.0mm (图 1-1)。

眼轴的增长速度并不均一。在 40 周时,眼轴的增长率为 0.16mm/ 周,然后降为 50 周时的 0.092mm/ 周,到 1 岁时,眼轴增长率为 0.03mm/ 周。随着年龄增加,眼轴增长率进一步下降,这种变化超过一半发生于 1 岁之前,而大部分的眼轴增长发生于 2 岁以内。在随后的几年中,增长速度会进一步下降。

婴儿期眼轴的增长始终存在性别差异。足月新

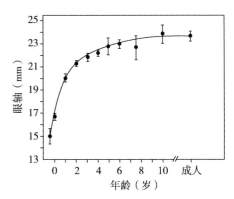

图 1-1 眼轴长度(mm)随年龄(年)增长的变化趋势

生儿中男孩的眼轴比女孩平均长 0.2mm。整个青少年时期男孩的眼轴比女孩的长。

我国贾曙光等利用超声等现代化测量技术,对 3~12 岁儿童的眼轴长度进行了测量,结果如表 1-2。其结果显示 9 岁以后眼轴发育已接近成人。

表 1-2　3~13 岁儿童的眼轴长度

年龄(岁)	眼轴长度(x±Smm)	年龄(岁)	眼轴长度(x±Smm)
3~	21.78±0.74	9~	22.95±2.40
5~	22.07±2.04	10~	23.00±2.44
7~	22.73±2.20	11~	23.00±2.44
8~	22.47±2.52	12~13	23.35±2.50

第二节　眼　前　段

一、角膜

与机体的其他器官相比,新生儿角膜的发育状态更接近成人。足月新生儿的角膜垂直径平均为 10.4mm,横径平均为 9.8mm,达成人的 3/4。角膜横径常用来评价角膜的大小,新生儿角膜的横径范围一般为 9.0~10.5mm。新生儿的角膜横径大于平均值标准差的 2 倍或者大于 11.0mm,称为大角膜,而小于 9.0mm 称为小角膜。确定正常生理值有助于诊断病理状态下的角膜大小的异常(例如婴幼儿型青光眼)。我国王桂枝(1983 年)对新生儿和各年龄组的儿童的角膜横径进行了测量,发现新生儿角膜横径为 9.21mm,1 岁时达到 10.59mm,2 岁时为 10.80mm,3 岁时为 11.19mm。该研究显示,3 岁以后角膜横径已接近成人,最快发育阶段是在 1 岁以内,特别是 6 个月以内。

角膜直径的变化伴有角膜曲率的改变。婴儿的角膜曲率比成人陡峭的多,这一点在早产儿中也观察到相同的结果。胎龄 36 周的早产儿中,角膜曲率平均为 49.5±1.82D。足月出生时角膜曲率平均为 47.00±1.19D。出生后 2~4 周,婴儿的角膜曲率快速下降,8 周后下降速度减慢,出生后 2~8 周的变化平均为 4.41±2.00D,出生 12 周,角膜曲率平均为 44.05±1.70D,与 8 周时相比,仅变化了 0.5±1.00D。不同的测量方法得出的结果稍有差异,总体来说,新生儿的角膜曲率处于 47.00~48.06D 之间。大多数研究支持出生后 1 年内角膜曲率迅速下降。角膜的这些变化与出生后眼轴的迅速增长相平衡。3 岁儿童的角膜曲率已近成人,以后随年龄变化很小(图 1-2)。

角膜上皮增厚伴随着细胞层的增加和细胞的增大。胎龄为 6 周时,角膜上皮只有两层,基底细胞厚度为 20μm。到出生时上皮细胞增加为四层,在出生 4~5 个月时增加到五层或六层。婴儿 6 个月时,角膜上皮基底细胞增加到成人厚度(18μm)。

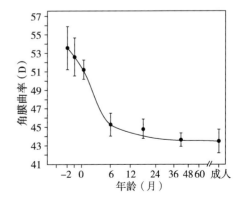

图 1-2　角膜曲率(D)随年龄(月)增加的变化趋势

细胞桥粒是角膜上皮细胞的细胞间连接,于胎龄为 20 周时出现,在角膜表层上皮细胞中含量丰富。在妊娠早期,角膜上皮细胞基底膜开始增厚,同质性增高。同时,基底细胞层的半桥粒数量增加,胶原纤维增多,角膜前弹力层变得致密。

出生后的几个月中,角膜基质持续增厚。胎龄为 20 周时,角膜基质厚度为 229μm;出生后 6 个月时已经达成人厚度,增至 490μm。这种厚度上的变化是由板层的增厚和新板层的增加所致。在发育成熟以后胶原纤维不再随年龄的增长而增粗,胶原纤维的直径维持在 250~300Å。胶原纤维相互平行,大小一致,间隔相等。青少年和老年人胶原纤维之间有细小的结构差异。与老年人相比,青少年角膜基质中胶原纤维的间距大,电镜检查可见多个无胶原的小空隙。平均来讲,90 年的寿命中,角膜胶原纤维横切面大约由 $3.04nm^2$ 增长至 $3.46nm^2$。然而胶原纤维的间距随年龄的增长而减小。有人推测这可能是由于胶原分子相互连接(非酶作用)增加所致。研究表明,老年人角膜基质中糖基化胶原及其末端产物增加,导致纤维间距的减小。此外,蛋白聚糖在调节胶原纤维的间距中也发挥作用,随着年龄的增长,蛋白聚糖 / 胶原的比值减小。与纤维间距的减小相平衡,随年龄增长胶原纤维之间潴留的水分增加,光线散射增加,视觉清晰度下降。

在发育过程中,角膜基质细胞的体积和密度减小。研究发现在出生后 10 年内,角膜基质细胞密度为 $6.22×10^4/mm^2$,以后每年大约减少 0.3%。这项研究同时发现,不同个体之间的角膜基质细胞密度有相当大的差别,但就个体而言,10 岁以后角膜基质细胞密度的变化并不大。角膜基质细胞密度减少的确切原因还不明确,有人推测是由于环境和基因等因素联合作用造成的。角膜基质细胞的减少可能是角膜发生年龄相关性改变的原因。年龄相关性改变包括:随年龄的增加,中央角膜厚度渐变薄;角膜变平,屈光状态改变;角膜的散射作用增加。角膜基质细胞密度的下降和个体间的差异对于屈光状态的改变尤为重要,随着年龄的增加,角膜愈合的能力下降,光线衰减的作用也减小。

胎儿时期角膜后弹力层比内皮层薄,到出生时两者已大致相同。出生以后后弹力层持续增厚,发育至内皮细胞层厚度的 2~3 倍。婴儿时期,后弹力层约为 3~4μm,成人时达到 10~12μm,这是内皮细胞不断合成后弹力层物质的结果。在角膜缘处,后弹力层散开,终止于 Schwalbe 线。电镜下观察,后弹力层由极其微细的纤维微丝构成,直径约 10nm,均匀一致且富有弹性,对病原体具有很强的抵抗力,与角膜基质相比对胶原酶和胰酶有更强的抵抗力。

与角膜基质细胞密度相似,内皮细胞密度也随年龄的增长而下降。胎龄 12 周时,角膜内皮细胞密度为 14 000 个 $/mm^2$,出生时,角膜内皮细胞密度平均为 6800 个 $/mm^2$,这种大幅度下降可能是由于角膜快速生长所致。婴儿期至儿童期,角膜内皮细胞密度的下降也非常快(1.4%~4.0%/ 年)。成年以后,角膜内皮细胞密度的下降速度减慢至 0.3%/ 年。角膜内皮细胞密度的下降的原因还不明确。这种下降速度提示:在为新生儿或婴儿患者(例如 Peters 异常或由于角膜混浊影响视力的其他疾病)施行角膜移植手术时,需要尽量匹配相近年龄的供体。

角膜内皮有助于维持角膜的透明特性和胶原纤维的规则间隔。在胎龄达 26 周前,胎儿的角膜并不透明,而是呈均匀一致的混浊,伴有光滑的角膜上皮。胎龄大于 32 周的婴儿中,大多数角膜已变透明,在出生后 4~6 周内角膜完全透明。发育性的角膜混浊一般在婴儿出生后 1~2 天内消失。

对于角膜发育机制的研究已经进行了很长时间。近年来的研究发现了在角膜发育过程中介导细胞活动的蛋白质。其中 Tenascin-C（TN-C）参与介导包括细胞黏附、迁移、干细胞增殖和分化等几个重要的细胞活动过程。出生前,TN-C 在角膜中有广泛表达,出生后表达开始减少,成年后 TN-C 仅在角膜缘表达。在角膜不同部位 TN-C 的表达也不同。类似于抗体的多样性,TN-C 表达多样性、功能多效性的机制也是基因拼接。

总之,出生后早期角膜上皮和基质层增厚,内皮细胞和基质细胞的密度下降。10岁以前,角膜各层的成熟导致角膜总厚度增加。角膜的厚度影响眼压的测量,角膜厚度增加时,眼压的测量值可能偏高。10 岁以后,角膜弯曲度开始变陡峭,尤其是水平子午线。在角膜发育过程中,蛋白质介导的细胞活动是角膜结构变化的原因。

二、前房

前房深度受巩膜生长、晶状体运动和厚度等因素的影响。出生时,前房深度为 1.8~2.4mm,平均为 2.05mm。前房深度的增加持续到青少年期结束,然后逐渐变浅。青少年期的前房深度平均为 3.25mm。正视眼前房深度的增加比近视眼患者停止的早。这与近视眼患者晶状体和眼轴长度的持续变化有关。正常人双眼前房深度的差别不超过 0.15mm。男孩的前房比女孩稍深。出生时婴儿的前房容积约为 $64mm^3$,到成人时的前房容积达到 $116mm^3$。据此,为儿童施行眼内手术时有必要做一些调整。

三、虹膜与瞳孔

在妊娠早期,原始的瞳孔膜形成,于出生前发生萎缩,直到出生后早期结束。

虹膜的颜色来自于虹膜基质中胚层细胞的色素和虹膜血管。在胚胎早期,虹膜后部和内部上皮细胞是无色素的,与无色的睫状上皮和神经视网膜是连续的。细胞中的黑色素于胚胎 4 个月时出现,到 7~8 个月时已很明显。出生后中胚层细胞继续产生色素,在生后几个月中使虹膜颜色逐渐加深。目前确定有至少 14 种色素基因参与虹膜颜色的形成。许多色素相关基因位于 15 号染色体上,这些基因也参与虹膜色素的形成。

虹膜的平滑肌即瞳孔括约肌和开大肌,因来源于神经外胚叶,在胚胎学中非常独特。瞳孔括约肌的分化早于开大肌,在胚胎 13~14 周时,虹膜色素上皮细胞逐渐脱色素,发育出细胞内的微丝(肌动蛋白),这是平滑肌的特征。到胚胎 8 个月时,这些平滑肌逐渐游离。瞳孔开大肌的发育晚的多,始于胚胎 6 个月时,到出生时仍在发育,到 5 岁时才完全成熟

因新生儿的开大肌作用不足,新生儿的瞳孔较小。在自然光线下,新生儿的瞳孔直径一般为 1.8~5.4mm。在少儿期到青春期,瞳孔逐渐增大,达一生中最大的时期。在功能方面,直到胎龄达 32 周瞳孔才稳定的对光刺激产生反应。

四、晶状体

晶状体的发育在胚胎早期既已启动,开始为一接近球形的晶状体泡,至出生时发育成一扁圆形双凸透镜样的结构。晶状体的血管膜来源于中胚叶的血管系统,是胚胎时期晶状体发育和获取营养的主要结构。胎龄为 27~28 周时,整个晶状体表面覆盖着血管。29~30 周时,血管膜中央部分开始萎缩。31~32 周时,晶状体中心区显露出来,周边血管膜开始变薄。33~34 周时,仅在周边部可见薄的血管。胎龄为 35 周时,由于晶状体的生长、睫状体和虹膜

向前生长的牵拉,导致向前部脉络膜血管网引流作用的消退,晶状体血管膜的侧部逐渐萎缩消失,晶状体血管膜完全退化。

晶状体是眼球屈光系统的重要组成部分,也是视觉正视化过程中最重要的结构。出生时眼总的屈光力大约为 90D,到 1 岁时减弱到 75D。尽管随着眼轴的增长眼球的屈光力下降,但是大多数婴儿仍保持正视。所以有理由相信正视化过程中屈光力的改变主要是由晶状体来完成的,因为儿童期角膜变平只会减少大约 3~5D。新生儿的晶状体的屈光力大约在 47D 到 49D,到 6 岁时减少到大约 25D,减少了 20D 以上。Zadnik 等认为赤道部的生长牵拉晶状体,从而使其变薄,减少了屈光力。但 Wood 等的研究显示,婴儿晶状体的屈光指数平均为 1.49,显著大于模拟眼的 1.416,并根据既往的研究结果指出,晶状体屈光力主要是因为晶状体等效屈光指数的下降,而不是晶状体的变平。

计算婴儿和儿童的晶状体屈光力的方法主要有两种。Gullsrand-Emsley 简化法:利用角膜曲率、眼轴长度、眼的总屈光度数,并与睫状肌麻痹后的屈光值相参照,计算出晶状体的屈光力。另外一种方法是测量晶状体表面曲率、厚度和体积。这种方法需要晶状体屈光指数的估计值来计算晶状体的屈光力。已知的成人晶状体屈光指数为 1.416,但在儿童中,通过此屈光指数计算出的晶状体屈光力数值偏低。另一项研究显示当屈光指数为 1.427 时,这两种方法的结果更加接近。另外,研究还显示晶状体的几何形状也影响屈光指数,而且晶状体不同部位的屈光指数也不相同。因此,该研究采用了有 10 个不同外形的晶状体模型,每个模型的屈光指数均不同。但是,该方法不适用于所有年龄段的人群。研究发现儿童期晶状体屈光指数迅速下降,随着年龄增加晶状体屈光指数的下降速度减慢,10 岁以后屈光指数开始略有升高。并认为晶状体屈光指数的这种变化有助于保持眼的正视状态,是晶状体屈光力发生改变的主要原因

既往研究表明晶状体纤维在人的一生中不断产生,所以理论上晶状体的厚度应该不断增加。实际情况是,10 岁以前晶状体的厚度变薄了 0.5mm,而且大部分变化发生在 3 岁之前,以后变化很小。10 岁以后晶状体变薄的比例低于 0.5%,而 6~9 岁期间的比例为 4.1%。Zadnik 等认为赤道部的生长会导致晶状体的被动拉伸,导致晶状体变平和屈光力减弱。与此相符的情况是儿童期晶状体的前、后表面曲率半径分别增长了 1.0mm 和 0.2mm。而且,晶状体前、后表面曲率半径的增长速度不同:3 岁以后,晶状体前表面曲率半径增长速度渐减,但是后表面的曲率半径在儿童期持续增长。这两点有助于解释晶状体的总体变平。该理论认为,当生理参数阻碍晶状体的适度变薄,或者晶状体发生最大程度的变薄仍不能代偿眼轴长度的增加时,近视就会发生。而且,该研究发现近视眼的晶状体比远视眼和正视眼的晶状体薄。

分子水平上,晶状体的组成成分也发生变化。胎儿的晶状体中 γ- 晶状体蛋白的含量比例为 21%,而青少年时期为 13%。β 和 α- 晶状体蛋白的比例相似。在老年人中,α- 晶状体蛋白的比例进一步升高。在生命过程中,晶状体的光密度升高,光吸收作用增加。

五、巩膜

在胚胎第 2 个月末,视杯周围的轴旁中胚叶组织渐变致密,由角巩膜缘和眼外肌附着点开始,向后进展,到第 5 个月时形成完整的巩膜。巩膜的组成几乎全是胶原纤维,血管较少,代谢缓慢。它组成眼壳的大部分,约占 5/6。

有关出生后巩膜发育的研究甚少。婴儿的巩膜比成人柔软 4 倍,大约可拉长 1/2。这种柔韧性可解释婴幼儿型青光眼患者发生"牛眼"的原因。儿童因巩膜薄,在白色的背景上透出葡萄膜的颜色而呈蓝色。巩膜硬度随年龄增加,这可能与胶原量的增加,钙的沉积有关。在此过程中巩膜中的胶原成分发生变化。

巩膜结构的变化是由于巩膜中的蛋白多糖成分的改变造成的。巩膜中主要含有软骨聚集蛋白聚糖、双糖链蛋白聚糖和核心蛋白聚糖三种蛋白多糖。40 岁之前,这三种蛋白多糖持续增多。因此巩膜厚度由新生儿的 0.45mm 增加到成人的 1.09mm。40 岁之后,核心蛋白聚糖和双糖链蛋白聚糖的表达减少,而软骨聚集蛋白聚糖在人的一生中都持续高表达,在后部巩膜中含量为最高。这三种蛋白多糖在巩膜不同部位的表达比率可能导致了巩膜生长的差异。例如,后部巩膜的生长可导致眼轴长度的增加,这可以从解剖位置关系的变化得到证实。在出生早期,后部巩膜的生长速度明显快于赤道部,若以赤道部为参照,眼外肌附着点明显前移。

第三节　眼　后　段

一、玻璃体

玻璃体的形成分三个阶段:原始玻璃体是在胚胎第 5 周时由原始视泡和晶状体泡之间的原生质形成,包括玻璃体动脉及其分支,后者也被称作玻璃体固有血管或者血管性间充质。此细胞间质可能由视杯上皮和晶状体上皮细胞分泌而来。随视杯的加深,细胞间质拉长成细长的细纤维,且与来自中胚叶的原纤维混合,形成原始玻璃体的基础。原始玻璃体可能是外胚层和间充质来源组分的混合体。胚胎第 6 周时原始玻璃体发育完成。

第二玻璃体(secondary vitreous)胚胎第 6~12 周透明样血管逐渐萎缩,构成第二玻璃体的精细原纤维成分在原始玻璃体后面出现,原始的玻璃体细胞也在此前后出现。将原始玻璃体挤向眼球中央和晶状体后面,使其最后在晶状体后及玻璃体中央形成 Cloquet 管。目前普遍认为,原始玻璃体细胞属于单核巨噬系统,能在第二玻璃体中分泌透明质烷。玻璃体血管外膜的间充质细胞可能也参与了玻璃体基质的形成。玻璃体基质中的很多玻璃质烷和Ⅱ型胶原都是在出生后逐渐形成。

第三玻璃体(tertiary vitreous)即晶状体悬韧带,是胚胎期发育较晚的组织。在胎儿第 4 个月时,由睫状体的神经上皮细胞分泌出细小原纤维,初为膜状,胎儿 8 个月时成为束状,仍较薄弱。组成束的细小纤维穿过后房,分散连接到晶状体赤道部及其前后的晶状体囊上,发育成晶状体悬韧带,出生时基本发育完全。

新生儿玻璃体的各层次结构已发育完善,但随着眼球的快速发育,其体积也随之相应增加。玻璃体这一透明胶状物质,其结构密度并不相同。一般将其分为三个区带,即玻璃体皮质、中央玻璃体和中央管。玻璃体的前部,在睫状体扁平部和锯齿缘部,有较为紧密的附着。此处称为玻璃体基底部。出生后随着年龄的增加、眼球的增大,基底部的附着逐渐后移。

二、视网膜

随着眼球的快速发育增长,婴儿视网膜的结构和功能也发生着显著变化。随着眼球的发育,晶状体、锯齿缘逐渐后移,但是并不与视网膜的前界后移的速度一致。研究发现视网膜区域的生长速度比眼球赤道部的生长速度快。从胎儿6周到出生后2年内,视网膜的面积增加了2.5倍,视网膜色素上皮面积增长了2.69倍。出生前1个月到出生后2年视网膜的面积增加最显著,此后增长很小,其中近一半的变化出现在胎儿6周到出生这段时间。

出生后,视网膜色素上皮细胞很少发生有丝分裂。所以,随着视网膜面积的急剧扩张,周边视网膜色素上皮细胞密度降低。但在黄斑区色素上皮细胞通过聚集,密度反而得以增高,并在出生后6个月时达到稳定。在黄斑形成过程中光感受器细胞经历着类似的过程。

出生时黄斑区尚未发育成熟,神经节细胞层和内核层尚未完全移出中心凹,仍残存胚胎期的 Chievitz 层。黄斑中心凹中央直径约为350μm的区域内没有视杆细胞,只有视锥细胞。每个视锥细胞通过一个双极细胞和一个神经节细胞形成单线联系,使中心凹获得较高的视敏度。

黄斑中心凹在胚胎早期开始发育,在胎儿14周时后极部视网膜细胞停止有丝分裂,中心凹视锥细胞通过变薄和拉长使密度增加,将视杆细胞推向周边。由于神经节细胞和视网膜内层的迁移,在胎儿32周时形成小凹。这个迁移过程直到出生后11~15个月时才结束。视锥细胞的外节发育缓慢,出生时视锥细胞仍较粗短,直到出生后45个月时视锥细胞的密度才达到成人水平,黄斑中心凹才完全发育成熟。出生后黄斑中心凹的发育过程表明,这一时期是对弱视形成较为敏感的一段时间。

为了评价视网膜的成熟程度,需要分析不同年龄段的正常人的视网膜电图(electroretinogram,ERG)。不同研究之间总 ERG 评价结果稍有差异,但是一般来讲,5月龄的婴儿的 ERG 潜伏期比成人长,在暗适应或明适应状态下振幅比成人小。暗适应状态下,b 波振幅随年龄的增加而增加,潜伏期缩短。出生后1.2个月时,视锥、视杆细胞混合的 b 波振幅达到最大值的一半,而视杆细胞的 b 波到出生后19个月时才达到最大值的一半。两者分别在37个月和84个月时达到最大反应值。出生时震荡电位(oscillatory potentials,Ops)成熟度最低。出生21个月时,暗适应的震荡电位达到成人的正常范围。因此,尽管发育较晚,震荡电位却比其他 ERG 反应的发育速度更快。明适应的 ERG 反应与其相似。视锥细胞的反应在出生后1.9个月时达到最大值的一半。另外,a 波的发育时间比 b 波长。暗适应 b 波振幅的发育与 a 波的发育相似,尽管这个时程也与于研究过程中使用的光密度有关。在3岁时,获得标准反应所需要的光密度达到成人正常水平。ERG 主要成分的起源见表1-3。

表 1-3 视网膜组分与对应的电生理检查

视网膜组织结构	视网膜电图	视网膜组织结构	视网膜电图
色素上皮	EOG	无长突细胞	Ops
光感受器	ERG 的 a 波	神经节细胞	图形 ERG
双极细胞、Müller 细胞	ERG 的 b 波	视神经	VEP 和图形 ERG

总之,ERG 中 a 波和 b 波的振幅和潜伏期在3~5岁时才足够成熟,达到成人水平,而震荡电位则在2岁时达到成人水平。此标准用于评价视网膜疾病,特别是用于缺乏直观证据的病例。

ERG 反应由视网膜组分决定。b 波比 a 波成熟早,是由于产生 b 波的组分比产生 a 波的组分更早成熟。与 b 波相比,震荡电位发育的更快,是由于产生震荡电位的组分的成熟速度更快。婴儿 ERG 的敏感性较低也与视杆细胞的成熟度有关。出生时视杆细胞较小,外节较短且不成熟,视紫红质的含量需要随年龄增加才能达到成人水平。随着视紫红质含量的增加,婴儿视杆细胞外节逐渐延长。到出生后 5 周,视紫红质含量已达到成人含量的 50%。成人视网膜中视杆细胞的数量介于 7800 万 ~10 700 万之间,因而视紫红质含量的个体差异较大。另外生活环境光照量也影响了视紫红质的含量。因此,很难分析视紫红质含量与ERG 敏感性的关系。实际上,利用优先选择观看法和局部 ERG,Fulton 等证实视杆细胞外节和视杆细胞 ERG 反应的发育成熟是同步的。

研究还发现不同部位的视杆细胞 ERG 成熟时间也不同。黄斑中心凹 10°角范围内视杆细胞的外节比中心凹旁 30°角处视杆细胞的外节成熟晚。

三、睫状体

睫状体的发育和虹膜类似,是间充质和神经外胚层的相互作用的结果。睫状体和虹膜的发育起始于妊娠 3 个月时,随着间充质的血管发芽,靠近视杯边缘位置的神经外胚层内外两层发生锯齿化,这些上皮被向内挤压形成原始放射状皱褶,形成睫状体的解剖学基础。在发育早期,原始视网膜在睫状褶后部终止,但在胚胎 4 个月两者间将出现一个光滑区域,即将来的睫状体平坦部,并将在接下来的 3 个月中缓慢发育扩大。妊娠 26~35 周时睫状体发育增快,出生时睫状体及其平坦部已完成大部。

因睫状体平坦部常作为玻璃体视网膜手术的入路,所以了解儿童睫状体及其平坦部的长度就有特别重要的意义。当眼轴长度超过 12mm 时,睫状体平坦部的长度与眼轴长度呈线性相关。出生时,睫状体颞侧长 3.31mm,平坦部颞侧长为 1.87mm,是睫状体长度的 3/4,并将一直保持此比例。生后 6 个月平坦部颞侧长度将超过 3mm,可满足玻璃体视网膜手术入口的需要。1 岁时睫状体颞侧长度发育为 4.14mm,达到成人的 3/4。2 岁之后,随着眼轴增长速度的减缓,睫状体的发育亦明显趋缓,在 2~7 岁儿童,睫状体颞侧长度平均为4.94mm(表 1-4)。

表 1-4　人眼睫状体平坦部的形态学测量

	年龄(月)				
	<6	6~12	12~24	24~72	成人
鼻侧(mm)	2.23±0.06	2.69±0.10	2.98±0.09	3.25±0.11	3.64±0.11
颞侧(mm)	2.48±0.07	2.96±0.14	3.15±0.09	3.85±0.12	4.32±0.13

第四节　神经发育

视力的好坏依赖于三个基本因素:眼部因素、生理因素和心理因素。评价婴儿视力的技术,例如优先选择观看法可能受到婴儿心理发育的限制。中枢神经系统及其神经连接在视功能的发育中起到重要作用。从 Wiesel 和 Hubel 具有里程碑意义的工作开始,人们认识到视觉发育关键期的重要意义。在此关键期内,正常视觉输入受到干扰,无论是屈光间质混浊、屈光不正,还是其他视觉异常,都会导致视力低下或者弱视。

外侧膝状体神经节的发育在出生后 6~12 个月完成,2 岁之前还会发生微小的变化。弱视使外侧膝状体不能充分发育,并导致视神经萎缩。而且弱视会造成视皮质的双眼驱动神经元数量减少。

动物实验研究发现中枢抑制是一个持续的过程,即使去除了诱发弱视的因素,健眼持续的抑制弱视眼。研究发现去甲肾上腺素参与介导了这一过程。

婴儿期视觉剥夺不只影响 Snellen 视力。对比敏感度、立体视、明适应、暗适应也受到影响。有人推测这些功能的发育关键期并不相同。短尾猿猴动物模型显示,视觉剥夺发生越早,对比敏感度的下降就越明显。对比敏感度一般随着同时视的改善得到提高,但是对于视觉剥夺的猿猴,同时视并不能增加对比敏感度。猿猴对比敏感度发育的关键期一直持续到出生后 24 个月。立体视的发育也依赖同时视功能,研究证明早期单眼的视觉剥夺会使立体视功能下降。这可能是由于双眼驱动神经细胞的减少或者其他特异性因素造成的。现有研究证明在单眼视觉剥夺的猿猴中,只有 25% 的神经细胞是双眼驱动的。在没有视觉剥夺的猿猴中,81% 的神经细胞是双眼驱动的。在猿猴模型中,立体视功能的关键期也是延续到出生后 24 个月。另外,弱视猿猴的暗适应也下降,特别是在出生后 1 个月以内就发生视觉剥夺的病例中。如果在出生后 3 个月以后发生视觉剥夺,暗适应则不会下降。明适应的发育关键期比较长,如果剥夺发生在出生后 5 个月以后,明适应无明显下降。这些结果说明不同的视功能有不同的发育关键期。在猿猴中,暗适应和明适应的发育关键期比 Snellen 视力和立体视的发育关键期要早。

视皮质受损也会导致视功能下降。视皮质受损伤以后,视力恢复将受到影响。得益于其他脑皮质特征的研究,儿童早期视皮质损伤后恢复的概念研究较为彻底。这种形式的恢复在运动、感觉运动,甚至相关的皮质方面以得到很好的论证。关于视皮质损伤后视功能恢复问题的困惑使视皮质损伤后其他视觉结构快速继发恶化,例如,位于背部外侧膝状神经节,甚至视网膜神经节细胞中的神经元。一项对猿猴的研究显示婴儿期一侧视皮质损伤后,对侧视皮质的恢复受限。相比之下,成年期动物视皮质损伤后不发生相似的情况。假设所有动物的纹状皮质发生相似的损伤(可通过磁共振图像分析证实),皮质通路恢复机制可能包括,退行性变性通过刺激激活或暴露其他的视觉通路而促进功能恢复。儿童期发生退行性变性的速度更快,其他的视觉通路可能被激活的更早。例如视网膜神经节细胞和上丘之间的投射,以及从中脑到丘脑视神经核及纹状皮质外的皮质之间的通路。

视功能的另一作用是在两个大脑半球之间综合视觉输入信息。一项研究表明这种信息综合发生在人出生后 24 个月之后。两大脑半球之间的信息综合通过扣带纤维发挥作用,使信息在左、右两半球之间得以交换。这有助于发挥"双侧优势":两侧半球的计算能力强于单侧半球。另一项研究发现在 6 个月以下的婴儿,两大脑半球的视觉信息开始发生传递,但是获得性视觉任务的传递在 10 个月以下的儿童中尚未出现。

参 考 文 献

1. 李凤鸣.中华眼科学.第 2 版.北京:人民卫生出版社.2004.

2. Scammon RE,Wilmer HA. Growth of the components of the human eyeball;Ⅱ. Comparison of the calculated volumes of the eyes of the newborn and of adults,and their components. Arch Ophthal. 1950.43:620-637.

3. Isenberg SJ,Dang Y,Jotterand V. The pupils of term and preterm infants. Am J Ophthalmol. 1989.108:75-79.

4. Sorsby A,Sheridan M. The eye at birth:measurement of the principal diameters in forty-eight cadavers. J Anat. 1960.94:192-197.

5. Delmarcelle Y, Francois J, Goes F et al. Clinical ocular biometry (oculometry). Bull Soc Belge Ophtalmol. 1976.172:1-608.

6. Gernet H, Hollwich F. [Oculometric results in infantile glaucoma]. Bull Mem Soc Fr Ophtalmol. 1969.82:41-47.

7. Fledelius H. Prematurity and the eye. Ophthalmic 10-year follow-up of children of low and normal birth weight. Acta Ophthalmol Suppl. 1976.128:3-245.

8. Fledelius HC, Christensen AC. Reappraisal of the human ocular growth curve in fetal life, infancy, and early childhood. Br J Ophthalmol. 1996.80:918-921.

9. McClatchey SK, Dahan E, Maselli E, et al. A comparison of the rate of refractive growth in pediatric aphakic and pseudophakic eyes. Ophthalmology. 2000.107:118-122.

10. Gordon RA, Donzis PB. Refractive development of the human eye. Arch Ophthalmol.1985.103:785-789.

11. 贾曙光,王小炬,王尔光,等. 从眼的解剖发育探讨人工晶状体植入的最佳年龄. 中华眼科杂志. 1996.32:336-338.

12. Blomdahl S. Ultrasonic measurements of the eye in the newborn infant. Acta Ophthalmol (Copenh). 1979.57: 1048-1056.

13. Goes F. Ocular biometry in childhood. Bull Soc Belge Ophtalmol. 1982.202:159-193.

14. Inagaki Y. The rapid change of corneal curvature in the neonatal period and infancy. Arch Ophthalmol. 1986.104:1026-1027.

15. Ehlers N, Sorensen T, Bramsen T, Poulsen EH. Central corneal thickness in newborns and children. Acta Ophthalmol (Copenh).1976.54:285-290.

16. York MA, Mandell RB. A new calibration system for photokeratoscopy. II. Corneal contour measurements. Am J Optom Arch Am Acad Optom. 1969.46:818-825.

17. Akiba M. [Studies on the refractive status of the normal infant]. Nihon Ganka Gakkai Zasshi. 1969.73:363-370.

18. Larsen JS. The sagittal growth of the eye. IV. Ultrasonic measurement of the axial length of the eye from birth to puberty. Acta Ophthalmol (Copenh). 1971.49:873-886.

19. Lesueur L, Arne JL, Mignon-Conte M, et al. Structural and ultrastructural changes in the developmental process of premature infants' and children's corneas. Cornea. 1994.13:331-338.

20. Kanai A, Kaufman HE. Electron microscopic studies of corneal stroma:aging changes of collagen fibers. Ann Ophthalmol. 1973.5:285-287 passim.

21. Borcherding MS, Blacik LJ, Sittig RA, et al. Proteoglycans and collagen fibre organization in human corneoscleral tissue. Exp Eye Res. 1975.21:59-70.

22. Moller-Pedersen T. A comparative study of human corneal keratocyte and endothelial cell density during aging. Cornea. 199.16:333-338.

23. McCormick A. Transient phenomena of the newborn eye. The eye of infancy ed Isenberg SJ (Mosby, St Louis). 1994.67-72.

24. Maseruka H, Ridgway A, Tullo A, et al. Developmental changes in patterns of expression of tenascin-C variants in the human cornea. Invest Ophthalmol Vis Sci.2000.41:4101-4107.

25. Gordon MO, Beiser JA, Brandt JD, et al. The Ocular Hypertension Treatment Study:baseline factors that predict the onset of primary open-angle glaucoma. Arch Ophthalmol.2002.120:714-720;discussion 829-730.

26. Jeanty P, Dramaix-Wilmet M, Van Gansbeke D, et al. Fetal ocular biometry by ultrasound. Radiology. 1982.143: 513-516.

27. Frudakis T, Thomas M, Gaskin Z, et al. Sequences associated with human iris pigmentation. Genetics 2003; 165:2071-2083.

28. Robinson J, Fielder AR. Pupillary diameter and reaction to light in preterm neonates. Arch Dis Child. 1990.65: 35-38.

29. Hittner HM, Hirsch NJ, Rudolph AJ. Assessment of gestational age by examination of the anterior vascular capsule of the lens. J Pediatr. 1977.91:455-458.

30. Luyckx J. Measurement of the optic components of the eye of the newborn by ultrasonic echography. Arch Ophtalmol Rev Gen Ophtalmol. 1966.26:159-170.

31. Mutti DO, Zadnik K, Adams AJ. The equivalent refractive index of the crystalline lens in childhood. Vision Res. 1995.35:1565-1573.

32. Wood IC, Mutti DO, Zadnik K. Crystalline lens parameters in infancy. Ophthalmic Physiol Opt.1996.16:310-317.

33. Zadnik K, Mutti DO, Fusaro RE, et al. Longitudinal evidence of crystalline lens thinning in children. Invest Ophthalmol Vis Sci.1995.36:1581-1587.

34. Lotmar W. A theoretical model for the eye of new-born infants. Graefe's Archive for Clinical and Experimental Ophthalmology. 1976.198:179-185.

35. Zadnik K, Mutti DO, Friedman NE, et al. Initial cross-sectional results from the Orinda Longitudinal Study of Myopia. Optometry and vision science: official publication of the American Academy of Optometry. 1993.70: 750.

36. Mutti DO, Zadnik K, Fusaro RE, et al. Optical and structural development of the crystalline lens in childhood. Invest Ophthalmol Vis Sci. 1998.39:120-133.

37. Dilley KJ, Harding JJ. Changes in proteins of the human lens in development and aging. Biochim Biophys Acta.1975.386:391-408.

38. Hansen RM, Fulton AB. Psychophysical estimates of ocular media density of human infants. Vision Res. 1989.29:687-690.

39. Wegener A, Muller-Breitenkamp U, Dragomirescu V, et al. Light scattering in the human lens in childhood and adolescence. Ophthalmic Res. 1999.31:104-109.

40. Girard LJ, Neely W, Sampson WG. The use of alpha chymotrypsin in infants and children. Am J Ophthalmol. 1962.54:95-101.

41. Rada JA, Achen VR, Penugonda S, et al. Proteoglycan composition in the human sclera during growth and aging. Invest Ophthalmol Vis Sci. 2000.41:1639-1648.

42. Swan KC, Wilkins JH. Extraocular muscle surgery in early infancy--anatomical factors. J Pediatr Ophthalmol Strabismus. 1984.21:44-49.

43. Robb RM. Increase in retinal surface area during infancy and childhood. J Pediatr Ophthalmol Strabismus. 1982.19:16-20.

44. Hollenberg MJ, Spira AW. Human retinal development: ultrastructure of the outer retina. Am J Anat. 1973.137: 357-385.

45. Hendrickson A, Kupfer C. The histogenesis of the fovea in the macaque monkey. Invest Ophthalmol Vis Sci. 1976.15:746-756.

46. Streeten BW. Development of the human retinal pigment epithelium and the posterior segment. Arch Ophthalmol. 1969.81:383-394.

47. Robb RM. Regional changes in retinal pigment epithelial cell density during ocular development. Invest Ophthalmol Vis Sci. 1985.26:614-620.

48. Hendrickson A. A morphological comparison of foveal development in man and monkey. Eye (Lond). 1992.6 (Pt 2):136-144.

49. Schein SJ. Anatomy of macaque fovea and spatial densities of neurons in foveal representation. J Comp Neurol. 1988.269:479-505.

50. Provis JM, van Driel D, Billson FA, et al. Development of the human retina: patterns of cell distribution and redistribution in the ganglion cell layer. J Comp Neurol. 1985.233:429-451.

51. Borwein B, Borwein D, Medeiros J, et al. The ultrastructure of monkey foveal photoreceptors, with special reference to the structure, shape, size, and spacing of the foveal cones. Am J Anat. 1980.159:125-146.

52. Westall CA, Panton CM, Levin AV. Time courses for maturation of electroretinogram responses from infancy to adulthood. Doc Ophthalmol. 1999.96:355-379.

53. Breton ME, Quinn GE, Schueller AW. Development of electroretinogram and rod phototransduction response in human infants. Invest Ophthalmol Vis Sci. 1995.36:1588-1602.

54. Fulton AB. The development of scotopic retinal function in human infants. Doc Ophthalmol.1988.69:101-109.

55. Fulton AB, Dodge J, Hansen RM, et al. The rhodopsin content of human eyes. Invest Ophthalmol Vis Sci. 1999.40:1878-1883.

56. Curcio CA, Sloan KR, Kalina RE, et al. Human photoreceptor topography. J Comp Neurol. 1990.292:497-523.

57. Fulton AB, Hansen RM. The development of scotopic sensitivity. Invest Ophthalmol Vis Sci.2000.41:1588-1596.

58. Hansen RM, Fulton AB. The course of maturation of rod-mediated visual thresholds in infants. Invest Ophthalmol Vis Sci. 1999.40:1883-1886.

59. Hendrickson A, Drucker D. The development of parafoveal and mid-peripheral human retina. Behavioural Brain Research. 1992.49:21-31.

60. Weymouth FW. Visual acuity of children. 1963.119-143.

61. Wiesel TN, Hubel DH. Comparison of the effects of unilateral and bilateral eye closure on cortical unit responses in kittens. J Neurophysiol. 1965.28:1029-1040.

62. Hubel DH, Wiesel TN. The period of susceptibility to the physiological effects of unilateral eye closure in kittens. J Physiol. 1970.206:419-436.

63. Fogarty TP, Reuben RN. Light-evoked cortical and retinal responses in premature infants. Arch Ophthalmol. 1969.81:454-459.

64. Wiesel TN, Hubel DH. Effects of Visual Deprivation on Morphology and Physiology of Cells in the Cats Lateral Geniculate Body. J Neurophysiol. 1963.26:978-993.

65. Wiesel TN, Hubel DH. Single-Cell Responses in Striate Cortex of Kittens Deprived of Vision in One Eye. J Neurophysiol. 1963.26:1003-1017.

66. Kratz KE, Spear PD. Effects of visual deprivation and alterations in binocular competition on responses of striate cortex neurons in the cat. J Comp Neurol. 1976.170:141-151.

67. Kasamatsu T, Pettigrew JD, Ary M. Cortical recovery from effects of monocular deprivation:acceleration with norepinephrine and suppression with 6-hydroxydopamine. J Neurophysiol.1981.45:254-266.

68. Crawford ML, Harwerth RS, Smith EL, von Noorden GK. Keeping an eye on the brain:the role of visual experience in monkeys and children. J Gen Psychol. 1993.120:7-19.

69. Crawford ML, von Noorden GK, Meharg LS, et al. Binocular neurons and binocular function in monkeys and children. Invest Ophthalmol Vis Sci. 1983.24:491-495.

70. Moore T, Rodman HR, Repp AB, et al. Greater residual vision in monkeys after striate cortex damage in infancy. J Neurophysiol. 1996.76:3928-3933.

71. Finger S, Wolf C. The 'Kennard effect' before Kennard. The early history of age and brain lesions. Arch Neurol. 1988.45:1136-1142.

72. Mihailovic LT, Cupic D, Dekleva N. Changes in the numbers of neurons and glial cells in the lateral geniculate nucleus of the monkey during retrograde cell degeneration. J Comp Neurol.1971.142:223-229.

73. Weller RE, Kaas JH. Parameters affecting the loss of ganglion cells of the retina following ablations of striate cortex in primates. Vis Neurosci. 1989.3:327-349.

74. Johnson MH. Brain and cognitive development in infancy. Curr Opin Neurobiol.1994.4:218-225.

75. Rodman HR, Gross CG, Albright TD. Afferent basis of visual response properties in area MT of the macaque. I.

Effects of striate cortex removal. J Neurosci. 1989.9:2033-2050.

76. Liegeois F,Bentejac L,de Schonen S. When does inter-hemispheric integration of visual events emerge in infancy? A developmental study on 19- to 28-month-old infants. Neuropsychologia. 2000.38:1382-1389.

77. Liegeois F,de Schonen S. Simultaneous attention in the two visual hemifields and interhemispheric integration: a developmental study on 20- to 26-month-old infants. Neuropsychologia. 1997.35:381-385.

78. Deruelle C,de Schonen S. Hemispheric asymmetries in visual pattern processing in infancy. Brain Cogn. 1991.16:151-179.

79. de Schonen S,Mathivet E. Hemispheric asymmetry in a face discrimination task in infants. Child Dev. 1990.61: 1192-1205.

80. Aiello,A. L. Tran,V. T. & Rao,N. A. Postnatal development of the ciliary body and pars plana. A morphometric study in childhood. Arch Ophthalmol. 1992.110:802-805.

81. Hairston,R. J. Maguire,A. M. Vitale,S. & Green,W. R. Morphometric analysis of pars plana development in humans. Retina. 1997.17:135-138.

第二章

先天性白内障的遗传学

第一节　眼科遗传学的发展史

20 世纪以来,伴随着医学遗传学的发展,眼科遗传学作为一门边缘学科已逐步形成。从 20 世纪初到 50 年代,是眼科遗传学发展的经典时期,人们应用孟德尔经典遗传学的理论来研究眼部疾病,据 Francois(1961)统计,这一时期内发现了与眼科有关的遗传病 246 种,其中十几种与先天性白内障有关,大都局限于对白内障遗传方式等的描述。

六十年代以来,伴随着染色体检查技术的进步,人类细胞遗传学迅速发展起来,人们发现很多染色体畸变都伴有眼部改变,一些眼病的致病基因能被精确的定位在染色体上,使眼遗传病的研究达到了细胞水平。据胡诞宁(1980)统计,这时与眼睛相关的遗传病上升至 608 种,包括单基因和多基因遗传病 215 种,其他系统在眼部的表现有 323 种,染色体异常 70 种。这其中与先天性白内障相关者有几十种,报道的白内障类型涉及 15 种,与之有关的染色体异常也多是在这一时期内发现的。同期国内外很多眼科中心的遗传病研究室相继建立;国际上眼遗传病学学会、眼遗传学研究协会及中国遗传学会眼科遗传协作组也先后成立;Sorsby(1951)的《眼遗传学》、Francois(1961)的《眼科遗传学》、Keith(1978)的《遗传学与眼科学》及 *Ophthalmic Pediatrics and Genetics*(1981)等专著期刊的出版,至此眼科遗传学已成为一门独立完整的学科,成为眼科学与医学遗传学一个重要的组成部分。

近 30 年来,最显著的特征就是分子遗传学的成绩,眼遗传病的研究也达到了分子水平。迄今为止,与眼睛相关的遗传病上升至 1100 种,其中与先天性白内障有关的基因位点至少为 114 个,眼科遗传学,在国际上已成为眼科领域内一个十分重要的基础学科。

第二节　先天性白内障的病因与发病率

一、先天性白内障的病因

先天性白内障的形成,是由于胚胎期晶状体的代谢异常导致晶状体的透明度下降。虽然具体的病理生理和发病机制至今仍然未能阐明,但遗传因素和环境因素一直被认为是该病的两大病因。

（一）遗传因素

指染色体或基因的异常，引起了晶状体胚胎发育过程障碍，常伴有家族史。至少 25% 的先天性白内障是遗传性的，56% 的双眼儿童白内障与遗传有关。

（二）环境因素

母体妊娠前 3 个月宫内的病毒性感染，如风疹、疱病毒、水痘、麻疹、腮腺炎等传染病。因为此时的晶状体蛋白合成活跃，对病毒的感染敏感，而晶状体囊膜尚未发育完全，不能抵御病毒的侵犯，容易影响晶状体细胞的生长发育，引起代谢紊乱，导致白内障；此外甲状腺功能不足、营养不良、维生素缺乏、代谢性疾病、药物、放射线及外伤等也可引起先天性白内障。此类患者多为散发，约占先天性白内障的 70%。另外单眼先天性白内障通常不伴系统性疾病并且很少为遗传性，大多数病因不明。

二、先天性白内障的发病率

据世界卫生组织统计，全世界有近 4000 万儿童患先天性白内障。欧美国家儿童患病率为 0.01%~0.06%，据 Francois 统计，约 0.4% 的新生儿患有先天性白内障。我国近年来通过致盲性与遗传性眼病的普查，总结出群体患病率为 0.037%~0.05%，与国外相近。而印度患病率为 0.01%~0.15%，可能与发展中国家较高的近亲婚配率及风疹病毒感染率等有关[5-10]。在感染性和营养缺乏性眼病逐步取得控制的今天，遗传性眼病在盲童中所占比重逐渐升高。据国外调查，先天性白内障约占盲童的 10%~30%，我国通过对天津与上海等地区的调查，结果显示为 21.7%，成为仅次于外伤，儿童失明原因的第 2 位。

第三节　先天性白内障的遗传方式

遗传病（hereditary disease）指生殖细胞或受精卵里的遗传物质在结构或功能上发生了改变而引起的疾病。通常具有垂直传递和终生性的特点。已知的人类遗传病已达 6000 多种，按照遗传物质和遗传方式的关系，遗传病可以被分为四大类：单基因遗传病、多基因遗传病、染色体病和体细胞遗传病。眼睛是一个复杂器官，通过独特和专门化的结构与生化功能，完成视觉，因此，眼睛对遗传改变及先天性代谢异常特别敏感，以上遗传病分类均可累及眼部。

对于先天性白内障的遗传因素，很早已有认识，如 Janin 在 1720 年已报告三代发病的先天性白内障，至 19 世纪已有大量报道，20 世纪以来更有详细的分析报道。遗传性白内障多为单独发病，这部分约占先天性白内障的 8%~11%，大多数由基因突变引起；也可合并眼部或其他系统的异常，以综合征的形式表现出来，这部分约占先天性白内障的 2%~6%，主要与染色体异常有关。就目前已报道的白内障家系来看，单纯性先天性白内障多以各种形式的孟德尔方式遗传，如常染色体显性、隐性以及 X 连锁遗传。以下分别讨论与先天性白内障有关的几种遗传类型。

一、单基因遗传病

单基因遗传病（single-gene disorders）是受一对等位基因控制的遗传病，其遗传方式及再发风险符合 Mandel 规律。

（一）常染色体显性（autosomal dominant，AD）遗传病

指位于常染色体上由显性致病基因控制的疾病。AD 遗传中患者常为杂合型，外显率为 60%~90%，但由于内外环境的影响，显性致病基因的表达会出现变化，故又被分为完全显性、不完全显性、不规则显性、延迟显性和共显性。其中常染色体完全显性遗传的典型系谱有如下特点（图 2-1）[13]：①遗传与性别无关，男女发病机会均等；②患者双亲往往有一方为患者，患者的同胞中约有 1/2 的可能性为患者；③若双亲无病，子女一般不发病（除非发生新的基因突变）；④常见连续几代的遗传。

AD 遗传是先天性白内障最常见的遗传方式，国内统计发病率约占遗传性白内障的 70.2%，因其外显率高，患病家系相对容易获取，故目前对先天性白内障遗传学的研究多局限于此领域。已知的五大类白内障致病基因也均有突变与 AD 遗传先天性白内障（ADCC）相关。

（二）常染色体隐性（autosomal recessive，AR）遗传病

是指常染色体上隐性致病基因控制的疾病。由于致病基因是隐性的，只有纯合子才会发病，所以患者大多是由两个携带者所生的后代。杂合型的携带者，本身并不表达相应的性状，却可将致病基因传给后代。AR 遗传病的典型系谱有如下特点（图 2-2）：①男女发病机会均等，发病与性别无关；②双亲为无病携带者，子女发病率为 1/4，患儿的正常同胞中有 2/3 的可能性为携带者；③系谱中患者的分布呈散发，隔代遗传；④近亲婚配时，子女中隐性遗传病患病率大为增高，这是由于他们来自同一祖先，往往具有某种共同的基因所致。

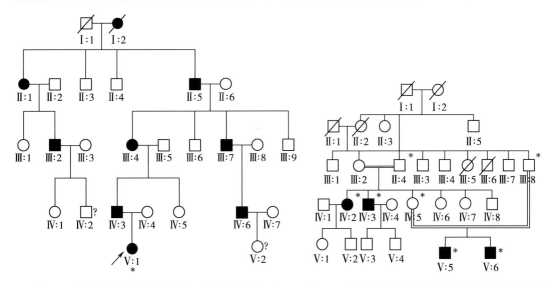

图 2-1 常染色体显性遗传性先天性白内障家系　　图 2-2 常染色体隐性遗传性先天性白内障家系

相对于 AD 遗传，AR 遗传的白内障较为少见，据黄种人群体调查的资料，AR 遗传约占遗传性白内障的 21%，我国与日本调查结果相近。病因大多与某些先天性代谢异常有关，如半乳糖血症、眼脑肾综合征、同型胱氨酸尿症、肝豆状核变性等。另外还常见于染色体畸变或其他系统病伴发的白内障。已知一些基因既可导致显性又可导致隐性白内障。在随机婚配的家族中，如果父母表型正常，却是白内障致病基因的携带者，其子女中如果出现先天性白内障患者，往往会被认为是散发患者，这也是 AR 遗传统计比率低的原因之一。但是近亲

婚配后代的发病率要比随机婚配后代发病率高 10 倍以上,所以在血缘婚配比率高的地区比如埃及和印度,隐性遗传也并非少见。

(三) X 连锁显性(X-linked dominant,XD)遗传病

指位于 X 染色体上由显性致病基因控制的疾病。XD 遗传病病种较少,但是这类病女性发病率高,这是由于女性有两条 X 染色体,获得这一显性致病基因的概率较高的缘故,但女性病情比男性轻,男性患者病情较重。XD 遗传的典型系谱见图 2-3,其遗传方式有如下特点:①人群中女性患者比男性患者约多一倍,前者病情常较轻;②患者的双亲中必有一名是患者;③男性患者的女儿全部都为患者,儿子全部正常;④女性患者(杂合子)的儿子女儿中各有 50% 的可能性是患者;⑤系谱中常可看到连续传递现象,这点与 AD 遗传一致。

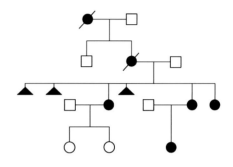

图 2-3　X 连锁显性遗传性先天性白内障家系

以 XD 遗传的先天性白内障偶见文献报道,到目前为止,多作为一些多系统异常综合征的部分表现,如上图中的眼 - 脑 - 肾(Lowe)(Xq25)综合征,还有眼 - 脸 - 心 - 牙(OFCD)综合征和斑点状软骨发育异常(Conradi-Hunermann-Happle)综合征等。

(四) X 连锁隐性(X-linked recessive,XR)遗传病

指位于 X 染色体上由隐性致病基因控制的疾病,女性只是携带者,当与正常男性婚配,子代中的男性有 1/2 的概率患病,女性不发病,但有 1/2 的概率是携带者。男性患者与正常女性婚配,子代中男性正常,女性都是携带者。因此 XR 遗传在患病家系中常表现为女性携带,男性患病。男性的致病基因只能随着 X 染色体传给女儿,不能传给儿子,又称为交叉遗传。XR 遗传的典型遗传方式有如下特点(图 2-4);①人群中男性患者远较女性患者多,系谱中往往只有男性患者;②双亲无病时,儿子可能发病,女儿则不会发病;儿子如果发病,母亲肯定是一个携带者,女儿也有 1/2 的可能性为携带者;③男性患者的兄弟、外祖父、舅父、姨表兄弟、外甥、外孙等也有可能是患者;④如果女性是患者,其父亲一定也是患者,母亲一定是携带者。

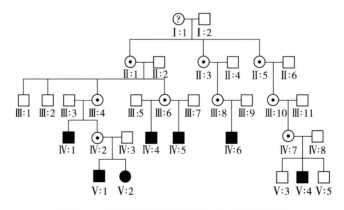

图 2-4　X 连锁隐性遗传性先天性白内障家系

X 连锁遗传多数为隐性遗传,发病率约占遗传性白内障的 8.8%。已见多个家系报道,除了单纯性白内障,也可伴随一些综合征出现,常见于上图中的 Nance-Horan 综合征(NHS)、Alport 综合征、Lowe 综合征(xq26.2)、Lenz 综合征和 Conradi-Hunernann-Happle 综合征等,都以 X 连锁隐性方式遗传。家系中男性患者白内障的类型及视力障碍程度往往明显重于女性。

(五) Y 连锁(Y-linked)遗传病

为全男性遗传,致病基因位于 Y 染色体上。由于 Y 染色体短小,所含基因较少,遗传方式比较简单。目前已经知道的 Y 连锁遗传的性状或遗传病也比较少,肯定的有 H-Y 抗原基因、外耳道多毛基因和睾丸决定因子基因等。Samuel sumner dyer(1846)曾报道一个白内障家系呈 Y 连锁遗传病,但后来未经过证实[23]。至今未再见有文献报道。

以上简要介绍了与白内障相关的几种单基因遗传病的遗传特点。准确的评估遗传方式,是进行病因学研究和预测后代发病风险的前提与基础。

(六) 影响单基因遗传病分析的几个问题

根据基因突变的性质,通常把所控制的表型分为显性遗传和隐性遗传两大类。理论上,两者在群体中呈现出各自的分布规律,但某些突变基因性状的遗传存在着许多例外情况。

1. 基因的多效性(pleiotropy)　是指一个基因可以决定或影响多个性状。在生物个体的发育过程中,很多生理生化过程都是相互联系、互相依赖的。一个基因的改变直接影响其他生化过程的正常进行,从而引起其他性状的相应改变。甚至同一基因的相同突变也可以引起不同的白内障表现型,如 *CRYBB2* 基因(*Q155X*)突变在不同家系可分别引起蓝点状、缝状和核性等不同表型的白内障。这都是基因产物在机体内复杂代谢的结果。

2. 遗传异质性(genetic heterogeneity)　与基因的多效性相反,是指一种临床表现可由几种病变基因引起。在遗传性白内障的基因型与表型关系上,存在着高度的异质性,相同表型可由不同基因突变引起:如 *CRYAA*、*CRYAB1*、*CRYBB2*、*CRYGC*、*CRYGD*、*CX46* 和 *CX50* 等多个基因突变都有引起核性白内障的报道;甚至在同一个基因内的不同突变也可以产生不同的表现型,即等位基因异质性。如 *CRYGD* 内不同位点的突变可分别引起粉尘状、核性、板层及珊瑚状白内障等。随着人类知识水平的不断提高,实验技术、分析手段愈加精细,就会在越来越多的病例中观察到遗传异质性的现象。先天性白内障的不同遗传类型,每一类实际上都代表了不同的病变基因,都是独立的疾病,但病人都有相似的临床表现,难以区分,应结合家系分析或通过 DNA,蛋白质及代谢产物综合分析。遗传异质性的研究不仅在理论上有价值,对实际工作中的遗传咨询等,也有重要意义。

3. 拟表型(phenocopy)　由于环境因素的作用使个体的表型恰好与某一特定基因所产生的表型相同或相似,这种由环境因素引起的表型称为拟表型。例如母体怀孕期间由风疹病毒感染所导致的先天性白内障,与突变基因引起的白内障表型相同,即为拟表型。显然,拟表型是由于环境因素的影响,并非生殖细胞中基因本身的改变所致,因此,这种白内障并不遗传给后代。

4. 两种单基因性状或疾病的伴随传递　人类两种单基因性状或疾病伴随传递的现象是普遍存在的。当一个家系中同时存在两种单基因遗传病时,就要考虑这两种疾病伴随遗传的情况,它将有助于估测家系中后代发病情况,确定基因连锁关系,便于基因定位。至于两种疾病按什么规律向后代传递，则取决于相应的两个基因是否位于同一染色体上及其相互距离。例如中央粉尘状白内障基因定位于 1q21，就是得益于与位于 1 号染色体的 *Duffy* 血型基因相连锁。

5. 表观遗传学（epigenetics） 是研究生物体或细胞表观遗传变异的遗传学分支学科，也是近几年生物医学研究的热点领域。表观遗传变异是指在基因的 DNA 序列没有发生改变的情况下，基因功能发生了可逆的、可遗传的改变，并最终导致了表型的变化。它是不符合孟德尔遗传规律的核内遗传。早在 1942 年，C.H.Waddington 就率先提出了 epigenetics 一词，并指出表观遗传与遗传是相对的，主要研究基因型和表型的关系。表观遗传现象包括 DNA 甲基化（DNA methylation）、基因组印记（genomic impriting）、组蛋白修饰、RNA 干扰、基因沉默（gene silencing）等。与基因突变一样，表观遗传修饰的异常也会引起细胞、组织、器官，乃至整个机体的结构和功能改变，甚至导致复杂综合征、多因素疾病以及癌症等，目前已经应用于临床试验研究。它与 DNA 改变所不同的是，许多表观遗传的改变是可逆的，这为遗传性白内障的病因学研究及预防治疗提供了乐观的前景。

二、染色体异常

染色体数目或结构的异常称为染色体病。染色体病种类很多，已报告的有 300 多种，其中与眼部相关的有 70 余种。染色体畸变伴发的白内障占先天性白内障的 2%~6%，包括 13-三体、18-三体、21-三体、Turner 综合征（45，X）、klinefelter 综合征、4 号染色体短臂缺失、21 号染色体长臂缺失、第 10 号染色体长臂三体等。染色体异常通常表现为多发性畸形，以综合征的形式出现，比较严重。常伴有身体和智力发育障碍，例如智力发育迟滞、颅面部或骨骼发育异常、肌病、强直痉挛或者其他神经系统病变等。性染色体的异常主要累及性腺系统，但也可有身体其他器官的异常。因此，倘若全身正常，仅有单独的眼部病变，一般很少可能为染色体异常，多为单基因遗传病（多数）或多基因遗传病。

三、全身性遗传病

先天性白内障可以是许多全身疾病或综合征的局部表现，除了染色体畸变，还有代谢病、系统病及全身性遗传病等。常见的有强直性肌营养不良、下颌眼面畸形、Norrie 病、色素失禁症、半乳糖血症、半乳糖激酶缺乏症、眼脑肾（Lowe）综合征、先天性钙化性软骨营养不良、Marinesco-Sjögren 综合征、血管萎缩性皮肤异色病、Stickler 综合征、脑眼面骨综合征、甘露糖沉积症、马方综合征、Marchesani 综合征、先天性球形红细胞增多病、腓肌萎缩性共济失调、无汗性外胚层发育不良、有汗性外胚层发育不良、Schaefer 综合征、成骨不全症、Gruber 综合征、早老症、成人早老症、Refsum 综合征、Fabry 病、肝豆状核变性、Bardet-Biedl 病、甲状旁腺功能减退症等。

第四节　先天性白内障的分子遗传学

遗传性白内障的研究起步较早，1963 年 Renwick 和 Lawler 首先描述了先天白内障和 *Duffy* 血型基因位点发生共分离的现象，1968 年 *Duffy* 血型定位于 1 号染色体，使先天性白内障成为人类遗传学上第一个与常染色体基因连锁的疾病。但由于遗传性白内障的表型复杂,不仅在同一家系中,甚至在同一患者的双眼都可表现为完全不同的表型,这种高度异质性的特点阻碍了该病的研究,从而使其落后于其他眼病。直到80年代末,随着STR卫星标记技术、DNA测序和生物信息学等分子遗传学技术的应用推广,先天性白内障的遗传学研究才得以较快发展。通过家系连锁分析和基因编码区测序等方法,目前已在染色体上定位了五类30余个候选基因,并克隆了其中的26个基因,包括晶状体蛋白基因、膜蛋白基因、细胞骨架蛋白基因和热休克蛋白基因等(见图2-5及表2-1)。它们对正常晶状体的发育和透明性的维持起到了重要作用,这些基因发生改变将导致晶状体蛋白结构或功能的异常,影响晶状体的透明性,引发白内障。所以对其进行研究是探讨先天性白内障分子缺陷机制的关键步骤。

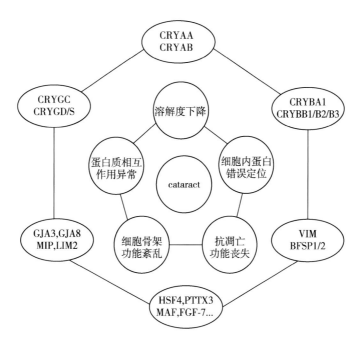

图 2-5　人类遗传性白内障相关基因及致病机制

表 2-1　遗传性白内障相关致病基因及表型

基因	位置	突变序列	晶状体表型	OMIM
CRYAA	21q22.3	C413T/R116C	核性白内障 / 小角膜	123580
		/R49C	核性白内障	
		W9X	退行性白内障	
CRYAB	11q22-22.3	450delA/Frameshift	后极性白内障	123590
		R120G	肌病合并白内障	
		D140N	绕核性白内障	
CRYBA1	17q11.1-12	G474A/Splicing intron3	核性 / 缝状白内障	123610
		G91del	绕核性白内障	

续表

基因	位置	突变序列	晶状体表型	OMIM
CRYBB1	22q11	EX3-4 DEL	核性 / 缝状白内障	600929
		G658T/G220X	粉尘状（核性和皮质性）	
CRYBB2	22q11.23	X253R	小角膜 / 白内障	123620
		C475T/Q155X	点状 / 蓝色 / 缝状 / 核性	
		/W151C	核性白内障	
CRYBB3	22q11.23	/G165R	年龄相关性白内障	123630
CRYGC	2q33-35	A13C/T5P	粉尘状白内障	123680
		5bp dup, NT226	核性（粉状）白内障	
CRYGD	2q33-35	C502T/R168W	绕核性白内障	123690
		C43T/R14C	粉尘状	
		C70A/P23T	绕核性 / 蓝色 / 珊瑚样 / 白内障	
		C109A/R36S	棱状结晶体	
		G176A/R58H	皮刺状白内障	115700
		G470A/W158X	核性白内障	
CRYGS	3q27.3	/W43R	核性白内障	123730
		G1619T/G18V	进展性多形态皮质性白内障	
GJA3	13q12.11	A188G/N63S	核性（粉尘样）白内障	121015
		1137insC/Frameshift	核性（粉尘样）白内障	
		C560T/P187L	核性（粉尘样）白内障	
		R76H	核性（粉尘样）白内障	
GJA8	1q21.2	C262T/P88S	核性（粉尘样）白内障	600897
		G144A/E48K	核性（粉尘样）白内障	
		T741G/1247M	核性（粉尘样）白内障	
		G68C/R23T	核性白内障	
		G139A/D47N	核性（粉尘样）白内障	
		T131A/V44E	白内障 / 小角膜	
		G593A/R198Q	后极性白内障 / 小角膜	
MIP	12q13.3	C413G/T138R	多形态绕核性白内障	154050
		A401G/E134G	多形态绕核性白内障	

续表

基因	位置	突变序列	晶状体表型	OMIM
LIM2		/F105V	皮质粉尘样白内障	154045
VIM	10p13	G596A/E151K	粉尘样白内障	193060
BFSP1	20p12.1	3.3-KB DEL, NT736	皮质性白内障（青少年期）	603307
BFSP2	3q22.1	C859T/R287W	绕核性白内障（青少年期）	603212
		/E233 del	粉尘/轮辐样白内障	
HSF4	16q22.1	/A20D	绕核性白内障	602438
		/187V	绕核性白内障	
		T348C/L115P	绕核性白内障	
		C362T/R120C	绕核性白内障	
PITX3	10q24-32	G38A/S13N	全白内障	602669
		17-BP DUP, NT657	后极性白内障	
MAF	16q23.2	1-BP DEL, 650G	后极性白内障	177075
		G1670C/R288P	粉尘蓝色白内障/小角膜	
		A 890G/K297R	蓝色白内障	

一、晶状体蛋白

晶状体蛋白（crystallin，CRY）包括 α、β、γ 三种类型，构成了晶状体中结构蛋白的 95%，编码基因位于不同的染色体上，是遗传性白内障的首选候选基因。晶状体被晶状体囊膜包裹，与体液完全隔离，在发育形成的过程中，环绕着晶状体核的纤维细胞逐渐失去了细胞核，但充满细胞的晶状体蛋白并无改变，并且终生保留，晶状体蛋白的这种高度保守结构、高浓度聚集与晶状体的高度折射率是密切相关的。

（一）晶状体蛋白

约占晶状体蛋白总量的 40%，包括 αA 和 αB 亚基，分别由 *CRYAA* 和 *CRYAB* 基因编码，基因定位于 21q22.3 和 11q23.1。在晶状体细胞中，αA 和 αB 蛋白以 3∶1 的比例结合，形成包括 30~40 个亚基的聚合体。①α 晶状体蛋白具有高度的稳定性，处于寡聚体与小的多聚体的动态转化中，能捕捉具有凝集倾向的蛋白，并保持他们的溶解状态，在维持可溶性及透光度中起着主导作用；②近年来 α 晶状体蛋白被发现具有分子伴侣的作用，属于小热休克蛋白（sHSP）家族成员，sHSP（如 HSP27 和 α、β 晶状体蛋白等）通过与变性蛋白结合，防止其进一步变性和聚集，然后协同大分子 HSP 使蛋白复性或促进复性失败蛋白进行降解。许多研究业已证实，在生理及应急状态下，sHSP 普遍参与了体内重要的生物学过程，包括蛋白质折叠、跨膜转运、机体免疫、细胞凋亡、细胞骨架和核骨架稳定及信号传导等；③*CRYAA* 编码的多聚体，同时还具有自身激酶活性，能协助消除晶状体中的毒性蛋白，阻止热、光与氧化因素等诱导的蛋白凝集,维持晶状体的透明性。

Litt(1998)在一个核性 ADCC 家系中,首次发现了 CRYAA 基因(R116C)的错义突变,突变体 αA 蛋白分子伴侣功能较野生型下降了 15%~60%[28]。后来 Cobb 和 Petrash(2000)在体外实验中再一次证实了该突变导致了编码蛋白的分子伴侣活性下降,并观察到由于蛋白复合体易于解聚和膜结合能力的增强,最终导致了白内障的发生。也有人认为分子伴侣功能的丢失与常染色体隐性遗传白内障的发生有关,例如 Pras 等在一个犹太人的隐性遗传家系中检测到 CRYAA 的(W9X)突变和严重截短的 αA 编码蛋白。体外实验利用晶状体上皮细胞进行转染还发现,R49C 的突变蛋白在核内有异常定位,并参与了抗凋亡过程[31]。早在人 CRYAA 致病基因被克隆以前,Brady 等通过 CRYAA 基因敲除鼠模型就已表明该基因的改变可导致 ADCC。

与 αA 蛋白的特异性表达不同,除了晶状体,αB 蛋白还在骨骼肌,心肌等组织高度表达,这种广泛的组织分布提示 αB 蛋白可能具有广泛的生物学功能。越来越多的证据也显示许多人类疾病都与 CRYAB 基因的异常有关,如家族性肥大性心肌病、Alzheimer 神经性疾病等,常可发现 CRYAB 基因表达上调和蛋白异常聚集。另有蛋白构象的改变对功能的影响很大,CRYA 蛋白能够协助热休克蛋白重组体保持于再折叠的构象中。而位于 αA 和 αB 亚基的 C- 端的伸展性变化是维持 α 晶状体蛋白伴侣活性的重要因素,如果靶向断裂小鼠的 αA 基因将会阻断这种调节而引发白内障。而实验发现 CRYAB 基因的 450delA 突变导致了 C 端延长,D140N 突变引起了构象改变,二者都引发了多肽聚集及分子伴侣活性降低,诱发了人类单纯性白内障。

另外还发现,α 晶状体蛋白与多种细胞骨架蛋白相互作用,通过干扰和调节细胞骨架而影响细胞结构。Cart 等人在电镜下也证实了晶状体纤维由细胞骨架蛋白及 α 晶状体球蛋白组成。此外还有研究发现晶状体蛋白具有细胞核内的某些功能,例如与 DNA 结合等。

(二)β 晶状体蛋白

也是晶状体中表达丰富的水溶性蛋白,占晶状体蛋白总量的 35%,包括酸性 βA 和碱性 βB 亚基。其 N 端和 C 端延伸成臂状,中间为包含有 Greek Key 基序的球状核心结构,β 晶状体蛋白以同源或异源多聚体存在于晶状体组织中,并广泛表达于各种组织器官。编码蛋白中以 β-A1/A3 和 β-B2 基因与先天性白内障的发生关系最为密切,前者定位于 17q11.2,后者定位于 22q11.23。但也有过 β-B1、B3 基因突变导致白内障的报道。研究表明,CRYBA1/A3 基因外显子的缺失突变,引起晶状体球蛋白的异常折叠,蛋白结构极不稳定及可溶性降低,可能诱发了晶状体混浊。

CRYBB2 是晶状体内表达最多的基因,研究发现,三个不同种族来源的白内障家系均与 CRYBB2(Q155X)突变连锁,但表型各异。其中美国家系表现为蓝点状白内障,瑞士家系为 Coppock 样白内障,另外一个印度家系患者则表现为缝状白内障。同一个基因位点的突变呈现出的高度多效性提示可能存在其他的调节基因,或者环境因素影响着表型。体外实验也表明 CRYBB2 蛋白的功能受很多因素的影响(如晶状体纤维细胞的生理、局部解剖及遗传特性等)。在 CRYBB2 转基因 Philly 鼠的研究中就发现,白内障的成因与晶状体内物质浓度紊乱有关,其中水,Na^+ 和 Ca^{2+} 浓度增加,而 K^+、谷胱甘肽以及 ATP 减少。另外 CRYBB2 的基因敲除鼠还诱导了年龄相关性白内障的发生。

（三）γ晶状体蛋白

约占晶状体蛋白总量的 25%，包括 γA，B，C，D，E，F，G 7 种基因，其中 A~D 是真基因，E~G 为假基因，真基因在晶状体发育早期持续表达，构成晶状体胚胎核和胎儿核的主要部分，后期主要为 CRYGC 和 CRYGD 高表达，基因均定位于 2q33.3。γ 晶状体蛋白结构稳定，对晶状体的发育、细胞分化以及透明性的保持发挥重要作用。与 α 和 β 晶状体蛋白的重要不同之处，γ 晶状体球蛋白间相互作用是化学能，这种特异性降低了晶状体渗透压，但也使得其更容易聚集或解离导致白内障。对突变蛋白的功能研究显示，CRYGC（T5P）的变异减弱了蛋白之间的相互作用强度，其他突变如 5-bp DUP，NT226 和 R168W 等引起了粉尘状和绕核性白内障，但作用机制均未得到证实。

国内谢立信小组通过体外功能验证 CRYGD 上 W43R 的突变，证实了突变蛋白对热变性及紫外线极不稳定，蛋白质的空间结构及表面疏水性发生改变，易于凝集成大的复合物。Pande（2000）等利用大肠杆菌表达了（R14C）突变型 γ 晶状体蛋白，发现形成了以二硫键连接的低聚物，这些低聚物提高了蛋白溶解的温度，使蛋白易于形成结晶，但蛋白构象未发生变化。同样的结晶也在 R58H，R36S，W43R 的突变研究中得到了重复[48-50]。进一步对突变蛋白进行 X 射线衍射分析其晶状体结构，发现其骨架结构并未改变。这些错综复杂的致病机制让 CRYGD 基因也表现出了高度的多效性，例如 P23T 的突变发生在不同的人种（中国、美国、印度）表现型差异很大，分别为：珊瑚状白内障、蓝色白内障和束状白内障。

CRYGS 基因，编码产物为 γS 晶状体蛋白，基因定位于 3q27.3。2005 年，我国沈岩小组在一个进展性皮质型的 6 代白内障家系中，发现了一个新的 CRYGS 基因的杂合错义突变（G18V），但功能未知。文献中该基因在 2001 年曾被发现与 Opj 基因缺陷老鼠白内障表型相关。此外，假基因的突变也会引发白内障，位于 CRYGD 基因下游的 CRYGE 是假基因，预测蛋白产物为位于 γ 晶状体蛋白 N 末端的一个 6kD 的片段，Bradenhoff（1994）在一个遗传性 Coppock 样白内障家系中检测到，CRYGE 基因启动子及其周围序列的改变，增强了蛋白的表达，导致了白内障，而 CRYGD 基因正常。

除了 α、β 和 γ 亚型，在晶状体蛋白基因超家族中还发现了其他一些类型，如 ζ 晶状体蛋白，编码基因为 CRYZ，属于中等链醌脱氢酶超家族，具有醌还原酶特性，对晶状体纤维的排列可能起一定作用，突变后有致动物白内障的报道。μ 晶状体蛋白被发现表达于人类视网膜和大脑，作为辅酶参与渗透压的调节和氨基酸代谢，编码基因为 CRYM，目前未见与白内障相关报道。

（四）晶状体蛋白的相互作用

晶状体蛋白的基因突变往往能改变晶状体蛋白之间的相互作用，通过影响晶状体蛋白的水溶性，引发遗传性白内障。通过对已鉴定出的 CRYAA（R116C）、CRYAB（R120G）和 CRYGC（T5P）突变体蛋白，利用酵母双杂交技术分析它们与野生型及 HSP27 蛋白间相互作用，发现突变蛋白普遍表达减低，如 CRYAAR（116C）与野生型 βB2、γC 蛋白间作下降，但与野生型 αB 和 HSP27 作用却增强；CRYAB（R120G）与野生型 αA、αB 作用下降，但与野生型 βB2、γC 作用增加；而 CRYGC（T5P）与大多蛋白相互结合能力下降。这种互作能力及其强度的复杂变化可能与不同的突变蛋白构象有关。晶状体蛋白不仅在亚型间，还与肌动蛋白、中间丝蛋白等多种蛋白相互作用，但通常这些蛋白性质稳定，主要发生翻译后修饰，包括磷酸化、糖化、脱酰胺、氧化、截短、消旋化和异构化等。

二、膜蛋白

晶状体是一无血管组织,处于终末分化阶段的晶状体纤维细胞失去了氧化磷酸化和代谢的能力,完全依赖于晶状体上皮细胞提供营养物质,维持眼内的离子环境和氧化还原状态。晶状体细胞表面的膜蛋白对于维持细胞间信号传递及离子交换起着关键的作用。目前,在膜蛋白(membrane protein)中发现缝隙连接蛋白、主要内源性蛋白和晶状体内在膜蛋白基因与遗传性白内障有关。

(一)缝隙连接蛋白(gap junction protein,GJ)

是一种细胞膜的特化结构,遍布全身各个组织器官,相邻细胞中的缝隙连接蛋白相互嵌入形成连接通道,进行信号转导及代谢传递。而晶状体上皮细胞和成熟纤维细胞之间的连接,在防止细胞结构蛋白的沉淀和白内障形成中起到了非常重要的作用。晶状体内表达的缝隙连接蛋白有 connexin43,connexin46 和 connexin50 三种,分别由 *GJA1*,*GJA3*,*GJA8* 三个基因编码,并分别定位于 *6q14-qter*,*13q11-q12*,*1q21-q25*。*GJA1* 基因只在晶状体细胞分化早期时表达,随后其功能即被 *GJA3* 基因取代,*GJA3* 和 *GJA8* 基因的突变都被发现与先天性白内障的发生有关,二者在结构和功能上也有很大的相似性。

GJA3 基因敲除的小鼠,晶状体早期的分化发育不受影响,到后期伴随着晶状体蛋白的水解发生了核型白内障。目前在人类该基因上发现的突变有 *N63S*、*1137insC/Frameshift*、*P187L* 和 *R76H* 等,而这些突变引发的临床表型都与粉尘状核型白内障有关。在物种间这种表型的高度一致提示了该基因的高度保守性。

利用转基因动物模型研究发现,*GJA8* 基因的 N 端突变可引起晶状体内部纤维细胞变性及晶状体后囊膜破裂,而 *GJA3* 的敲入可以有效改善这些改变。目前也有多个关于 GJA8 基因突变的报道:包括 *R23T*、*P88S*、*E48K*、*1247M*、*D47N*、*V44E* 和 *R198Q* 等。我们惊奇地发现,其中单纯性白内障也都表现为粉尘状核型。在多个种族,甚至不同物种间,*JA3* 和 *GJA8* 基因的突变体表现出了高度的表型一致性,这为基因型 - 表型之间建立内在联系,也为核型白内障发病机制的研究提供了一个难得的切入点。

关于致病机制,体外实验显示,缝隙连接性状的改变可以升高胞浆内的 Ca^{2+} 浓度,进而激活由钙依赖酶介导的一系列级联反应,导致晶状体蛋白的降解。虽然具体的调控机制还不明确,但 pH 值的变化对缝隙连接通道的门控调节是细胞间偶联状态改变的重要因素。晶状体组织中由于糖代谢增强造成的 pH 值降低,引起细胞间缝隙连接通道的功能异常,被认为是造成白内障的一个重要因素。体外细胞研究也提示,GJA8 缝隙连接通道对 Ca^{2+} 及 H^+ 浓度敏感,Ca^{2+} 浓度降低则通道被激活,而细胞在酸性环境下通道就会关闭。

(二)主要内源性蛋白(major intrinsic protein,MIP)

占晶状体膜蛋白总量的 50%,是成熟晶状体纤维中含量最为丰富的特异性膜蛋白,最早可在晶状体囊泡的初级晶状体细胞中表达,基因定位于 12q14.1-14.3。在细胞膜内 MIP 单体结合成四聚体,形成水通道,选择性转运水分子通过细胞膜,现已发现水通道蛋白 aquaporin 家族中有 10 个成员,其中白内障的形成与通道 -0(Aquaporin-0,AQP0)的基因突变有关。目前在多个种族的家系中都发现 MIP 基因的高度保守区 - 跨膜螺旋 4 的构象变化,影响了水分子的跨膜转运,而 *T138R*、*E134G* 的突变则阻止了 MIP 蛋白向细胞膜的靶向转移,在鼠模型上也证实 MIP 基因的突变是 Catlop 突变系小鼠发生遗传性白内障的直接原因。

（三）晶状体内在膜蛋白（lens integral membrane protein 2，LIM2/Mp19）

LIM2 是另一编码晶状体膜蛋白的基因，在晶状体纤维细胞中含量仅次于 MIP，基因定位于 19q13.4。由于 *LIM2* 主要在皮质中表达，因而推测它在细胞增殖和分化中起作用。作为结构蛋白，*LIM2* 同时还具有磷酸化酶活性和钙调蛋白结合能力，积极参与跨膜转运。利用激光图像分析首次证实了 *LIM2* 基因对晶状体折光指数的形成起到了关键作用。Steele 等利用 To3 鼠模型，发现 *LIM2* 基因第一外显子中的 G-T 突变导致了小鼠遗传性白内障的形成。进一步在 LIM2$^{+/-}$ 和 LIM2$^{-/-}$ 转基因鼠观察到晶状体完全浑浊，而且 LIM2$^{-/-}$ 鼠伴随出现小眼畸形，推测 LIM2 还参与了眼前节的发育；Pras（2002）等在一常染色体隐性遗传白内障家系中还发现了 LIM2 基因的一个错义突变（*F105V*），临床表型为青壮年发作的皮质粉尘状，这种单基因引起的迟发性白内障还有利于年龄相关性白内障的研究。

三、细胞骨架蛋白

细胞骨架蛋白（cytoskeletal protein）是存在于细胞中的各种纤维网状结构具有胞浆组成、决定和保持细胞的空间构象及参与细胞运动的作用。由微丝、微管和中间纤维构成。其中中间纤维是最复杂，也是最稳定的骨架成分，同时参与形成复杂的信息平台，还与各种激酶、受体和凋亡蛋白相互作用，与晶状体透明度的维持息息相关。哺乳动物的晶状体在发育和分化成熟过程中表达大量的中间纤维蛋白，包括 BFSP1、BFSP2、波形蛋白、GFAP、内皮角蛋白、巢蛋白和联丝蛋白等。其中波形蛋白和 BFSP1、BFSP2 是晶状体内最主要的中间纤维蛋白，突变时可引起遗传性白内障。

（一）波形蛋白（vimentin，VIM）

具有组织特异性，和角蛋白一起表达在晶状体上皮细胞，也是晶状体纤维细胞 CP49/CP115 丝状网络的前体。基因定位于 *10p13*，它的过度表达能干扰晶状体纤维细胞的正常分化。Muller et al.（2009）首次在人类粉尘状白内障中发现了该基因 E151K 位点的突变，进一步通过体外细胞的转染发现，突变体中波形蛋白发生了严重的的变性及运动缺陷，同时伴有蛋白酶体活性的增强。

（二）珠状纤维蛋白（beaded filament protein，BFSP）

由 *BFSP1* 和 *BFSP2* 基因编码，含有两个核心成分：CP115（filensin）和 CP49（phakinin），分别定位于 *20p12.1* 和 *3q22.1*。BFSP 为晶状体纤维细胞内的特异性骨架蛋白，仅仅表达于分化的晶状体纤维细胞。蛋白产物及其纤维多聚体与 α 晶状体蛋白结合形成串珠丝状，有利于细胞精确组织，并通过与分子伴侣（包括 α 晶状体蛋白等）的相互作用来稳定胞质内的高蛋白浓度，协助完成晶状体的高折射特性。所以，当珠状纤维表达异常或功能紊乱时，很容易造成晶状体生理功能的改变而引发白内障。

Ramachandran 等（2007）在一个印度青少年型遗传性白内障家系中发现了 *BFSP1* 基因的 *NT736* 突变。Conley YP 和 Zhang 在皮质型白内障家系中分别发现了 *BFSP2* 基因的 *R287W* 和 *E233del* 突变，都导致了晶状体细胞的支架异常，诱发了晶状体混浊。鉴于念珠状纤维蛋白的生理特性和组织特异性，*BFSP2* 早已被视为遗传性白内障的候选基因，并受到研究者的广泛关注。虽然 BFSP2 的突变在人类导致了核性和缝性等白内障，但在小鼠并没有显现白内障表型，Sandilands 等（2003）培育了 *BFSP2*$^{-/-}$ 基因纯和缺失小鼠，观察该鼠的发育及生育能力均正常，没有白内障发生，只是电镜证实了晶状体细胞内珠状纤维蛋白的缺失和晶状体透光性的降低。

上述基因突变导致白内障的机制大致可归结为以下几类(图2-5):除了前述广泛的蛋白互作改变外;还有晶状体蛋白溶解度下降,聚沉的蛋白质积淀形成异常的结晶;细胞内蛋白的错误定位;晶状体细胞抗凋亡功能的丧失及细胞骨架功能紊乱,它们单独作用或相互影响,最终让透明的晶状体变为混浊。

四、转录及生长因子

晶状体的发育过程涉及大量基因及其产物的相互协调作用,包括转录因子及广泛分布的生长因子、组织调控和表达因子等。其中转录因子的基因突变与眼前节的发育异常最为常见。

(一)热休克转录因子4(heat-shock transcription factors 4,HSF4)

基因定位于 *16q22.1*,是热休克转录因子家族成员,出生后在人的晶状体内持续高水平的表达。①编码蛋白至少有两个转录本:HSF4a 和 HSF4b。HSF4a 抑制热休克蛋白基因表达,HSF4b 则刺激热休克蛋白基因形成并诱导其转录。最近在人的晶状体中,还发现了四种其他的剪切体(HSF4c、HSF4d、HSF4g、HSF4h),但这些转录体痕量表达,其生理学意义有待进一步研究;②热休克蛋白广泛分布于胚胎和成人晶状体,在蛋白质的合成、组装、转移、折叠、修复以及变性的过程中充当分子伴侣等作用,αB 晶状体球蛋白和 HSP27 等都是小的热休克蛋白等。HSF4 广泛调节许多热休克蛋白的表达,是一个新的调控晶状体早期发育的关键转录因子;③HSF4 对晶状体上皮细胞中 FGF、HSP60 以及 HSP70 的表达起抑制作用,虽然已显示 HSF4a 可通过与转录因子 TFIIF 相互作用抑制靶基因在基底水平的表达,但在机体各组织中,HSF4b 是唯一可被检测到的且大量表达的 HSF4 蛋白,故推测可能存在与 HSF4b 转录相关的组织特异性调节因子;④最近发现 ERK 能磷酸化 HSF4b,而 DUSP26——一种酪氨酸磷酸酶,能控制 ERK 活性,进而通过对 HSF4b 磷酸化/去磷酸化的调节,最终改变 HSF4b 与 DNA 的结合活性。但目前晶状体组织中 HSF4 的具体调控方式还不清楚。

2002 年,国内孔祥银小组发现一个错义突变破坏了 HSF4 DNA 结合区的 α-螺旋结构,通过对热休克蛋白的干扰作用,引起了常染色体显性绕核性白内障和 Marner 白内障,目前已检测到了多个突变位点:*A20D*、*187V*、*L115P* 和 *R120C* 等,后来人们又发现 *HSF4* 突变还可以导致隐性遗传方式的白内障[83-86]。经不同的动物实验证实,*HSF4* 上发生的突变最终都产生了截断的 HSF4 蛋白。HSF 基因缺陷小鼠模型,胚胎发育正常,但生后早期晶状体的发育分化即出现异常,成年前会形成白内障,但检测与热休克蛋白相关的晶状体蛋白的表达量并无显著差异。最近 Shi 等还发现 HSF4 调控了 *CRYGS* 和 *BFSP* 的表达,这些研究均提示除了热休克蛋白途径,HSF4 在应激等其他反应中或许有着更重要的作用有待发现。

(二)垂体同源盒基因3(*paired-like homeodomain transcription factor 3,PITX3*)

是 *RIEG/PITX* 同源盒基因家族的成员,基因位于 *10q24.32*,编码的转录因子在晶状体和眼前节的发育中起关键作用。*PITX3* 是又一个在晶状体早期发育中起重要作用的基因,在胚鼠发育的第 11 天,*PITX3* 在晶状体泡中强烈表达,随后见于整个晶状体,尤其在前端上皮和赤道部位表达最高。*PITX3* 基因含有与 *MAF* 和 *AP2* 转录因子相似的结合位点,高度保守的结构提示它们在晶状体的决定中发挥着重要作用。已知 *PITX3* 启动子的缺失可导致 ak 鼠产生无晶状体的小眼球表型。对于人体,*PITX3* 突变则导致先天性白内障,Semina 等

(1998)首次在一个皮质型白内障伴眼前节间质组织发育不良的家系中,发现了 *PITX3* 基因的 *NT657* 突变,插入子导致了框移;同期又在一个全白内障家系中检测到 *PITX3* 基因的第 2 外显子 *S13N* 突变,患者并发了迟发性青光眼。后来 Berry 等(2004)在一个西班牙裔后极型白内障家系中检测到 *PITX3* 的 *650G* 突变,随后 Bidinost 等(2006)又在一个黎巴嫩后极型白内障家系中验证了同一位点的突变。

（三）MAF 基因（*musculoaponeurotic fibrosarcoma oncogene homolog*）

家族成员属于主要亮氨酸拉链转录因子,1991 年 Yoshida 等人发现 *MAF* 基因,并定位于 *16q23.2*,*MAF* 基因在细胞分化过程中有着重要的作用,其中 *c-Maf* 基因与晶状体发育密切相关,敲除 *c-Maf* 基因会导致晶状体泡阶段的晶状体初级纤维细胞无法延伸。*MAF* 通过 *MAREs*（*MAF responsive elements*）元件调控转录,目前在晶状体蛋白基因和 *PITX3* 基因启动子区都发现了 *MAREs* 元件。*MAF* 的缺失会造成晶状体纤维细胞早期成熟的复杂缺陷,在 $MAF^{-/-}$ 的小鼠表现为小头颅,小眼球伴有晶状体的发育异常,在出生后几小时内几乎全部夭折。在人类 *MAF* 基因的突变（R288P、K297R）发生在 DNA 结合区,预测引起了蛋白螺旋构象的改变,除了白内障,家系患者常伴有前节的发育不全和小眼畸形等。

（四）PAX6 基因（*paired-box gene 6,PAX6*）

人类配对盒基因,编码一个转录因子,其异常会导致眼部虹膜组织发育异常,*PAX6* 基因在整个眼球的发育中起着广泛而重要的作用,目前认为 *PAX6* 对眼组织发育的特化作用与下列因子有关:组织调控因子（c-Maf、AP-2、Sox2 等）、广泛表达因子（pRb 和 TFIID）以及一些转录因子（Maf、Six3 和 Prox1）等。其突变可导致老鼠晶状体发育过程中视泡和外胚层无法结合,从而发生 Sey（Small eye）表型。杂合突变个体表现出前极性白内障、角膜粘连、虹膜及瞳孔异常、小眼畸形等症状;突变纯合体则发生无眼,颅面严重缺损等。人 PAX6 基因位于 11p13,常见家系报道其突变导致了伴有虹膜缺失的白内障,迄今为止已知的突变均位于第 5 和 6 外显子。

（五）生长因子基因

15q 是最新发现的一个与人先天性白内障有关的染色体位点,虽然目前确切的致病基因及突变方式还不明确,但是通过连锁分析,认为很可能是成纤维细胞生长因子 7（*FGF-7*）基因发生突变所致。

五、其他基因

2007 年 11 月,Shiels 等报道了一个常染色体显性遗传的高加索 6 代家系,发现了一个新的后极性白内障的致病基因 *CHMP4B*。该基因属于染色质修饰蛋白家族,编码一种带有大量电荷的螺旋蛋白,分子量大约 25kDa,其氨基端为碱性而羧基端为酸性。其功能为在细胞内质网 - 溶酶体分选途径中起到分选和运输的作用。在现有的模型中 *CHMP4B* 是在 ESCRT-Ⅲ途径所需的内质网分选复合物中的主要亚单位,主要负责是对多泡体（MVBs）的运输。发现的突变点有 D129V 和 E161K,分析认为内质网分选亚单位的获得性功能缺陷引起了白内障的形成。

最后,也有研究者认为部分年龄相关性白内障与单基因遗传病有关,特别是一些隐性遗传的白内障和发育性白内障,目前发现 *HSF4,CRYAA,LIM2* 等基因突变可引起隐性遗传性白内障,而 *MIP,BFSP2,CRYGD* 等基因突变可导致发育性白内障,病人通常 8~25 岁发病。

分析认为由于延迟显性的特点,或携带者杂合突变功能的渐进性降低,导致病程与老年性白内障类似。另在 *CRYBB2* 等的基因敲除鼠也诱导出了年龄相关性白内障的发生。因此,对先天性白内障的基因研究也将促进对年龄相关性性白内障的发病机制的了解。

总之,先天性白内障的发生、发展是一个非常复杂的过程,有望通过对人类遗传家系和动物模型的深入研究,来发现更多的致病基因,进而探讨致病机制,揭示晶状体的发育生物学特性,为疾病的最终防治奠定基础。

第五节　先天性白内障的临床遗传学

先天性白内障临床表型复杂多样,分类方法众多,根据晶状体混浊的部位和类型,结合目前常用的形态学分类和描述方法,一般可分为:核性白内障、绕核性白内障、皮质性白内障、前极性和后极性白内障、蓝点状白内障和全白内障,此外还有膜性白内障、缝状白内障、珊瑚状白内障和盘状白内障等多种表现类型。尽管先天性白内障具有明显的遗传异质性,但各种表型与基因型之间仍存在一定的相关性。这是由于晶状体的发育过程是具有时相和空间顺序的:首先在胚体形成期形成胚胎核,然后晶状体纤维绕着胚胎核不断沉积形成胎儿核、成年核以及外周的皮质。动物模型研究也表明,各种基因参与调控晶状体蛋白形成是按时间顺序进行表达的,故晶状体混浊所在的部位能反映出受影响的发育阶段和可能的基因型。

一、核性白内障

核性白内障(nuclear cataract),此种类型的白内障较为常见,约占先天性白内障的 1/4。据我国部分地区统计为 20%。胚胎核和胎儿核均可受累,呈融合或分散性的致密混浊,视力障碍明显。混浊出现在核提示基因的异常表达出现在发育早期,常常在胚胎或胎儿期,伴随晶状体纤维同心圆的沉积成层,混浊局限的特定层次也提示在发育的这一阶段出现了异常。

核性白内障通常出生时就存在,为非进展性,多为双侧对称性受累。患者表现度不同,特别是中央粉尘(Coppock 样)白内障,它的形态和部位在家族成员之间甚至同一病人的两眼间均可不同,较早就有家系报告,最著名的是 Nettleship 和 Ogilvie(1906)调查的一个名叫 Coppock 的家系,在 4 代的传递中有 18 人发病,患者表现为胚胎核的粉尘样浑浊,而胎儿核不受影响,推测是由于胚胎期的前 3 个月内局部代谢异常所致。之后屡见有家系报告,致病基因与 CRYGC 和 CRYBB2 的突变有关。目前发现与核性白内障相关的基因主要集中在晶状体蛋白及缝隙连接蛋白上(详见表 2-1)。AR 遗传比较常见的类型也是核性白内障。X 连锁遗传见与 Nance-Horan 综合征(*NHS* 基因)等有关,家系中男性患者通常表现为核性白内障,静止不变或者逐渐发展为成熟期白内障,而女性携带者则为 Y 缝浑浊,伴有轻度的视力障碍。

二、绕核性白内障

绕核性白内障(lamellar cataract)　包括带状、绕核性和 Marner's 白内障等,约占先天性白内障的 40%,好发生于前后 Y 缝区。在晶状体的发育过程中,后发晶状体纤维向心性沉淀在胚胎核周围形成板层,因为混浊位于核周围的层间,故又称为绕核性白内障。大多数患者出生时即有晶状体混浊,也有青少年发病呈进展性的家系报道。主要以常染色体显性方式遗传,最典型的是 Marner(1949)在荷兰发现的一个带状白内障家系,在 8 代 542 人的垂直传代中,有 132 人发病,家系中浑浊形态多样,且伴有遗传早发现象,Bu(2002)后来确定突变基因为 HSF4。该类型也见隐性遗传及 X 连锁遗传的报道,致病基因主要与晶状体蛋白,HSF4 和 MIP 基因有关,另外在小鼠模型中 HSF4 和 MIP 基因还被发现与隐性遗传有关。

三、皮质性白内障

皮质性白内障(cortical cataract),局限于皮质的先天性白内障较少见,不同于绕核性白内障,混浊局限于外层皮质,常累及晶状体赤道附近的浅层晶状体纤维,晶状体核不受累,因此对视力影响不大。虽然发病机制不明,但发病部位和疾病进展表明与晶状体后期的发育异常有关。皮质型白内障常伴随其他类型混合出现,单纯皮质性家系并不多见,Sun(2005)报告了中国一个 6 代常染色体显性家系,呈进展性多形态皮质浑浊,突变基因确定为 CRYGS;Pras(2002)检测到 LIM2 基因的突变导致了一个迟发性的隐性血缘家系,三兄妹均为皮质粉尘状浑浊;之后 Ramachandran(2007)还发现了一个同样表型的印度隐性家系,在 20 个家族成员中 11 个发病,为 BFSP1 基因的突变所致。

四、前极性和后极性白内障

前极性和后极性白内障(anterior /posterior polar cataract)的特点为中央区晶状体前、后囊膜下的皮质局限性混浊。多为双侧对称性,静止不发展,以显性、隐性或 X 伴性遗传。前极性白内障的浑浊范围不等,大的浑浊常为锥形甚至其顶点可突出到前房。晶状体核透明表明胚胎后期的囊膜受到损害,对视力无明显影响,非遗传因素一般导致单侧的病变。常染色体显性遗传与 t(2;14)(p25;q24)和 17p13 区域异常相关,X 伴性遗传与 Alport syndrome 有关。

后极性白内障通常较小,由于位于屈光系统的中心,对视力的损害较大。静止型有强烈的遗传倾向,常见多个连续传代的大组家系报告。如 Francois 报告的七代内 37 人患有玻璃体视网膜睫状体(vitreoretinochoroidopathy)综合征,伴有后极性白内障,致病基因检测为 BEST1。少数病例为进行性,如 Nettleship's 家族表现为儿童期内后部皮质逐渐受累,最后发展为全白内障[122-124]。隐性家系与 Hagberg-Santavuori 综合征有关[125]。后极白内障的致病基因与 CRYAB、PITX3、CHMP4B、EPHA2 及 14q22-q23 异常有关。晶状体前后极白内障很难用晶状体发育的理论来解释。如果与小眼球或散光联合存在,则提示眼前节发育基因可能受累。

五、蓝点状白内障

蓝点状白内障(cerulean cataract),从预后和表现上来看是晶状体混浊的一种特殊形式,出生时并不存在,之后逐渐发展。晶状体皮质或核内遍布孤立的、针头样蓝白色混浊,并在外围皮质增多形成楔形,多不影响视力,但呈进展性。家系中表现度各异,有时可合并其他类型混浊。Vogt(1922)首次报告了蓝点白内障,认为该病是发生在儿童时期并表现为早期发展的疾病,不是真正的先天性疾病。Hilal(2002)在一个常染色体显性遗传家系中检测到

CRYGD 的突变,其他报道见与 *CRYBB*、*MAF*、*12q*、*17q24* 区域异常有关。

六、全白内障

全白内障(total cataract),混浊累及晶状体核及皮质,晶状体全部或接近全部混浊,可在出生后至 1 岁内逐渐发展而成,也可作为其他各种类型白内障发展的最后阶段。发生是由于在胚胎期和胎儿期受环境或遗传因素的影响,晶状体纤维细胞在发育的中后期受损害所致。先天性全白内障多为双侧性,自 Meissner(1933)最先报道了一个常染色体显性遗传的家系,6 代内有 22 人发病,后已见数个家系报道,致病基因与 PITX3 有关。隐性遗传的家系比较少见,Khan AO(2007)发现了 *CRYAA* 上一个新的突变(R54C)在患者中共分离,表型为伴有小角膜的全白内障。偶见 X 连锁隐性家系报道,Reese(1987)还发现一对父子携带了染色体畸变 *t*(*3*;*4*)(*p26.2*;*p15*),引发了全白内障。

七、遗传性白内障并发症

基因突变导致的发育异常致使先天性白内障患者经常伴随其他的眼部异常,这些并发症的出现更加重了视力障碍。常见的有①斜视和眼球震颤,常见于一些单纯遗传性白内障,继发于视力障碍。也可由某些综合征导致:如 Lowe 综合征、Stickler 综合征、下颌 - 眼 - 面 - 头颅发育异常综合征及 21 号染色体异常等染色体病;②先天性小眼球:先天性小眼球的发生与白内障的类型无关,可能是在晶状体异常的发育过程中影响了眼球的生长,常伴随遗传现象。也可见于一些系统病,如 Norrie 病、Gruber 病及某些染色体病等;③眼内组织的异常与缺损:如先天性无虹膜、脉络膜缺损、瞳孔残膜或发育不良、晶状体脱位、大角膜及青光眼等,与眼球早期的发育不良有关,常在遗传家系中伴随出现;④视网膜和脉络膜病变:常见高度近视性脉络膜视网膜病变、Leber 先天性黑矇、黄斑营养不良及永存玻璃体动脉等。在同一个家系中,伴随表型往往一致,共同遗传。

尽管所有白内障的表型外显率高,但基因突变在特定的时空上干扰着晶状体的发育,同时还受环境因素及其他修饰因子的影响,使得基因的表达力、发病年龄、进展程度等表现各异,最终在特定家系中形成特定的先天性白内障类型。由于眼部具有易于检查的优越条件,对遗传病变的诊断和分类比较深入细微,在整个医学遗传学研究领域内处于较领先的地位。

第六节　医学遗传学的研究方法

医学遗传学的研究目的是了解基因变异与人类疾病的关系。根据先天性白内障的遗传特点,围绕病因学的研究,为了确定是否有遗传因素的参与,这里主要介绍一些常用的方法。

一、家系调查

常用的是系谱分析法(pedigree analysis),就是根据先证者的线索追溯调查所有的家族成员发病情况,包括直系和旁系亲属,记录数目、亲属关系及遗传病的分布等资料,按一定格式绘制成系谱图,通过回顾性的分析,来判断某种疾病在这个家族中是否有遗传因素及其可能的遗传方式。常用的系谱符号详见图 2-6。先天性白内障可以由遗传或环境因素引起,通过

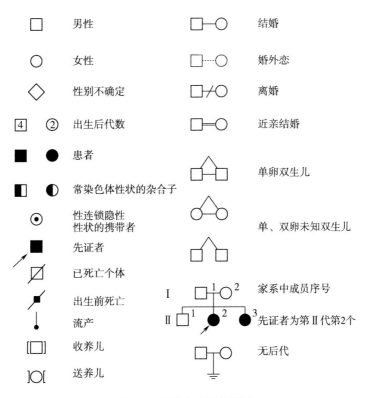

图 2-6　系谱中常用的符号

一般的临床检查难以区分,家系调查可以提供重要的线索,作为判断的重要依据,无疑是最基本也是最重要的研究方法之一。需要注意的是,由于遗传异质性的存在,白内障也可表现为不同的遗传类型。要想确定家系的遗传方式,需要对具备发病风险的相关家族成员进行详细的眼科检查,因为有些患者晶状体混浊位置不在视轴上或混浊程度较低,对视力的影响不大,容易漏诊。

二、突变研究

对先天性白内障疾病基因的研究策略之一是从白内障形成的已知基因出发,作为突变检测中的重要候选。基因突变是指基因组 DNA 分子在结构上发生碱基对组成或排列顺序的改变,常见的突变类型包括点突变、插入、丢失、重排、寡核苷酸重复序列和大规模的基因组重排。目前筛查未知突变的技术方法主要有单链构象多态性(SSCP)、变性梯度凝胶电泳(DGGE)、异源双链分析(HA)、错配化学切割(CCM)及 DNA 测序(DNA sequencing)等。其中 DNA 测序是一种最直接、突变检测率最高的检测方法,该方法也是明确突变的金标准。

在突变分析的过程中需要注意以下几个问题:①基因的表达产物是否与晶状体的发育分化有关联,致病基因的缺陷将会影响组织的生理功能,导致疾病的发生;②在不同的白内障家系中如果发现与同一基因的的突变共分离,则是致病突变的重要证据之一;③突变是否影响了重要的氨基酸,重要的氨基酸在进化中即使在物种间,也常是高度保守的;④发现碱基改变时首先要排除是否为多态性,一般来说,碱基变异在人群中的发生率超过 1% 时则认为是多态性。所以发现突变后，需要在正常对照组进行筛查；⑤除了编码区，还需要注意剪切位点以及调控元件是否存在 DNA 序列的改变，分析基因编码的蛋白结构及功能是否异常。在单基因遗传病中，疾病的严重程度往往与突变的严重程度呈明显的正相关。突变的性质决定了疾病表型的严重程度和疾病的外显率。

三、基于连锁的基因定位克隆

家系连锁分析对呈孟德尔遗传、外显率高的大家系研究具有明显的优势。也是目前研究单基因遗传病定位克隆方法的核心技术之一。在获得完整家系材料的基础上，运用基因组扫描和连锁分析技术，可精确定位致病基因的染色体区域，然后在这个区域内分析所有的已知基因，寻找与晶状体功能相关基因为首选候选基因，若检测到突变，则筛查家系其他成员以观察此突变是否与疾病共分离，并选取不同遗传背景的健康人为正常对照组。

家系连锁分析的原理：根据基因的重组率(θ)来计算两基因位点之间的遗传图距称为连锁分析。在减数分裂的过程中，同源染色体之间会发生交换，位于同一条染色体上的两个位点间有可能会发生重组，两个位点相距越远，发生遗传重组的几率就越高，意味着两个位点在一起传给后代的机会就越小。因此，可以利用基因组中的遗传标记与疾病位点间的重组率来估算两者之间的连锁程度及确定基因的位置。LOD 值(log oddsscore)是代表连锁的统计学评估，一般来说，LOD 值为 3 或 -2 时，分别表示连锁和不连锁。另外 DNA 标记越多，杂合性越强，基因定位就越方便。微卫星 DNA 已可以满足寻找人类大多数致病基因的需要，而作为第三代遗传标记的 SNP，密度可达 300 万以上，并包含所有已知多态性的 90% 以上，利用其进行定位克隆极大地促进了遗传病的研究。进行连锁分析需要注意的问题有：①需要提供尽可能完整的家系材料，包括表型及样本的采集(包括血液样本、组织切片、分离的细胞株、临床检验结果等)；②遗传标记的密度和杂合度，以及标记与致病基因间的距离都会影响基因定位的精确程度，应该尽量选择杂合度高的遗传分子标记；③计算时需要考虑很多参数，如基因频率、遗传度、遗传方式和外显率等，不同的参数设定会得出不同的结论。全基因组扫描(genome scanning)：随着人类基因组遗传图和物理图的逐步精细化，以荧光标记、多重 PCR、半自动化操作为特点的大规模全基因组扫描技术已成为当今疾病基因定位的主要工具。目前常用的遗传标记是微卫星和 SNP 芯片(如 Affymetrix 公司的 10k，100k 和 500k 人基因组 SNP 芯片)。全基因组扫描和分型的连锁分析方法的主要特点是快速、准确及效率高，它已在许多单基因遗传病的研究中发挥了巨大的优势。

候选克隆(candidate cloning)：在明确了疾病相关候选基因的定位，建立了表型与基因组中遗传标记间的关联，将经典遗传学的信息转变为明确的基因组位置后，需在此区域内通过数据库检索所有的已知基因和功能基因，进行一系列的基因突变筛选及其后续验证，寻找与表型相关联的候选基因及病理性突变。定位候选克隆是目前最重要的基因克隆方法，也是寻找致病基因最重要的步骤之一。功能学研究：随着分子生物学和生物信息学的飞速发展，基因表达产物的功能研究成为人们新的关注点。以基因组学的研究结果为基础，利用重组 DNA 技术克隆疾病相关候选基因，实现外源目的基因的功能表达，观察细胞水平的变化。目前在先天性白内障致病基因的功能研究中，外源基因在真核细胞中的表达作为基因功能研究的一个重要手段已得到广泛应用。将目的基因转染导入相应的细胞系中，观察表达产物对细胞生理活动的影响，寻找作用靶标，推论其功能特征，也可制备过量表达产物用于结构分析,实现基因表达产物的功能研究。

四、外显子组测序

外显子组是指全部外显子区域的集合,约占全部基因组序列的 1%。该区域包含合成蛋白质所需要的重要信息,涵盖了与个体表型相关的大部分功能性变异,是基因组中遗传性疾病研究最重要的区域。

外显子组测序是指利用序列捕获技术将全基因组外显子区域 DNA 捕捉并富集后进行高通量测序的基因组分析方法。与全基因组重测序相比,外显子组测序只需针对外显子区域的 DNA 即可,覆盖度更深、数据准确性更高,能发现外显子区绝大部分的疾病相关变异,包括常见变异和频率 <5% 的低频突变。同时,基于目前大量的公共数据库提供的外显子数据,结合这些资源能够更好地解释分析研究结果。外显子组测序是一种寻找孟德尔遗传病致病基因的有效策略,在实际的工作中,如能将基因定位与外显子组的研究结果结合分析,将会更有利于致病基因的寻找。另外该方法也可用于寻找复杂疾病的致病基因和易感基因等的研究。目前,常用的外显子组序列捕获芯片包括 NimbleGen Sequence Capture 2.1M Human Exome Array 及 Agilent SureSelect Target Enrichment System(Human Exome)等。

五、核型分析法

在一些伴有综合征的白内障患者中,往往是由于染色体的异常导致的。正常人类染色体数目、形态和结构构成了人类正常表型的物质基础,也是人类染色体畸变以及染色体综合征的诊断依据。染色体分析在医学遗传学研究中早已处于重要位置,对染色体的研究多采用核型分析法,即通过对人体组织细胞的离体培养,并通过一系列处理,制成标本片,最后对细胞的全套染色体按一定方式排列成核型,分析核型发现染色体的畸变。在目前实践中常用的核型分析方法主要有 G 显带、R 显带、C 显带、T 显带、N 显带和高分辨显带分析技术等。

六、分子细胞遗传学技术

利用分子生物学的方法与手段在微细胞遗传学(microcytogenetics)基础上探讨人类基因的座位与活动规律、染色体的亚微结构与微小畸变、遗传效应与疾病发生等问题。1986年 Pankel 在原位杂交基础上,将放射性同位素改用非放射性同位素即荧光素标记探针而建立了荧光原位杂交(fluorescence in situ hybridization,FISH)技术,利用该技术,可以精确地把 DNA 片段定位到某条染色体的特定区带上。使染色体研究进入分子水平,从而更能精确判断数目或微小结构畸变的位置,弥补了细胞遗传学分析的局限性等问题。近几年来,相继问世了 DNA 纤维荧光原位杂交、引物原位杂交技术、染色体涂染技术、比较基因组技术等,极大地促进了先天性白内障染色体畸变及基因定位的研究。

七、遗传性白内障的蛋白质组学研究

人类基因组计划(HGP)全基因组的测序完成之后,后基因组时代已悄然拉开帷幕。澳大利亚的 Wilkins 1994 年首先提出了蛋白质组学(proteomics)的概念。蛋白质组学是阐明生物基因组在细胞中表达的全部蛋白质的表达模式及功能模式的学科。包括鉴定蛋白质的

表达、存在方式(修饰形式)、结构、功能和相互作用等。由此获得蛋白质水平上的关于疾病发生,细胞代谢等过程的整体而全面的认识。蛋白质组学依赖于双向电泳和质谱连用技术,能够提供大规模的蛋白信息量。对于蛋白质相互作用的研究,酵母双杂交和噬菌体展示技术无疑是很好的研究方法。生物信息学的资源及分析工具更为研究提供了捷径和理论基础,目前最常用的软件有 Mascot、ProteinPilot、SEQUEST 等,更可以对异常剪接产生的突变型蛋白进行蛋白模型的计算机构建和分析,预测和探讨该突变对蛋白质结构和功能影响。另有 Swiss-MODEL 是一个蛋白质结构同源建模服务器,以相应数据库中的结构模板作为参照,能够构建出预测的蛋白质或者结构域的三维结构。

人类晶状体为机体中蛋白质含量最高的器官,晶状体干重的绝大部分都是蛋白质。对晶状体进行蛋白质组学的研究,有利于阐释重要蛋白的结构与功能及晶状体的发育与分化机制,对遗传性白内障进行研究,通过对正常晶状体与病理状态下蛋白质组中的差异蛋白,如分子量的变化、表达水平高低、等电点等分析研究,可以阐释突变蛋白与野生型蛋白之间的诸多差异,而这些差异蛋白的病理变化,无疑能为研究遗传性白内障的分子致病机制提供重要的线索。相信蛋白质组学研究方法在遗传性白内障研究中的应用,将会极大推动人类对该病的研究进程。

八、遗传性白内障动物模型方面的研究

对于人类疾病来说,理想的动物模型是研究疾病病因和致病机制的有效手段。针对人类白内障潜伏期长,病因复杂,病程缓慢,表型多样的特点。目前人们主要依靠鼠模型来研究遗传性白内障。鼠模型的特点是:可以利用单一的病因,条件可控、增殖周期短,与人类基因组高度同源等诸多优点。人们在短时间内可以复制出典型的鼠疾病模型,而白内障的表型及遗传方式在鼠模型中也比较容易观察到,使得鉴定白内障的致病基因成为可能。目前涉及晶状体发育的鼠突变模型有很多,它们大都自发产生,或经化学诱导剂或放射法产生,已成功建模的品系有 *Catlop*、*Aphakia*、*Philly*、*Aey5* 及 *To3* 突变系小鼠等,还有一些基因敲除鼠,它们成功的显现出了不同突变基因的表型效应,帮助人们理解各种突变蛋白的结构功能及探索白内障的分子致病机制。但是也要注意,小鼠模型和人体疾病之间存在着很大的差异,不能完全期望鼠模型来揭示白内障的病机病理,例如 *BFSP2* 的突变在人类导致了核性和缝性等白内障,但在小鼠并没有显现白内障表型。而完全敲除 *CRYAB* 也不能使小鼠发展为白内障。这些都提示人们需要结合其他的研究进行综合分析。近年来研究成功的转基因动物,特别是转基因小鼠,已有人工定向复制可传代的动物模型,大大丰富了这一研究手段,对于探索白内障的发生、发展规律和疾病诊断治疗等提供了重要的工具。

九、遗传咨询

对先天性白内障作遗传咨询,首先应进行全身及眼部的检查,以及完整的家系调查(包括遗传病家族史、生活史、病史、生育史以及妊娠经过等),其次结合患者的临床特征、染色体分析和生化分析等检查结果,共同作出诊断。确诊为遗传病后,还须进一步分析患者的致病基因是新突变产生的还是由上代遗传来的?是否伴有全身或眼部其他遗传病?对于呈单基因遗传的先天性白内障,主要依据完整的家系分析,子代发病率决定于其遗传方式。有连续

传代史者,为显性遗传。由于先天性白内障外显率一般较高,因此可预期其子女与弟妹也将有 50% 机会发病。隐性遗传者,子女一般不会发病,但弟妹仍有 25% 机会发病,目前还没有检出群体中隐性基因携带者的方法,因此禁止近亲婚配是减少隐性遗传病的重要措施。散发无家族史的病例,子女通常不会发病,但如已有一子女发病,则提示该患者可能为显性遗传的突变第一代,其后代将有 50% 机会患病。

十、产前诊断

产前诊断是在遗传咨询的基础上,主要通过遗传学检测及影像学检查,对高风险胎儿进行明确诊断,通过对患胎的选择性流产达到胎儿选择的目的。传统产前诊断中以创伤性方法为主,以羊膜腔穿刺和绒毛取样两种最常用,绒毛取样的合适时机是妊娠 10~12 周;羊膜穿刺术为 16~18 周,通过检测取得的胎儿细胞靶基因的数目结构等有无异常加以诊断。近年来出现了无创产前基因检测,方法是通过采集孕妇外周血(5ml),提取游离 DNA,采用新一代高通量测序技术,结合生物信息分析,得出胎儿患病的风险率。该方法最佳检测时间为孕早、中期,具有无创取样、无流产风险、高灵敏度,准确性高的特点。目前已成功推广应用于染色体非整倍性疾病(21- 三体、18- 三体和 13- 三体等)的筛查,该方法为遗传学白内障的产前诊断也提供了乐观的前景。另一种规避风险的策略是利用植入前遗传学诊断技术(preimplantation genetic diagnosis,PGD)。PGD 指对配子或移入到子宫腔之前的胚胎进行遗传学分析,避免有缺陷个体的发育,卵裂球活检是现在 PGD 取材的主要途径,该诊断技术可以有效地避免传统的产前诊断技术对异常胚胎进行治疗性流产的要求,因而受到广泛关注。

除了上述各种方法,对遗传病的研究还应注意:①种族间的比较,种族是在繁殖上隔离的群体,差异具有遗传学基础,基因库彼此也不同;②通过双生子之间的异同对比研究遗传和环境对个体表型的效应,也是人类遗传学研究中的经典方法。其他部分患者还应配合生化鉴定、酶活性检测等。总之,对单基因病的遗传因素进行研究时,上述方法往往需要综合运用,才能做出较正确的判断。

参 考 文 献

1. FRANCOIS J. Syndromes with congenital cataract. Am J Ophthalmol. 1961,52:207-238.

2. 胡诞宁. 中国遗传学会第一届眼科遗传学会议. 1980.

3. 胡诞宁. 眼科遗传学. 上海科学技术出版社,1988.

4. 孟德尔人类遗传网上数据库(OMIM)网址:http://www.ncbi.nlm.nih.gov/omim/Index.

5. Rahi JS,Dezateux C. Congenital and infantile cataract in the United Kingdom:underlying or associated factors. British Congenital Cataract Interest Group. Invest Ophthalmol Vis Sci. 2000,41:2108-2114.

6. Jun Yi,Jun Yun,Zhi-Kui Li,Chang-Tai Xu,and Bo-Rong Pan4. Epidemiology and molecular genetics of congenital cataracts. Int J Ophthalmol. 2011,4(4):422-432.

7. 李凤鸣. 中华眼科学. 第 2 版. 北京:人民卫生出版社,2005.

8. Graw J. Congenital hereditary cataracts. Int J Dev Biol. 2004,48:1031-1044.

9. Shiels A,Hejtmancik JF. Genetic origins of cataract. Arch Ophthalmol. 2007,125:165-73.

10. Hejtmancik JF. Congenital cataracts and their molecular genetics. Semin Cell Dev Biol. 2008,19:134-49.

11. Resnikoff S,Kocur I,Etya'ale DE,et al. Vision 2020-the right to sight. Ann Trop Med Parasitol. 2008,102

Suppl 1:3-5.

12. Thylefors B,Négrel AD,Pararajasegaram R,Dadzie KY. Global data on blindness. Bull World Health Organ. 1995,73:115-21.

13. Zhenfei Yang,Qian Li,Zicheng Ma,et al. A G→T splice site mutation of CRYBA1/A3 associated with autosomal dominant suture cataracts in a Chinese family. Mol Vis. 2011,17:2065-2071.

14. Ponnam SP,Ramesha K,Tejwani S,et al. A missense mutation in LIM2 causes autosomal recessive congenital cataract. Mol Vis. 2008 Jun 23,14:1204-8.

15. McKusick VA:Mendelian Inheritance in Man,5th Ed,Johns Hopkins UP,Baltimore,1978.

16. Cau M,Addis M,Congiu R,et al. A locus for familial skewed X chromosome inactivation maps to chromosome Xq25 in a family with a female manifesting Lowe syndrome. J. Hum. Genet. 2006,51:1030-1036.

17. Gorlin RJ,Marashi AH,Obwegeser HL. Oculo-facio-cardio-dental (OFCD) syndrome. Am. J. Med. Genet. 63:290-292,1996.

18. Has C,Bruckner-Tuderman L,Müller D,et al. The Conradi-Hünermann-Happle syndrome (CDPX2) and emopamil binding protein:novel mutations,and somatic and gonadal mosaicism. Hum Mol Genet. 2000 Aug 12,9(13):1951-5.

19. Margherita C,Simon PB,Tom RW,et al. X-linked cataract and Nance-Horan syndrome are allelic disorders. Hum Mol Genet. 2009 July 15,18(14):2643-2655.

20. Fraser GR,Friedmann AI. The Causes of Blindness in Childhood. A Study of 776 Children with Severe Visual Handicaps. Baltimore:Johns Hopkins Press(pub.)1967. P. 59.

21. Walsh FB,Wegman ME. Pedigree of hereditary cataract,illustrating sex-limited type. Bull. Johns Hopkins Hosp. 1937,61:125-135.

22. Kashtan CE. Alport syndrome:an inherited disorder of renal,ocular,and cochlear basement membranes. Medicine. 1999,78:338-360.

23. Samuel SD. Case of Cataract in Both Eyes:Occurrence of the Affection in the Males of Three Generations. Prov Med Surg J. 1846,10(33):383-384.

24. Clark AR,Lubsen NH,Slingsby C. sHSP in the eye lens:Crystallin mutations,cataract and proteostasis.Int J Biochem Cell Biol. 2012 Mar 2.

25. Raju I,Abraham EC. Congenital cataract causing mutants of αA-crystallin/sHSP form aggregates and aggresomes degraded through ubiquitin-proteasome pathway.PLoS One. 2011,6(11):e28085.

26. Laskowska E. Small heat shock proteins--role in apoptosis,cancerogenesis and diseases associated with protein aggregation. Postepy Biochem. 2007,53(1):19-26.

27. Sheets NL,Chauhan BK,Wawrousek E,et al. Cataract- and lens-specific upregulation of ARK receptor tyrosine kinase in Emory mouse cataract. nvest Ophthalmol Vis Sci. 2002 Jun,43(6):1870-5.

28. Litt M,Kramer P,LaMorticella DM,et al. Autosomal dominant congenital cataract associated with a missense mutation in the human alpha crystallin gene CRYAA. Hum. Molec. Genet. 1998,7:471-474.

29. Cobb BA,Petrash JM. Structural and functional changes in the alpha-A-crystallin R116C mutant in hereditary cataracts. Biochemistry 39:15791-15798,2000.

30. Pras E,Frydman M,Levy-Nissenbaum E,et al. A nonsense mutation (W9X) in CRYAA causes autosomal recessive cataract in an inbred Jewish Persian family. Invest. Ophthal. Vis. Sci. 2000,41:3511-3515.

31. Mackay DS,Andley UP,Shiels A. Cell death triggered by a novel mutation in the alpha-A-crystallin gene underlies autosomal dominant cataract linked to chromosome 21q. Europ. J. Hum. Genet. 2003,11:784-793.

32. Brady JP,Garland D,Duglas-Tabor Y,et al,Targeted disruption of the mouse alpha A-crystallin gene induces cataract and cytoplasmic inclusion bodies containing the small heat shock protein alpha B-crystallin. Proc. Nat. Acad. Sci. 1997,94:884-889.

33. Vicart P,Caron A,Guicheney P,et al. A missense mutation in the alpha-B-crystallin chaperone gene causes a desmin-related myopathy. Nature Genet. 1998,20:92-95.

34. Hayes VH,Devlin G,Quinlan RA. Truncation of alpha-beta-crystallin by the myopathy-causing Q151X mutation significantly destabilizes the protein leading to aggregate formation in transfected cells. J. Biol. Chem. 2008, 283:10500-10512.

35. Berry V,Francis P,Reddy MA,et al. A. Alpha-B crystallin gene(CRYAB)mutation causes dominant congenital posterior polar cataract in humans. Am. J. Hum. Genet. 2001,69:1141-1145.

36. Liu Y,Zhang X,Luo L,et al. A novel alphaB-crystallin mutation associated with autosomal dominant congenital lamellar cataract. Invest Ophthalmol Vis Sci. 2006 Mar,47(3):1069-75.

37. Qi Y,Jia H,Huang S,et al. A deletion mutation in the beta-A1/A3 crystallin gene(CRYBA1/A3)is associated with autosomal dominant congenital nuclear cataract in a Chinese family. Hum. Genet. 2004,114:192-197.

38. Reddy MA,Bateman OA,Chakarova,C,et al. Characterization of the G91del CRYBA1/3-crystallin protein:a cause of human inherited cataract. Hum. Molec. Genet. 2004,13:945-953.

39. Litt M,Carrero-Valenzuela R,LaMorticella DM,et al. Autosomal dominant cerulean cataract is associated with a chain termination mutation in the human beta-crystallin gene CRYBB2. Hum. Molec. Genet. 1997,6:665-668.

40. Gill D,Klose R,Munier FL,McFadden M,et al. Genetic heterogeneity of the Coppock-like cataract:a mutation in CRYBB2 on chromosome 22q11.2. Invest. Ophthal. Vis. Sci. 2000,41:159-165.

41. Vanita Sarhadi V,Reis A,Jung M,et al. A unique form of autosomal dominant cataract explained by gene conversion between beta-crystallin B2 and its pseudogene.(Letter)J. Med. Genet. 2001,38:392-3 96.

42. Zhang J,Li J,Huang C,Xue L,Peng Y,Fu Q,Gao L,Zhang J,Li W. Targeted knockout of the mouse betaB2-crystallin gene(Crybb2)induces age-related cataract. Invest Ophthalmol Vis Sci. 2008 Dec,49(12):5476-83.

43. Fu L,Liang JJN. Alteration of protein-protein interactions of congenital cataract crystallin mutants. Invest. Ophthal. Vis. Sci. 2003,44:1155-1159.

44. Heon E,Priston M,Schorderet DF,et al. The gamma-crystallins and human cataracts:a puzzle made clearer. Am. J. Hum. Genet. 65:1261-1267,1999. Note:Erratum:Am. J. Hum. Genet. 2000,66:753.

45. Ren Z,Li A,Shastry BS,et al. A 5-base insertion in the gamma-C-crystallin gene is associated with autosomal dominant variable zonular pulverulent cataract. Hum. Genet. 2000,106:531-537.

46. Santhiya ST,Manohar MS,Rawlley D,et al. Novel mutations in the gamma-crystallin genes cause autosomal dominant congenital cataracts. J. Med. Genet. 2002,39:352-358.

47. Wang B,Yu C,Xi YB,Cai HC,Wang J,Zhou S,Zhou S,Wu Y,Yan YB,Ma X,Xie L. A novel CRYGD mutation(p.Trp43Arg)causing autosomal dominant congenital cataract in a Chinese family. Hum Mutat. 2011, Jan,32(1):E1939-47.

48. Pande A,Pande J,Asherie N,et al. Crystal cataracts:human genetic cataract caused by protein crystallization. Proc. Nat. Acad. Sci. 2001,98:6116-6120.

49. Heon E,Priston M,Schorderet DF,et al. The gamma-crystallins and human cataracts:a puzzle made clearer. Am. J. Hum. Genet. 65:1261-1267,1999. Note:Erratum:Am. J. Hum. Genet. 2000,66:753 only.

50. Kmoch S,Brynda J,Asfaw B,et al. Link between a novel human gamma-D-crystallin allele and a unique cataract phenotype explained by protein crystallography. Hum. Molec. Genet. 2000,9:1779-1786.

51. Nandrot E,Slingsby C,Basak A,et al. Gamma-D crystallin gene(CRYGD)mutation causes autosomal dominant congenital cerulean cataracts. J. Med. Genet. 2003,40:262-267.

52. Sun H,Ma Z,Li Y,Liu B,et al. Gamma-S crystallin gene(CRYGS)mutation causes dominant progressive cortical cataract in humans. J. Med. Genet. 2005,42:706-710.

53. Sinha D,Wyatt MK,Sarra R,et alA temperature-sensitive mutation of Crygs in the murine Opj cataract. J Biol Chem. 2001 Mar 23,276(12):9308-15.

54. Brakenhoff RH, Henskens HA, van Rossum MW, et al. Activation of the gamma E-crystallin pseudogene in the human hereditary Coppock-like cataract. Hum Mol Genet. 1994 Feb, 3(2):279-83.

55. Heinzmann C, Kojis TL, Gonzalez P, et al. Assignment of the zeta-crystallin gene(CRYZ)to human chromosome 1p22-p31 and identification of restriction fragment length polymorphisms. Genomics 1994, 23:403-407.

56. Kim RY, Gasser R, Wistow GJ. Mu-crystallin is a mammalian homologue of Agrobacterium ornithine cyclodeaminase and is expressed in human retina. Proc. Nat. Acad. Sci. 1992, 89:9292-9296.

57. Fu L, Liang JJN. Detection of protein-protein interactions among lens crystallins in a mammalian two-hybrid system assay. J. Biol. Chem. 2002, 277:4255-4260.

58. Gong X, Li E, Klier G, et al. Disruption of alpha-3 connexin gene leads to proteolysis and cataractogenesis in mice. Cell 1997, 91:833-843.

59. Burdon KP, Wirth MG, Mackey DA, et al. A novel mutation in the connexin 46 gene causes autosomal dominant congenital cataract with incomplete penetrance. J. Med. Genet. 2004, 41:e106.

60. Rees MI, Watts P, Fenton I, et al. Further evidence of autosomal dominant congenital zonular pulverulent cataracts linked to 13q11 (CZP3) and a novel mutation in connexin 46 (GJA-3). Hum. Genet. 2000, 106:206-209.

61. Mackay D, Ionides A, Kibar Z, et al. Connexin46 mutations in autosomal dominant congenital cataract. Am. J. Hum. Genet. 1999, 64:1357-1364.

62. Shiels A, Mackay D, Ionides A, et al. A missense mutation in the human connexin50 gene (GJA8) underlies autosomal dominant 'zonular pulverulent' cataract, on chromosome 1q. Am. J. Hum. Genet. 1998, 62:526-532.

63. Berry V, Mackay D, Khaliq S, et al. Connexin 50 mutation in a family with congenital 'zonular nuclear' pulverulent cataract of Pakistani origin. Hum. Genet. 1999, 105:168-170.

64. Polyakov AV, Shagina IA, Khlebnikova OV, et al. Mutation in the connexin 50 gene (GJA8) in a Russian family with zonular pulverulent cataract. (Letter) Clin. Genet. 2001, 60:476-478.

65. White TW. Unique and redundant connexin contributions to lens development. Science 2002, 295:319-320.

66. Devi RR, Vijayalakshmi P. Novel mutations in GJA8 associated with autosomal dominant congenital cataract and microcornea. Molec. Vis. 2006, 12:190-195.

67. Gonen T, Sliz P, Kistler J, et al. Aquaporin-0 membrane junctions reveal the structure of a closed water pore. Nature 2004, 429:193-197.

68. Berry V, Francis P, Kaushal S, et al. Missense mutations in MIP underlie autosomal dominant 'polymorphic' and lamellar cataracts linked to 12q. Nature Genet. 2000, 25:15-17.

69. Shiels A, Bassnett S. Mutations in the founder of the MIP gene family underlie cataract development in the mouse. Nature Genet. 1996, 12:212-215.

70. Pras E, Levy-Nissenbaum E, Bakhan T, et al. A missense mutation in the LIM2 gene is associated with autosomal recessive presenile cataract in an inbred Iraqi Jewish family. Am. J. Hum. Genet. 2002, 70:1363-1367.

71. Mor-Vaknin N, Punturieri A, Sitwala K, et al. Vimentin is secreted by activated macrophages. Nature Cell Biol. 2003, 5:59-63.

72. Ferrari S, Cannizzaro LA, Battini R, et al. The gene encoding human vimentin is located on the short arm of chromosome 10. Am. J. Hum. Genet. 1987, 41:616-626.

73. Colucci-Guyon E, Portier M.-M, Dunia I, et al. Mice lacking vimentin develop and reproduce without an obvious phenotype. Cell 1994, 79:679-694.

74. Muller M, Bhattacharya SS, Moore T, et al. Dominant cataract formation in association with a vimentin assembly disrupting mutation. Hum. Molec. Genet. 2009, 18:1052-1057.

75. Hess JF, Casselman JT, FitzGerald PG. Chromosomal locations of the genes for the beaded filament proteins CP

115 and CP 47. Curr. Eye Res. 1995,14:11-18.

76. Song S,Landsbury A,Dahm R,Liu Y,Zhang Q,Quinlan RA. Functions of the intermediate filament cytoskeleton in the eye lens. J Clin Invest. 2009 Jul,119(7):1837-48.

77. DePianto DJ,Hess JF,Blankenship TN,et alIsolation and characterization of the human CP49 gene promoter. Invest. Ophthal. Vis. Sci. 2003,44:235-243.

78. Alizadeh A,Clark J,Seeberger T,et al. Characterization of a mutation in the lens-specific CP49 in the 129 strain of mouse. Invest. Ophthal. Vis. Sci. 2004,45:884-891.

79. Ramachandran RD,Perumalsamy V,Hejtmancik JF. Autosomal recessive juvenile onset cataract associated with mutation in BFSP1. Hum. Genet. 2007,121:475-482.

80. Conley YP,Erturk D,Keverline A,et al. A juvenile-onset,progressive cataract locus on chromosome 3q21-q22 is associated with a missense mutation in the beaded filament structural protein-2. Am. J. Hum. Genet. 2000, 66:1426-1431.

81. Zhang Q,Guo X,Xiao X,et al. Clinical description and genome wide linkage study of Y-sutural cataract and myopia in a Chinese family. Molec. Vis. 2004,10:890-900.

82. Sandilands A,Prescott AR,Wegener A,et al. Knockout of the intermediate filament protein CP49 destabilises the lens fibre cell cytoskeleton and decreases lens optical quality,but does not induce cataract. Exp Eye Res. 2003 Mar,76(3):385-91.

83. Nakai A,Tanabe M,Kawazoe Y,et al. HSF4,a new member of the human heat shock factor family which lacks properties of a transcriptional activator. Molec. Cell. Biol. 1997,17:469-481.

84. Eiberg H,Marner E,Rosenberg T,et al. Marner's cataract(CAM)assigned to chromosome 16:linkage to haptoglobin. Clin. Genet. 1988,34:272-275.

85. Marner E. A family with eight generations of hereditary cataract. Acta Ophthal. 1949,27:537-551.

86. Bu L,Jin Y,Shi Y,et al. Mutant DNA-binding domain of HSF4 is associated with autosomal dominant lamellar and Marner cataract. Nature Genet. 2002,31:276-278.

87. Talamas E,Jackson L,Koeberl M,et al. Early transposable element insertion in intron 9 of the Hsf4 gene results in autosomal recessive cataracts in lop11 and ldis1 mice. Genomics2006,88:44-51.

88. Mellersh CS,Graves KT,McLaughliin B,et al. Mutation in HSF4 associated with early but not late-onset hereditary cataract in the Boston Terrier. J. Hered. 2007,98:531-533.

89. Min JN,Zhang Y,Moskophidis D,et al. Unique contribution of heat shock transcription factor 4 in ocular lens development and fiber cell differentiation. Genesis. 2004 Dec,40(4):205-17.

90. Vanita V,Singh JR,Singh D,et al.. Novel mutation in the gamma-S crystallin gene causing autosomal dominant cataract. Mol Vis. 2009,15:476-81.

91. Semina EV,Reiter RS,Murray JC. Isolation of a new homeobox gene belonging to the Pitx/Rieg family: expression during lens development and mapping to the aphakia region on mouse chromosome 19. Hum. Molec. Genet. 1997,6:2109-2116.

92. Semina EV,Murray JC,Reiter R,et al. Deletion in the promoter region and altered expression of Pitx3 homeobox gene in aphakia mice. Hum. Molec. Genet. 2000,9:1575-1585.

93. Semina EV,Ferrell RE,Mintz-Hittner HA,et al. A novel homeobox gene PITX3 is mutated in families with autosomal-dominant cataracts and ASMD. Nature Genet. 1998,19:167-170.

94. Berry V,Yang Z,Addison PKF,et al. Recurrent 17 bp duplication in PITX3 is primarily associated with posterior polar cataract(CPP4). J. Med. Genet. 2004,41:e109.

95. Bidinost C,Matsumoto M,Chung D,et al. Heterozygous and homozygous mutations in PITX3 in a large Lebanese family with posterior polar cataracts and neurodevelopmental abnormalities. Invest. Ophthal. Vis. Sci. 2006,47: 1274-1280.

96. Ring BZ, Cordes SP, Overbeek PA, et al. Regulation of mouse lens fiber cell development and differentiation by the Maf gene. Development 2000, 127: 307-317.

97. Jamieson RV, Perveen R, Kerr B, et al. Domain disruption and mutation of the bZIP transcription factor, MAF, associated with cataract, ocular anterior segment dysgenesis and coloboma. Hum. Molec. Genet. 2002, 11: 33-42.

98. Vanita V, Singh D, Robinson PN, et alR. A novel mutation in the DNA-binding domain of MAF at 16q23.1 associated with autosomal dominant "cerulean cataract" in an Indian family. Am. J. Med. Genet. 2006, 140A: 558-566.

99. Jin C, Wang Q, Li J, et al. A recurrent PAX6 mutation is associated with aniridia and congenital progressive cataract in a Chinese family. Mol Vis. 2012, 18: 465-70.

100. Shiels A, Bennett TM, Knopf HLS, et al. CHMP4B, a novel gene for autosomal dominant cataracts linked to chromosome 20q. Am. J. Hum. Genet. 2007, 81: 596-606.

101. Zetterström C, Lundvall A, Kugelberg M. Cataracts in children. J Cataract Refract Surg. 2005 Apr, 31(4): 824-40.

102. Nettleship E, Ogilvie FM. A peculiar form of hereditary congenital cataract. Trans. Ophthal. Soc. U.K. 1906, 26: 191-206.

103. Lubsen NH, Renwick JH, Tsui LC, et al. A locus for a human hereditary cataract is closely linked to the gamma-crystallin gene family. Proc. Nat. Acad. Sci. 1987, 84: 489-492.

104. Riazuddin SA, Yasmeen A, Zhang Q, et al. A new locus for autosomal recessive nuclear cataract mapped to chromosome 19q13 in a Pakistani family. Invest. Ophthal. Vis. Sci. 2005, 46: 623-626.

105. Kaul H, Riazuddin SA, Shahid M, et al. Autosomal recessive congenital cataract linked to EPHA2 in a consanguineous Pakistani family. Mol Vis. 2010 Mar 24, 16: 511-7.

106. Schmidt W, Klopp N, Illig T, Graw J. A novel GJA8 mutation causing a recessive triangular cataract. Mol Vis. 2008 May 9, 14: 851-6.

107. Brooks SP, Ebenezer ND, Poopalasundaram S, et al. Refinement of the X-linked cataract locus (CXN) and gene analysis for CXN and Nance-Horan syndrome (NHS). Ophthal. Genet. 2004, 25: 121-131.

108. Florijn RJ, Loves W, Maillette de Buy Wenniger-Prick LJJM, et al. New mutations in the NHS gene in Nance-Horan syndrome families from the Netherlands. Europ. J. Hum. Genet. 2006, 14: 986-990.

109. Krill AE, Woodbury G, Bowman JE. X-chromosomal-linked sutural cataracts. Am. J. Ophthal. 1969, 68: 867-872.

110. Santhiya ST, Manisastry SM, Rawlley D, et al. Mutation analysis of congenital cataracts in Indian families: identification of SNPs and a new causative allele in CRYBB2 gene. Invest. Ophthal. Vis. Sci. 2004, 45: 3599-3607.

111. Marner E, Rosenberg T, Eiberg H. Autosomal dominant congenital cataract: morphology and genetic mapping. Acta Ophthalmol (Copenh). 1989 Apr, 67(2): 151-8.

112. Hejtmancik JF. The genetics of cataract: our vision becomes clearer. (Editorial) Am. J. Hum. Genet. 1998, 62: 520-525.

113. Cridland AB. Three cases of hereditary cortical cataract, with a chart showing the pedigree of a family in which they occurred. Trans. Ophthal. Soc. U.K. 1918, 38: 375-376.

114. Hilbert R. Schichtstarbildung durch vier Generationen einer Familie. Muench. Med. Wschr. 1912, 59: 1272-1273.

115. Jankiewicz H, Freeberg DD. A six generation pedigree of congenital zonular cataract. Am. J. Optom. 1956, 33: 555-557.

116. Billingsley G, Santhiya ST, Paterson AD, et al. CRYBA4, a novel human cataract gene, is also involved in

microphthalmia. Am. J. Hum. Genet. 2006,79:702-709.

117. Merin S. Congenital cataracts.In:Goldberg,M. F,Genetic and Metabolic Eye Disease. Boston:Little,Brown (pub.) 1974. Pp. 337-355.

118. Moross T,Vaithilingam SS,Styles S,et al. Autosomal dominant anterior polar cataracts associated with a familial 2,14 translocation. J. Med. Genet. 1984,21:52-53.

119. Berry V,Ionides ACW,Moore AT,et al. A locus for autosomal dominant anterior polar cataract on chromosome 17p. Hum. Molec. Genet. 1996,5:415-419.

120. Streeten BW,Robinson MR,Wallace R,et al. Lens capsule abnormalities in Alport's syndrome. Arch. Ophthal. 1987,105:1693-1697.

121. Francois P,Puech B,Hache JC,et al. Heredo-dystrophie chorioretinovitreenne,microcornee,glaucome et cataracte. J. Franc. Ophthal. 1993,16:29-40.

122. Nettleship E. Seven new pedigrees of hereditary cataract. Trans. Ophthal. Soc. U.K. 1909,29:188-211.

123. Nettleship E. A pedigree of presenile or juvenile cataract. Trans. Ophthal. Soc. U.K. 1912,32:337-352.

124. Yamada K,Tomita H,Kanazawa S,et al. Genetically distinct autosomal dominant posterior polar cataract in a four-generation Japanese family. Am. J. Ophthal. 2000,129:159-165.

125. Bateman JB,Philippart M. Ocular features of the Hagberg-Santavuori syndrome. Am J Ophthalmol. 1986 Aug 15,102(2):262-71.

126. Ionides ACW,Berry V,Mackay DS,et al. A locus for autosomal dominant posterior polar cataract on chromosome 1p. Hum. Molec. Genet. 1997,6:47-51.

127. Maumenee I. Classification of hereditary cataracts in children by linkage analysis. Ophthalmology 1979,86:1554-1558.

128. Shiels A,Bennett TM,Knopf HLS,et al. The EPHA2 gene is associated with cataracts linked to chromosome 1p. Molec. Vision 2008,14:2042-2055.

129. Frances R,Benitez AMR,Cohen DR. Arrhythmogenic right ventricular dysplasia and anterior polar cataract. Am. J. Med. Genet. 1997,73:125-126.

130. Vogt A. Die Spezifitat angeborener und erworbener Starformen fur die einzelnen Linsenzonen. Graefe Arch. Klin. Exp. Ophthal. 1922,108:219-228.

131. Vogt A. Weitere Ergebnisse der Spaltlampenmikroskopie des vorderen Bulbusabschnittes. Ⅲ. (Abschnitt-Fortsetzung). Angeborene und fruh aufgetretene Linsenveranderungen. Graefe Arch. Klin. Exp. Ophthal. 1922,108:182-191.

132. Hilal L,Nandrot E,Belmekki M,Chefchaouni M,El Bacha S,Benazzouz B,Hajaji Y,Gribouval O,Dufier J,Abitbol M,Berraho A. Evidence of clinical and genetic heterogeneity in autosomal dominant congenital cerulean cataracts. Ophthalmic Genet. 2002,23:199-208.

133. Armitage MM,Kivlin JD,Ferrell RE. A progressive early onset cataract gene maps to human chromosome 17q24. Nature Genet. 1995,9:37-40.

134. Kramer P,Yount J,Mitchell T,et al. A second gene for cerulean cataracts maps to the beta crystallin region on chromosome 22. Genomics 1996,35:539-542.

135. Berry V,Ionides ACW,Moore AT,et al. A novel locus for autosomal dominant congenital cerulean cataract maps to chromosome 12q. Europ. J. Hum. Genet. 2011,19:1289-1291.

136. Bodker FS,Lavery MA,Mitchell TN,et al. Microphthalmos in the presumed homozygous offspring of a first cousin marriage and linkage analysis of a locus in a family with autosomal dominant cerulean congenital cataracts. Am. J. Med. Genet. 1990,37:54-59.

137. Meissner M. Augenaerztliches aus dem Blindeninstitut. Z. Augenheilkd. 1933,80:48-58.

138. Khan AO,Aldahmesh MA,Meyer B. Recessive congenital total cataract with microcornea and heterozygote

carrier signs caused by a novel missense CRYAA mutation (R54C). Am J Ophthalmol. 2007 Dec, 144(6): 949-952.

139. Reese PD, Tuck-Müller CM, Maumenee IH. Autosomal dominant congenital cataract associated with chromosomal translocation［t(3,4)(p26.2,p15)］. Arch. Ophthal. 1987, 105: 1382-1384.

140. 李凤鸣, 罗成仁. 眼的先天异常. 北京: 人民卫生出版社. 1990, 215.

第三章

儿童白内障的检查方法

第一节　全　麻　检　查

儿童白内障患者由于年幼(尤其小于 3 岁的患儿)易哭闹,常规条件下难以配合检查,尤其需要做一些特殊眼科检查,如:眼压、曲率、眼轴、眼部 B 超检查等,因此多需要对患儿制动镇静情况下进行检查。对 3 个月至 3 岁的患儿,临床常用对患儿进行水合氯醛灌肠的方法使其在短时间内达到镇静催眠的目的,以顺利完成各种检查和治疗,对小于 3 个月或 3 岁以上患儿,视患儿身体情况选择全麻检查。

一、水合氯醛镇静催眠

水合氯醛通常用于镇静催眠配合检查,治疗高热惊厥等,直肠给药和口服给药两种形式均可应用。直肠给药是临床常用的给药方法,水合氯醛灌肠是将水合氯醛自肛门经直肠灌入结肠内,通过肠黏膜吸收发挥药效,因为直肠给药安全易行,不会增加患儿痛苦,尤其适用于婴幼儿。由于齿状线以上的黏膜和直肠黏膜下均有丰富的静脉丛,加之小儿肠壁薄,通透性强,注入药物后可直接迅速吸收入血,不被肝脏破坏,可迅速发挥作用。只要掌握好方法就能一次成功,无需重复用药。口服给药虽也可行,但水合氯醛刺激性较强、味苦而臭,口服给药极易引起哭闹、呕吐,甚至呛咳、窒息,不易被家属接受。因此,水合氯醛直肠给药起效快,安全性高,近似生理性睡眠,治疗量不抑制呼吸,无明显副作用,且制动效果良好、安全易行,在临床上值得推广使用。灌肠给药前的准备工作:按照患儿的体重及年龄确定用量,用法为 10% 水合氯醛 0.5ml/kg,一次灌肠药物极量不超过 10ml,每天限灌肠 1 次;操作前尽量让患儿先解完大小便,以免直肠内粪便影响药物吸收或灌肠后因排便导致。药液温度最好在 39~41℃,与结肠内温度一致,这样有利于药液的保留和吸收。尽量选择婴幼儿安静时操作,以免哭闹用力致药液外溢。另外注意不要在操作时让患儿吃奶或其他食物以免哭闹引起呛咳。灌肠结束后嘱家长用软纸堵住患儿肛门,避免药液流出,轻拍患儿诱导入睡,灌肠后约 15 至 30 分钟患儿即可入睡。

二、静脉麻醉

(一) 定义

静脉麻醉是临床上常用的麻醉方法之一。儿童白内障 3 岁以上患者,由于体重原因,使用极量水合氯醛灌肠可能仍无法令患儿深度睡眠配合检查,此时,单凭静脉麻醉即可获得满意效果,且有非常好的性价比。全静脉复合麻醉是指在静脉麻醉诱导后,采用多种短效静脉麻醉药复合应用,以间断或连续静脉注射法维持麻醉,在麻醉过程中并配合适量镇痛药,以加强麻醉效果,抑制应激反应。具有诱导快、操作简便、可避免吸入麻醉药引起的环境污染;如果用药适时、适量,可使麻醉过程平稳,恢复也较快。同时应严密监测呼吸及循环功能的变化,仔细观察浅麻醉时应激反应的体征。

(二) 麻醉前的检查及准备

1. 麻醉前用药　硫酸阿托品 0.02mg/kg,极量 0.5mg,术前 0.5~1 小时肌注;苯巴比妥钠 2mg/kg,极量 100mg,术前 0.5~1 小时肌注。为避免呼吸抑制,18 个月以下,尤其 6 个月以下通常不用镇静药。

2. 禁食、禁水时间　6 个月以下及新生儿,术前 4 小时禁食、2 小时禁水;6~36 个月,术前 6 小时禁食、3h 禁水;36 个月以上,术前 8 小时禁食、3 小时禁水。

3. 急救准备　根据病情制定麻醉方案,准备麻醉用具,设计麻醉用药的种类,计算剂量,给药途径、机械通气参数等,术前准备急救用品。

第二节　特殊设备与检查方法

一、儿童视力检查

(一) 2 岁以下的婴幼儿视力检查

需耐心诱导观察,新生儿有追光和瞳孔对光反应,1 月龄婴儿有主动扫视周围目标的能力,3 月龄时可以出现集合注视手指反应。目前尚难以有定量的方法检查记录,主要采用以下几种方法初步评估患儿的术前视力:

1. 遮盖厌恶试验　令患儿坐好,分别进行单眼遮盖。若遮盖眼为视力较差眼,则患儿无异常表现。当遮盖眼为视力好的眼时,患儿表现烦躁、哭闹或用手推开遮挡的物品。若两眼视力接近时,则厌恶表现不明显。通过该检查可以初步了解白内障对患儿视力影响的程度。

2. 追光试验　手持手电筒等光源在患儿眼前摆动,观察患儿双眼随光源转动的情况,然后由眼前逐渐拉远至 1 米处,记录患儿追光的情况。部分患儿在白内障术前可能因白内障遮盖,视力极差,术后检查追光试验可以帮助家长了解手术的初步效果。

3. 视动性眼球震颤　将黑白条栅测试鼓置于婴儿眼前,在转动鼓时婴儿双眼显示随着测试鼓顺向转动,随之骤然逆向转动,故称之为视动性眼球震颤。逐渐将测试鼓的条栅变窄,直至被检查婴儿不能产生视动性眼前震颤为止,即为婴儿的评估视力。

4. 视觉诱发电位　可客观的记录闪光刺激对视皮层的诱发电位,但该方法较为复杂,术前应用较少。

(二) 2 岁及以上的儿童视力检查

可以通过对患儿实行一定的训练后采用不同的视力表进行初步检查。具体的检查设备及方法有:

1. 图形视力表　根据视角的原理设计,视力表上附有不同大小的图案,如花、鸟、鱼、水果等,及早的对患儿视力情况有一定的量化,以便于术后早期的弱视训练。

2. E字视力表检查　需要家长通过一定时间的训练方能认识该视力表,比较准确的检测方法。通常3岁以上的患儿多能通过家长的教育学会认知。

3. 激光干涉条纹视力计　受试者取坐位,头部固定在颌托上,用单眼向激光干涉测试仪的窥孔内注视。检查者旋转旋钮,改变条纹的空间频率,被检者可见粗细不等的黑白相间的条纹,最粗条纹相当于0.05的视力,最细条纹相当于2.0,条纹每档间隔视力0.05,条纹可以改变方向,通过询问被检查者能分辨的最细条纹而换算出视力。

二、检影验光

检影验光全称为视网膜检影法(retinoscopy,skiascopy)是一种可靠的客观验光方法,不受患者主观误识的影响,不需要询问患者即可检出患者准确的屈光不正。尤其对于合作不好、术后无晶状体眼的婴幼儿患者的验光,检影法是最好的选择。检影验光的原理是用检影镜(图3-1)将一束光线投射到患者眼屈光系统直达视网膜,再由视网膜的反射光抵达检影镜,穿过检影镜窥孔(简称检影孔),被验光师观察到。这视网膜反射光即"红光反射",是检影分析的主要依据。患者屈光状态不同,其由红光反射而形成的顺动、逆动也不同。验光师分析这不同的影动,在标准镜片箱中取出相应镜片来消解影动,直到找到中和点。用来找到中和点的标准镜片与患者的屈光状态密切相关。根据分类标准不同,从光源的形状可分为点状光检影和带状光检影,从检影时工作状态可分为静态检影和动态检影,从检影距离的不同可分为0.5m、0.67m、1m距离检影。

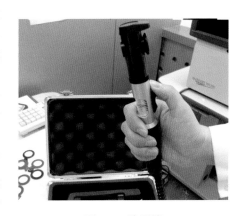

图3-1　检影镜

婴幼儿白内障患者术后无晶状体眼的检影验光还是有其自身的特点:由于患儿未植入人工晶状体时年龄都较小,需要在镇静睡眠的情况下进行检影,我们希望检出的屈光度是患者黄斑中心凹的屈光状态,但检影时不易做到。因为我们在检影时,欲看到中心凹的反射光,必须使检影投射光束与患眼视轴重合,也就是令患者注视检影镜光源,但睡眠中的患儿难以达到这一点,因此检影验光总有一定的偏差。同时由于手术后前房炎症反应,术后瞳孔会有不同程度的粘连,有时由于瞳孔不能散大难以观察到影动,为检影验光增加了困难。检影法是客观验光的方法,但需要验光师的主观体会与分析。为准确寻找到中和点,需验光师反复训练,细心揣摩,才能掌握检影法的真谛。

三、裂隙灯显微镜检查

对于3岁以上患儿,通过一定的训练,多可以在常规裂隙灯下进行检查,但对于3岁以内的患儿(尤其1岁以内),多需要通过对患儿施行一定的麻醉制动后方能进行检查,此时若仍将患儿头部树立置于裂隙灯颌托检查,通常比较困难、也有一定的风险,此时就需要患儿仰卧位采用手术显微镜检查,或者采用特殊的检查设备——手持裂隙灯显微镜。如图所示(图3-2),采用便携式充电电池,可以灵活的改变裂隙光的宽窄和亮度,也可以自由的调节与患儿的距离和角度,避免传统裂隙灯患儿需要严格头位的缺点,在婴幼儿的眼前节检查中方便、快捷、安全。

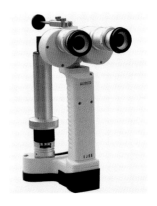

图 3-2 手持裂隙灯

四、眼压检查

眼压测量方法有多种,但由于儿童白内障患者年龄小,尤其小于 3 岁的患者,清醒状态下较难采用 Goldmann 压平眼压计或非接触式气流眼压计测量,通常需要在水合氯醛灌肠麻醉后,采用 Perkins 手持眼压计、Tono-Pen 笔式眼压计测量或者指测法。

(一) Perkins 手持眼压计

Perkins 手持式压平眼压计(图 3-3)据 Imbert-Frick 定律设计的,最早于 1965 年问世,其原理与 Goldmann 压平眼压计相同。Goldmann 认为:对于角膜中央厚度为 520μm 的标准眼,采用压平眼压计探头将角膜压平的平面直径达 3.06mm 时,角膜表面张力和角膜弹力互相抵消。因此在角膜厚度为 520μm 时,其眼压测量最准确,然而正常角膜中央厚度变化范围很大(414~710μm),因此测量眼压前必须测量角度厚度对压平眼压进行校正。由于其构造原理与 Goldmann 压平眼压计相同,所测数值不受眼壁硬度影响,但其测量范围不能超过 50mmHg。Perkins 手持式压平眼压计既可用于坐位,又可用于卧位,且方便携带。特别适用于儿童白内障患者不能配合坐位检查时,可在患儿麻醉镇静后卧位下进行。

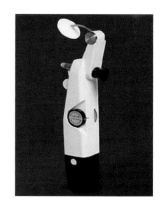

图 3-3 Perkins 手持式压平眼压计

Perkins 手持式压平眼压计使用方式与直接检眼镜相似。通常用检查者的右手持眼压计检查患者右眼,用右眼观察;用检查者的左手持眼压计检查患者左眼,用左眼观察。测压头的清洗和消毒、受检眼的麻醉和滴荧光素钠溶液,均同 Goldmann 压平眼压计操作常规。如 Goldmann 压平眼压计一样,它也使用双棱镜平分成像,但通过旋转转盘来调节压平重力。所见图形是两个荧光素染色的半圆环,在其内缘相切时得出读数,乘以 10,即为眼压的 mmHg 值。当眼压超过 30mmHg 时,所测值可能偏低。本仪器曾于 90 年代初期由我国温州医学院医疗器械厂生产成功,其精确性及可重复性均达到国外同类产品设计要求。

(二) Tono-Pen 眼压计

Tono-Pen 眼压计(图 3-4)是一款新型手持式眼压计,采用微应变测量技术和头部直径为 1.0 毫米的传感器,也是一种新型压平式眼压计,与 Mackay-Marg 眼压计的设计原理相似,并由 Minckler 首次将其应用于临床,并与 Goldmann 眼压计有着很好的相关性。其体积小,重量轻,携带方便。

1. Tono-Pen 眼压计的原理 用 Tono-Pen 眼压计进行测量时,每获得一次测量值需要将仪器与角膜接触 3~6 次,获得数个电压波形,经其内部微型信息处理仪处理后去掉不正确的波形,将正确的波形变为数字并贮存,每次正确的测量即可获得一个数据,经过 3~6 次测量后,微型信息处理仪将获得的 3~6 个数据平均后将其平均值显示在液晶屏上(单位 mmHg)。在液晶屏的右侧有电池显示标识,其下面分别显示不同的 DATA 数字,即 95、90 或 80 等(图

3-4),分别代表所测数次眼压时的变异系数 5%,10%,20% 等。当 DATA 数值显示 80 时,说明眼压测量不可靠,需再次测量。一般采用 DATA 值为 95 的眼压值。另一款眼压计(图 3-5),通常显示小于 5% 时眼压值比较可靠。

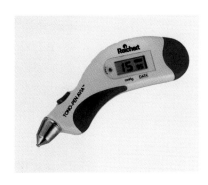 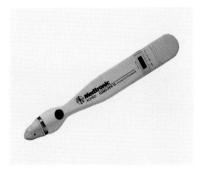

图 3-4 Tono-Pen 笔式眼压计　　图 3-5 Tono-Pen 笔式眼压计

2. Tono-Pen 眼压计的使用步骤　将患儿仰卧位,水合氯醛灌肠麻醉后,在其结膜囊内滴表面麻醉药,将测压头换一个乳胶保护套,轻轻撑开患儿眼睑露出角膜,检查者将眼压计的测压头(传感器)垂直于角膜表面,其他手指固定在患者的面颊部,使测压头轻轻接触角膜中央,液晶屏上即可显示数据,此即为测量一次所获得的眼压。将测压头稍稍离开角膜后再次接触角膜,又可得到另一数据,反复操作,需测量 3~6 次,直至听见眼压计发出"嘀"声,表明已完成测量,这时可在液晶屏上获得一个多次测量数据的平均值,且该数右侧显示 DATA 最好是 95,表明多次测量眼压值的变异系数较小、比较可靠。

3. 注意事项

(1) 患儿最好在熟睡、眼位正时测量,且勿用力压眼睑。

(2) 每天测量前必须按操作步骤校正眼压计。

(3) 在测量每位患者前须注意消毒及无菌操作,以避免交叉感染。

(4) 测量时要尽量保持乳胶套的干燥,若泪水过多,可用棉签将乳胶套上的泪水吸干。

(5) 较长时间不使用眼压计时,应将电池取出。

4. Tono-Pen 眼压计的优点及误差来源

1) 体积小,重量轻,携带方便,外观呈笔式流线型,由电池供能,无需额外电源及附件;可自动记录并用数字显示多次眼压测量的平均值及其变异系数,因而,适用于患儿熟睡后在病人床旁、手术台上检测眼压。

2) 该眼压计的测压头接触角膜的直径仅为 1.02mm,是 Goldmann 眼压计的 1/3,尤其对于年龄小,睑裂发育不完全的先天性白内障患者,用 Tono-Pen 眼压计可获得较准确的眼压值。

3) 与 Goldmann 眼压计的比较[3]:Tono-Pen 眼压计与 Goldmann 眼压计相关性好,其相关系数 r 值在 0.72~0.98 间($P<0.0001$);Minckler 等(1987)对 270 只眼用 Tono-Pen 眼压计测量结果发现眼压在 6~24mmHg 时,Tono-Pen 眼压计比 Goldmann 眼压计测量值平均高 1.7mmHg,统计学显示差异有显著意义($P<0.001$),而眼压 >24mmHg 时,两种眼压计测量值相近似,且无统计学差异。

(三)指测法

是用手指轻轻压迫眼球,通过感觉判断眼压的一种方法,带有一定的经验性。具体检查方法是,令被检者轻闭双眼,眼球自然向下注视;检查者以双手示指并列放在被检眼上睑皮肤上;两指交替对眼球施压,当一指轻压眼球时,另一指即感到眼球的压力波动,恰如触诊囊肿的波动性一样。检查者根据示指感觉到的巩膜弹性程度(即波动力的大小),可大致估计眼压的高低。指测法检查眼内压的结果依次记录为:T_n 示正常;T_{+1}(略高),T_{+2}(高),T_{+3}(极高)分别示眼压高于正常的程度;T_{-1}(略低),T_{-2}(低),T_{-3}(极低))分别示眼压低于正常的程度。

五、前房角镜

由于先天性白内障患儿中存在一定比例的房角发育异常,同时二期人工晶状体植入的患儿,由于前一次手术的刺激以及术后炎症反应,房角常会出现一些解剖改变,术前准确检查患儿的前房角情况,可以为评估患儿预后以及解释先天性白内障术后的继发青光眼等提供可靠的参考依据,因此,我们建议每一例先天性白内障患儿在手术前都能进行前房角镜检查。

前房角镜(gonioscope)有直接(折射式)和间接(反射式)两型。间接型(图3-6)可借助裂隙灯显微镜照明并放大,使房角结构清晰可见,我们使用的主要是该类型前房角镜。由于婴幼儿患者睑裂小,清醒状态下较难配合房角镜检查,通常在麻醉镇静后进行,先天性白内障接受手术患者,通常在患儿全麻、手术开始前进行房角镜检查。

具体使用方法:患儿全麻后,滴表面麻醉药,开睑器撑开眼睑,角膜面注入少许粘弹剂,将手持式前房角镜置于角膜面(如图3-7所示),手术显微镜下依次检查患儿各方向房角开放情况及色素分级。

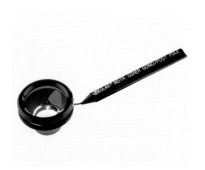
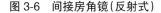
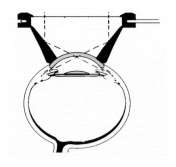

图 3-6　间接房角镜(反射式)　　　图 3-7　间接房角镜眼部使用模式图

六、眼球生理常数测量

对于儿童白内障患者,手术前我们常需要通过测量患者的一些眼球生理发育常数来了解患者的眼部发育情况,以评估预后、指导手术治疗,这里主要包括以下几项生理常数测量:

(一)角膜曲率

角膜曲率计是用于测量眼球角膜前表面即中心约3mm区域的各条子午线的弯曲度,即曲率半径及曲率,从而可确定角膜有无散光及散光度和轴向。儿童白内障患者术前进行曲率检查,用以评估患者眼球发育情况,并可通过曲率计眼轴计算无晶状体眼患儿眼镜度数以及人工晶状体度数。对于年龄小于3岁,不能很好配合检查的患儿,通常在麻醉制动后采用特殊的手持式自动角膜曲率计进行检查,年龄较大患儿可采用常规曲率计测量。

1. 角膜曲率计的原理　角膜曲率计是利用角膜的反射性质来测量角膜曲率半径的。在角膜前的一特定位置放一特定大小的物体,该物体经角膜反射后产生(第1Purkinje)像,测量此像的大小即可计算出角膜前表面的曲率半径。手持式自动角膜曲率计KM-500(图3-8)的测量原理:在KM-500中有两组测量光源(一组有两只,共四只测量光源),其中一组光源投射在角膜的水平方向,另一组投射在角膜垂直方向。从测量光源发出的光线,投射在角膜上面。光线在角膜表面聚焦后,沿着一定的光路反射回来,从而聚焦到一个二维的感光CCD上面。四只投射光源发出的光线反射回来并聚焦到CCD上面,就会形成具有一

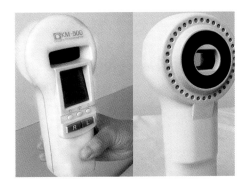

图3-8　手持式自动角膜曲率计正面和背面图

定位置关系、并且反应实际角膜曲率的影像图案。KM-500主板上的中央处理器便会对这些影像进行分析,处理并计算出实际角膜在水平方向、处置方向的曲率值,并且同时计算出它的轴。

2. 角膜曲率计的使用　使用手持式自动角膜曲率计测量时,检查者手持角膜曲率计手柄,检查时患者注视曲率计内指示灯,或对准患儿角膜中心,调节曲率计水平及前后位置,使4个聚焦点围绕瞳孔中心达清晰,仪器自动测量8次角膜正中3mm范围角膜屈光度,并显示8次测量平均值,分别记录最大、最小角膜屈光度及最大屈光度轴。

对于角膜曲率计的测量结果的记录方法都是一样的。我们可以使用曲率半径(mm)也可以使用曲率(D),在验光中一般采用D表示,这样比较方便,也可以直接提供角膜散光的情况。一般我们先记录水平曲率再记录垂直曲率如:43.00D@180/44.00D@90这样我们就可以看出垂直方向的度数较大,从而得出此角膜有1.00D顺规散光;如果水平方向的度数较大可以得出角膜有逆规散光;如果主子午线在30~60度和120~150度上说明角膜有斜向散光;如果两条主子午线相差不是90度说明角膜有不规则散光。

(二) 眼轴

眼轴是指角膜中央顶点至黄斑中心凹的距离,是反映患者眼球发育最重要生理常数,可用于术前评估患儿眼球发育、双眼有无发育失衡、人工晶状体度数计算以及预后评测等。由于儿童白内障患者年龄小,尤其对于3岁以下患者,IOL-Master较难实施测量,通常在麻醉后采用A超测量患儿眼轴。

1. A超测量眼轴的原理　超声波在同一介质内沿直线传播,当遇到不同介质界面时发生反射。反射波被接收经处理后形成图像,超声波在介质中传播,其能量因不断被吸收和反射而逐渐减少,由于介质密度及界面不同,吸收和反射程度亦有差别,从而构成各种不同的图像。根据不同组织声阻抗的差异,A型超声可以表现出不同的波形,根据不同界面产生A型超声波形的时间不同,选择超声波在不同组织中的最适声速,根据公式"距离 = 速度 × 时间"获得相关组织的生物测量值。A超形成一维像,每一声学界面反射形成一个波峰,按

时间顺序排列在一个基线,构成探查方向的一维图像。界面密度差越大,回声越强,波峰值亦越高,利用 A 型超声即可精确测量眼轴长度,A 超探头的频率通常为 10MHz,准确度达 0.01mm。A 型超声测算的眼轴长度是沿着眼球的光学轴线,即自角膜前表面顶点至黄斑中心凹之间的距离。检查时对于不配合的患儿首先进行麻醉制动,然后对患者双眼进行表面麻醉,降低角膜的敏感性,检查模式有接触法和浸入法两种,通常用前者,检查者手持探头置于角膜正中央,嘱患者注视助视灯或在患儿眼位正时测量,轻轻接触角膜,超声波应径直穿过视轴。如此重复十次,取平均眼轴长,通常十次测量的 SD 控制在 0.10 以内。

2. A 超测量眼轴的注意事项　由于年龄较小患儿需要麻醉后进行检测,患儿尽量在深度睡眠后再进行检测,防止睡眠较浅出现眼球上翻、眼位不正,而出现测量偏差;测量前探测头要进行反复的消毒,防止交叉感染;测量时切勿用力压陷角膜或者在眼内较多泪液时测量,以减少人为操作误差。

（三）角膜直径

角膜直径测量可用于评估先天性白内障患儿是否合并其他角膜发育异常。正常角膜呈横椭圆形,其横径成年男性平均值为 11.04mm,女性平均值为 10.05mm,垂直径男性平均值为 10.013mm,女性平均值为 10.08mm。婴幼儿角膜横径和垂直径在出生时未发育成熟,直至 3 岁末发育成熟达成人水平。一般多只以其横径决定角膜的大小,新生儿角膜横径大于 11mm 或小于 9mm 均属于异常。通常我们在手术时使用卡尺测量(图 3-9),测量白到白的距离,精确测量需使用 Wessely 角膜测量器。

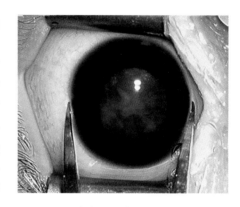

图 3-9　术中使用卡尺测量角膜直径

七、眼部 B 超检查

对于儿童白内障患者,当白内障混浊较著,无法行眼底检查时,眼部 B 超检查便成为极其重要的检查手段,用来排查患儿除白内障以外的其他先天异常。B 型超声是通过扇形或线阵扫描,将组织的界面回声转为不同亮度的回声光点,由无数回声光点组成二维声学切面图像。1958 年 Baum 和 Greenwood 开始将二维超声应用于眼科。如今最常应用的 B 型超声探头为 10MHz 聚焦探头,眼科专用超声声束聚焦带在 24~25mm,相当于在眼球后部和眼眶前部,其扫描侧向宽度相当于赤道直径。B 型超声能清晰显示晶状体及人工晶状体位置、显示部分玻璃体疾病(如儿童白内障中较常见的永存玻璃体动脉、永存原始玻璃体增生症)(图 3-10)、脉络膜疾病(如脉络膜脱离、脉络膜缺损等)、葡萄膜炎、眼内占位性(视网膜母细胞瘤、虹膜囊肿、虹膜睫状体黑色素瘤等)、后巩膜葡萄肿、视盘病变、眼内炎及早产儿视网膜病变等。

八、超声活体显微镜 UBM 检查

超声活体显微镜(ultrasound biomicroscopy,UBM)(图 3-11)是频率为 50MHz 的高频超声,超声的特性是频率越高,分辨率越强,而穿透力越差,UBM 的轴向分辨率高达 20~60μm,穿透力仅为 5mm。仪器由主机,显示器,高频探头,手动键盘控制器,光笔,脚踏板组成。探

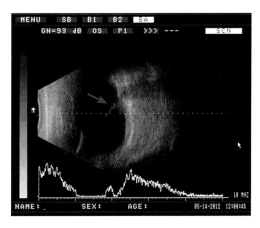

图 3-10　先天性白内障患者,B 超显示永存原始玻璃体增生症

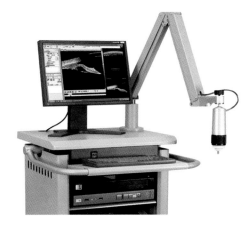

图 3-11　超声活体显微镜 UBM

查范围仅限于眼前段结构,包括角膜,前部巩膜,前后房,房角,晶状体前部,虹膜,睫状体,前部玻璃体视网膜。高频超声在组织内声衰减较大,对距离探头超过 5 毫米的组织表达受限。最适用于眼前段病变而光学仪器看不到的盲区;要求患者能配合,眼睑和眼前段无开放性损伤。

检查方法:检查时患儿取仰卧位,通常在麻醉制动后进行检查。使用表面麻醉剂,根据睑裂大小选用眼杯,大小通常为 18,20,22,24,26mm 等,使用时在结膜囊内安置一水浴杯,探头浸在液体内进行扫描,眼杯内充填耦合剂,我们用隐形眼镜的护理液代替,也可用甲基纤维素和生理盐水,探头必须浸入介质内,然后做各个方位的超声探查。检查时切勿碰到角膜,超声束必须垂直于被检查部位,注意去除探头上的气泡,才能获得最清晰的图像。检查探头的支撑臂是否稳定,是否移动、升降自如。为避免探头突然下降造成角膜损伤,检查过程中注意用手臂将探头托起,而肘关节可以支撑在检查床上。如需修改仪器的参数,应将探头置入眼杯内,这样可以及时地观察参数改变对成像的影响,从而获得最佳的图像。检查者通常坐在患者的头部上方,一只手固定眼杯,另一只手控制探头。在探头的一侧有一个椭圆形的凹陷,通常检查者将大拇指放在凹陷内,其余四指握住探头,这样可以将探头稳稳地握住,以免由于操作者的原因使探头失控突然下降造成眼球的损伤。

第三节　临 床 表 现

一、前房角镜检查

(一)正常前房角镜所见

1. 房角前壁

(1)前界线:即 Schwalbe,是一条灰白色发亮略突起的细线条,为后弹力层止端,也是角膜与小梁的分界线。

(2)小梁网:亦称滤帘,是一条较宽的浅灰色透明带,随着年龄的增加,透明度降低,呈白色、黄色或深棕色,它的后中部可隐约透见巩膜静脉窦,其上常有色素附着,是房水排出的主要区域。

（3）巩膜突：是紧接小梁网之后的一条极窄的黄白色带，也是前壁的终点。

2. 房角后壁 为虹膜根部，是衡量前房角宽窄的主要标志。如虹膜根部位置靠前，虹膜末卷隆起，则房角后半部的结构都被阴挡而看不见，房角就窄。反之，虹膜平坦，位置靠后，房角隐窝就能清楚显示。

3. 房角隐窝 又称睫状体带，介于巩膜突与虹膜根部之间，由睫状体前端的构成，为一条灰黑色带。有时可见到一些棕黄色树枝状分叉条索，横跨在房角隐窝的前面，称为梳状韧带。这是哺乳动物的残遗组织，不影响房水排出。

（二）房角的宽度按 Scheie（1975）分类法（图 3-12）

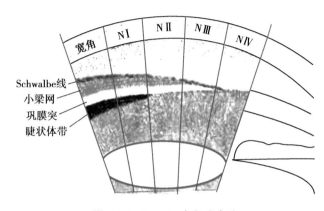

图 3-12 Scheie 房角分类法

1. 宽角（wide angle，W） 静态观察下，从前界线到睫状体带、虹膜根部等所有结构均能看到，有时还可看到梳状韧带。

2. 窄角（narrow angle，N） 根据开放程度分Ⅰ～Ⅳ级

（1）窄角Ⅰ（NⅠ）：从前界线到巩膜突都能看到，睫状体带看不见或仅见其前缘，但在动态观察下，可见睫状体带范围增宽或从看不见变为可见。

（2）窄角Ⅱ（NⅡ）：能看到前界线与滤帘，不见巩膜突；动态下能看见巩膜突，但看不见睫状体带。

（3）窄角Ⅲ（NⅢ）：只能看到前界线与滤帘的前 1/3，动态下仍看不到滤帘后半部。可见光带错位。

（4）窄角Ⅳ（NⅣ）：房角结构完全看不见，动态下可见前界线，或仅能见其部分。仍可见光带错位。

3. 闭角（closure angle，C） 在眼压已下降的情况下房角仍不能开放，说明已发生虹膜周边前粘连，称为闭角。

前房角的宽窄及其在眼内压波动时的宽度变化情况，对诊断和治疗各种青光眼有重要价值。此外，前房角镜检查对前房角的异物或虹膜根部肿瘤、新生血管等的诊断也有帮助。

（三）小梁网色素分级

Scheie 将小梁网色素分为 5 级：0 级：小梁网缺乏色素颗粒；Ⅰ级：细小色素颗粒分布在小梁网上；Ⅱ级前后部小梁网均有细小颗粒色素沉着；Ⅲ级：密集粗糙颗粒状或均质性黑色或

棕褐色色素沉着在小梁网后部,小梁网前部及 Schwalbe 线上亦可见色素颗粒沉着;Ⅳ级:整个小梁网呈均质性黑色或棕褐色色素覆盖,在巩膜嵴及角膜内表面、睫状体带与巩膜表面上均可见色素颗粒。

(四)临床房角镜所见

1. 先天性白内障患儿房角镜检查(图 3-13~ 图 3-15)

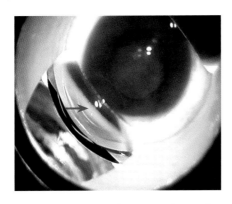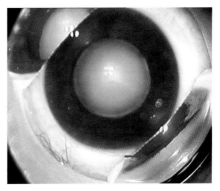

图 3-13　先天性白内障患儿,房角宽角,少许色素沉于小梁网

图 3-14　先天性白内障患儿,房角宽角,少许色素沉于小梁网

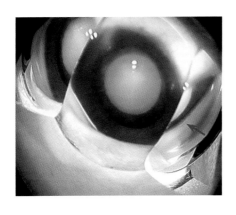

图 3-15　先天性白内障患儿,房角宽角,小梁网色素明显增多

2. 术后无晶状体眼患儿房角(图 3-16~ 图 3-19)

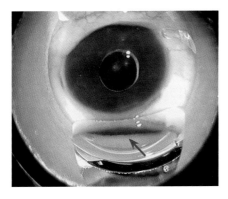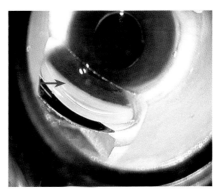

图 3-16　二期人工晶状体植入时,瞳孔无明显粘连,房角少许色素

图 3-17　二期人工晶状体植入时,瞳孔无明显粘连,房角少许色素

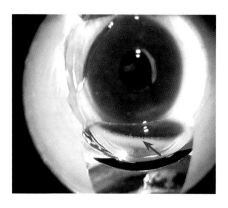 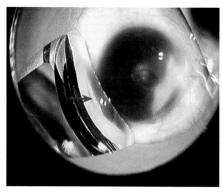

图 3-18　二期人工晶状体植入时,瞳孔粘连明显,房角大量色素,提示前一次手术后炎症反应明显,预示二期人工晶状体植入术后有可能出现眼压升高的风险　　图 3-19　二期人工晶状体植入时,瞳孔粘连明显,房角部分关闭,提示二期人工晶状体植入难度较大,术后有可能继发青光眼

3. 术中房角镜下眼底检查(图 3-20、图 3-21)　由于儿童白内障患者晶状体不全混浊或术后无晶状体眼患儿视轴区清亮,术中可通过房角镜中央区对部分患儿进行眼底检查,可以对视盘及后极部进行照相。

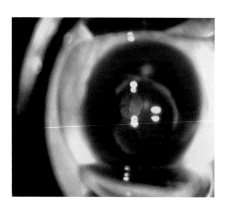 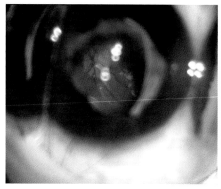

图 3-20　术中房角镜下显示视盘色界及血管走向大致正常　　图 3-21　术中房角镜下可以清晰显示视盘及后极部影像

二、超声活体显微镜 UBM 检查

(一) 超声活体显微镜在儿童白内障患者中的应用

1. 晶状体位置及囊膜　一般情况下 UBM 检查可以将晶状体的前囊、赤道部清晰地显示,有时也可探查晶状体的后囊是否完整。晶状体的囊膜表现为强回声,而晶状体皮质和核多为无回声的暗区,晶状体悬韧带与睫状突也可以清晰地显示。对于外伤性白内障或者怀疑存在晶状体位置异常的患儿,术前通过 UBM 检查,可以了解晶状体的位置有无脱位、晶状体的前后囊膜有无破裂等,为提前评估手术风险提供一定参考。此外,对于术后无晶状体眼的患儿,术前由于瞳孔粘连不能充分散大,无法了解前一次手术患儿周边囊膜的保留情况及与虹膜的粘连情况,通过 UBM 检查,可以提前了解患儿周边囊膜的完整程度及粘连情况。

如果 UBM 检查患儿周边囊膜不完整,在二期人工晶状体植入时就需要准备人工晶状体睫状沟固定术;如果 UBM 检查显示周边前囊膜与虹膜粘连范围较广,在二期人工晶状体植入时就需要有充分的心理准备,可能由于周边囊膜粘连无法分离,不能直接植入人工晶状体。

2. 前房角　可通过对前房不同的断面进行成像,对任意一点的角膜内表面与虹膜或晶状体之间的距离进行测量,进而通过计算机辅助成像系统可以将整个前房重现,为涉及前房疾病的诊断提供帮助。UBM 检查可以清晰地显示前房角的相关结构。在仪器研制的早期,应用 100MHz 换能器甚至可以清晰地显示小梁结构。目前成品仪器的换能器频率为50MHz,因此不能显示小梁结构,但可清晰地显示巩膜突,通过巩膜突依据解剖的关系可以间接推算出小梁等重要结构的位置。对于曾经行过小梁切除术的患儿,可以通过 UBM 了解患儿滤过池及滤过通道的通畅度。

3. 永存原始玻璃体增生症　是一种在出生时即出现的先天眼部异常,系原始玻璃体未退化并在晶状体后方增殖的结果。常为单眼足月产儿,在出生时即被发现。小眼球伴有因晶状体后纤维血管团块而表现为白瞳症。对于先天性白内障患儿 B 超显示视盘有异常血管影像时,需通过 UBM 检查用以判断该血管组织与晶状体后囊的关系;如果关系紧密,白内障手术可能需要视网膜医生处理,预防白内障手术过程中切割后囊时出现玻璃体腔出血。

4. 睫状体　正常情况下睫状体的纵切面为类三角形,为均匀的中低回声,与巩膜、虹膜以及玻璃体之间界限清晰。水平切面睫状突为梳样条带状回声,与眼球壁紧密相连,其数目可以计算,睫状体平部与球壁间无明显界限。这一部分是眼科专用超声诊断仪所不能观察到的盲区。在解剖上由内而外睫状体可以分为五个部分,即无色素睫状上皮,色素睫状上皮,基质,睫状肌,睫状体上腔。正常状态下,UBM 无法明确分辨上述结构,病理情况下如色素上皮脱落,睫状体上腔渗漏等则可对上述结构进行分辨,尤其对于外伤性白内障患者,在伤口闭合的情况下,尽量行 UBM 检查周边睫状体,有无上述异常。

5. 眼内人工晶状体　人工晶状体襻的切面为强回声点状回声,通过 UBM 可见人工晶状体襻的形态及位置的不同,可据此判定襻在囊袋内或睫状沟内,以及晶状体位置的异常。对先天性白内障患儿,尤其植入人工晶状体后出现不明原因的散光,可以通过 UBM 检查是否存在人工晶状体偏位或者襻的异常卷曲。

(二) 临床 UBM 检查图片(图 3-22~ 图 3-28)

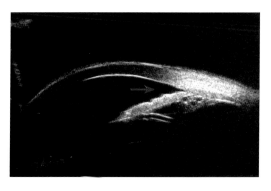

图 3-22　显示正常房角结构(二期人工晶状体植入前)

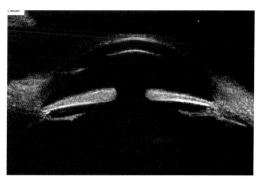

图 3-23　先天性白内障术后无晶状体眼,二期人工晶状体植入前,瞳孔无法散大,通过 UBM 检查患儿周边囊膜完整,可睫状沟植入人工晶状体

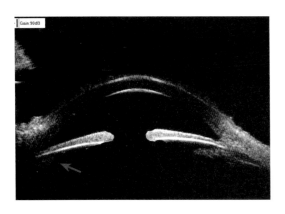

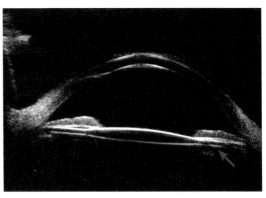

图 3-24 先天性白内障术后无晶状体眼,二期人工晶状体植入前,瞳孔无法散大,通过 UBM 检查患儿周边囊膜不完整,需要睫状沟缝线固定人工晶状体

图 3-25 先天性白内障二期人工晶状体植入后,人工晶状体位置正,位于睫状沟

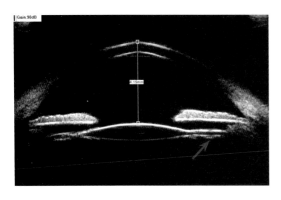

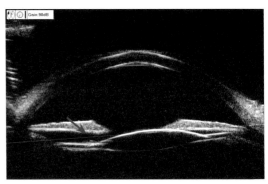

图 3-26 先天性白内障术后,人工晶状体位置正,位于囊袋内

图 3-27 先天性白内障术后,与图 3-26 属于同一患者不同钟点位,可见该象限人工晶状体轻度偏位,解释患儿不规则散光来源

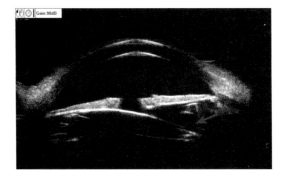

图 3-28 先天性白内障术后,患儿出现严重人工晶状体偏位,UBM 显示人工晶状体有一襻发生卷曲

参 考 文 献

1. 赵家良 . 临床技术操作规范眼科学分册 . 北京 : 人民军医出版社 .2007.5-6.
2. 周文柄 . 临床青光眼 . 第二版 . 北京 : 人民卫生出版社 .2000.51-54.
3. 江冰, 蒋幼芹 .Tono-pen 眼压计在眼科的应用 . 中国实用眼科杂志 .2000.18 : 130-132.
4. 赵堪兴, 杨培增 . 眼科学 . 第 7 版 . 北京 : 人民卫生出版社 .2008.48-49.

第四章
人工晶状体度数的测算和选择

儿童白内障术后无晶状体眼会导致显著性的屈光不正或屈光参差,这将会导致弱视的发生,并进而影响儿童未来的生活质量。儿童无晶状体眼的校正包括佩戴框架眼镜、角膜接触镜及植入人工晶状体(intraocular lens,IOL)等方式。由于无晶状体眼状态下佩戴框架眼镜会导致明显的视物变形,且单眼佩戴时会导致显著性的屈光参差,从而使得患儿的依从性及治疗效果受到显著影响。虽然有报道显示单眼先天性白内障患者术后无晶状体眼佩戴角膜接触镜亦可获得比较理想的视力,且可减少再次手术的发生率,但是在我国由于相关卫生知识普及程度及患儿家属知识水平的限制,会影响到角膜接触镜的使用。因此在我国对于儿童,尤其是幼儿无晶状体眼的校正方法主要仍以植入 IOL 为主。

在植入 IOL 前,需对眼部参数进行测量,并使用公式计算所需屈光状态的 IOL 度数。现今随着 IOL 度数计算公式的发展,成年人 IOL 度数预测已获得较高的精确性。但是由于儿童眼球的发育特点及现在所使用计算公式的局限性,导致儿童无晶状体眼选择 IOL 度数时存在着较多的问题。

第一节　人工晶状体度数计算公式

一、人工晶状体度数计算公式概述

IOL 度数计算公式主要分为两大类:经验回归公式和理论公式。回归公式是基于对成年人大样本术后结果进行统计分析后得出的,如 Sanders-Retzlaff-Kraff(SRK)公式。在成年人眼中,SRK 公式(第一代线性回归公式)在平均眼轴范围内(22.5~25.0mm)精确度是比较理想的。但是这个公式在长眼轴(>25mm)和短眼轴(<22.5mm)的患者眼中,精确度较差。使用 SRK 公式在短眼轴患者中经常导致低矫,而在长眼轴患者中则为过矫,这主要是由于该公式将一个双曲线拟合成为线性公式。

第一代理论公式假定在所有眼中 IOL 有效位置(术后前房深度,anterior chamber depth,ACD)为一个常数,而认为眼轴长度对于其没有影响。但是有研究发现术后 ACD 与眼轴的长度具有直接的相关性,也就是眼轴越长,术后 ACD 越大,因此第一代理论公式对于长眼轴和短眼轴患者的精确性不足。因此人们发展出了第二代理论公式,包括 Hoffer公式。该公式使用不同眼轴长度对术后 ACD 进行校正,从而提高了不同眼轴患者中 IOL

度数预测的精确性。人们对 SRK 公式也进行了校正,从而发展出了 SRK II 公式。该公式通过对不同眼轴的 A 常数进行校正,在 SRK 公式的基础上获得的。除了 SRK II 公式外,人们对许多其他的经验公式也进行了校正,从而获得的更加精确的预测性。这些公式包括 Gills,Axt,Thompson-Maumence 和 Donzis-Kastle-Gordon 公式等。所有这些公式均将眼轴分为 2~3 个范围,并依据不同眼轴建立 2 个或 3 个回归公式,以更好的拟合不同部分的曲线。因此,在第二代公式中,所有眼的术后 ACD 不再是一个常数,而是随眼轴长度变化的参数。

　　Holladay 和他的同事们首先考虑到术后 ACD 可能不仅会与眼轴相关,而且角膜曲率可能也会影响到术后 ACD。他们通过用轴长和角膜高度(角膜到 IOL 前表面的距离)校正术后 ACD,创建了第三代理论公式,这个公式比之前的理论公式和 SRK II 公式更加精确。Hoffer 也建立了第三代理论公式。他通过分析术后 ACD 和眼轴的关系,计算出了一种符合他所设想的相关性的 S 型曲线。在这个公式中,前房深度随着眼轴和角膜曲率的增加而增加。通过使用改进计算方法的术后 ACD,Hoffer 在原来 Hoffer 公式的基础上,开发出了 Hoffer Q 公式。SRK 公式的创建者们也通过回归性分析,开发出了第三代理论公式,SRK-T 公式。他们通过轴长,依据轴长矫正的视网膜厚度以及角膜屈光指数对术后 ACD 的计算进行回顾性分析校正,从而建立起了非线性理论光学公式。因此该公式联合了理论公式和经验公式的优势,而且对于极长眼轴(>28mm)的患者,SRK-T 公式较其他回归公式更为精确。

　　为了提高短眼轴、远视眼手术的精确性,Holladay 通过增加白到白角膜直径,术前前房深度,晶状体厚度,患者年龄和术前屈光误差等因素对术后 ACD 的影响建立了第四代理论公式 Holladay 2 公式。

　　现有研究认为,不同的理论公式适用的人群不尽相同。在成年人中,Holladay 公式在 22~26mm 轴长的眼中,预测最为精确。Hoffer Q 公式在短眼轴(<24.5mm)的患者中最为精确,而 SRK-T 公式则在长眼轴中(>26mm)的患者中是最佳选择。Aristodemou 等认为 Hoffer Q 公式更适用于 20.00~20.99mm 眼轴的眼,Hoffer Q 和 Holladay I 公式适用于 21.00 到 21.49mm 的眼轴,SRK/T 公式适用于大于 27.00mm 的眼轴,在中间眼轴中三种公式之间没有显著性差异。但是亦有研究 Hoffer Q、Holladay 1、Holladay 2 和 SRK/T 四种公式在不同眼轴中的术后屈光预测误差(prediction error,PE)无显著性差异。

二、儿童白内障人工晶状体度数计算公式

　　由于所有的 IOL 度数计算公式均来源于对成年人眼部生理特征的计算,因此这些公式是否适用于儿童仍不是很清楚,尤其对于那些眼轴长度和角膜曲率值异常的患儿,将可能会导致术后 ACD 产生较大的误差。人们以术后 PE 和 PE 绝对值(the absolute value of PE,APE)对白内障术后屈光预测性进行评价。其中 PE= 术前预测屈光度 – 术后实际屈光度,而 APE 为 PE 的绝对值。Eibschitz-Tsimhoni 等通过数学模型分析发现使用儿童较短的眼轴和较大的角膜曲率,并使用 SRK II,SRK/T,Holladay I,Hoffer Q 和 Haigis 公式计算预测的 IOL 度数。结果发现在儿童中各种不同公式所预测的 IOL 度数有着显著的差异,但是哪种公式更适合于儿童,并适合哪种条件的儿童患者仍不可知。

　　有大量研究报道了儿童使用这些预测公式来计算术后屈光度的结果,虽然

Lüchtenberg 认为使用 Holladay Ⅱ公式预测儿童 IOL 度数可获得较理想的结果,但是仍有很多研究显示现有的各种公式在儿童中均会产生较大的误差。Mezer 通过研究 Hoffer Q、Holladay、SRK-T 和 SRKⅡ,认为这些常用的预测公式中在 2~17 岁的儿童中均不能获得足够精确的预测性。但是该研究仅仅对所有患者的平均 PE 进行了比较,而并未比较不同眼轴、不同角膜曲率的影响。使用这些公式的 PE 为 1.06D±0.79D~1.79D±1.47D。Andreo 等认为 SRK Ⅱ,SRK-T,Holladay 和 Hoffer Q 公式在短、中等和长眼轴中,PE 无显著性差异。在长眼轴中平均误差在 1.23D±1.33D,在中等眼轴中为 0.98D±1.03D,而短眼轴中为 1.41D±1.8D。然而,在短眼轴组中,所研究的眼轴小于 22.0mm(短至 18.6mm)的患者只有 17 例。Neely 等认为 SRK Ⅱ,SRK-T 和 Holladay Ⅰ公式在儿童中人工晶状体度数预测性无显著性差异。然而,在那些眼轴短于 19mm 的 2 岁以下患儿,所有公式术后屈光结果的变异性显著高于其他年龄的儿童。Hoffer Q 公式更容易过矫并且变异程度最大,而 SRK Ⅱ公式的变异程度最小。Nihalani 等通过对 SRK Ⅱ,SRK-T,Holladay 和 Hoffer Q 公式在 4.4 周到 18 岁的儿童白内障中 PE 的研究,认为这四种公式在预测性上无显著性差异,但是 Hoffer Q 公式与其他公式相比可以为更多的患儿提供较为精确的预测性,并且使用 Hoffer Q 公式计算 IOL 度数,导致过矫或欠矫的患者人数相近,而其他三种公式主要导致欠矫。Jasman 通过对儿童 IOL 计算器与 SRK Ⅱ公式在儿童白内障中预测误差进行了比较。其中儿童 IOL 计算器是一种使用 Holladay 计算方法并对 SRK Ⅱ公式进行修正后获得的一种计算方法,并通过计算机软件进行计算。研究显示儿童 IOL 计算器与 SRK Ⅱ所获得的预测误差和预测性无显著性差异,并且结果并不是很理想,这有可能和该研究中纳入的患者数量较少有关。在成年人中,仅仅有少数的短眼轴患者被研究。Hoffer 报道了 500 只患眼,其中仅有 36 只眼的眼轴短于 22mm,平均值为 21.43mm±0.69mm。在 Barrett 的 100 只眼的研究中,仅仅 25 只眼的眼轴短于 22.5mm。Hoffer 在他的文章中认为短于 22.0mm 眼轴的眼中,Hoffer Q 公式更加适用。儿童患者由于有更短的眼轴和更大的角膜曲率,与成人不相同的眼内晶状体所占的体积比,以及小儿配合性差和眼球发育特点所导致的眼轴、角膜曲率测量误差等因素,可能导致了现有的所有公式对于儿童白内障植入 IOL 的度数测算均不十分准确,并且从短眼轴成年白内障患者所得出的结论亦可能并不适用于儿童白内障患者。

有研究显示儿童白内障患者行 IOL 植入术时,眼轴与术后 PE 有相关性,而另有研究显示角膜曲率和年龄也是影响术后 PE 的关键因素。笔者对 2006 年至 2010 年期间行白内障手术联合 1 期植入 IOL 的患儿术后 PE 进行了分析。纳入研究儿童的平均年龄为 5.09 岁 ±2.54 岁(1.25 岁 ~12.50 岁),术后 PE 为 −0.22D±1.12D,APE 为 0.87D±0.73D。既往文献中儿童白内障术后的 APE 为 1.08D~1.16D,较我们的误差值略大。通过多元回归分析,我们发现儿童白内障术后 APE 仅与眼轴有显著相关性,这与 Tromans 的研究结果相似,但是与角膜曲率、手术时的年龄以及角膜散光无显著相关性(见图 4-1,图 4-2,图 4-3)。但是亦有研究显示 APE 与角膜曲率及年龄等其他因素亦相关。在所纳入的患者中,≤20mm 的超短眼轴较更长眼轴可引起更大的 PE,且变异性更大,对术后屈光度的预测性最差。不同的研究得出的不同结果可能与各种因素间存在相关性有关(见图 4-4)。

另外儿童白内障术中 IOL 植入的位置的差异,亦会对术后 PE 造成影响。我们通过回顾性分析比较了 IOL 植入囊袋内及睫状沟患儿术后 PE。结果显示将 IOL 植入睫状沟的会

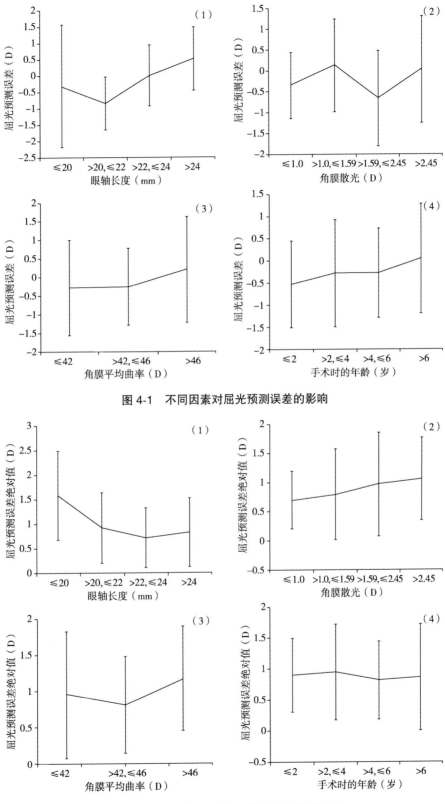

图 4-1 不同因素对屈光预测误差的影响

图 4-2 不同因素对屈光预测误差绝对值的影响

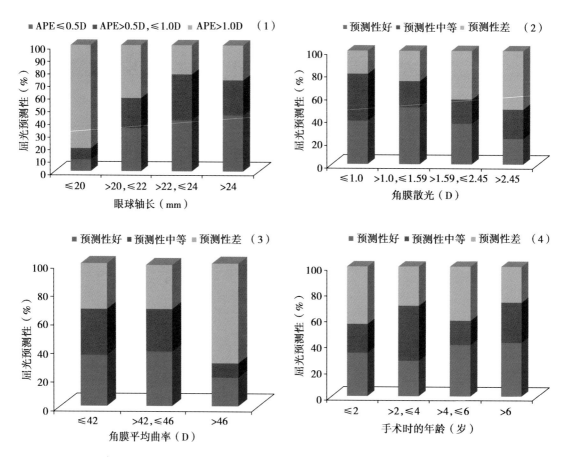

图 4-3　不同因素对屈光预测性的影响（APE≤0.5D 为预测性好,APE>0.5D,≤1.0 D 预测性为中等,APE>1.0D 为预测性差）

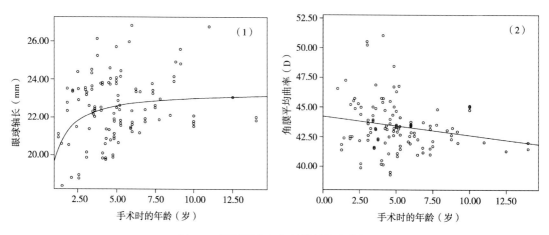

图 4-4　不同因素间相关性的拟合曲线

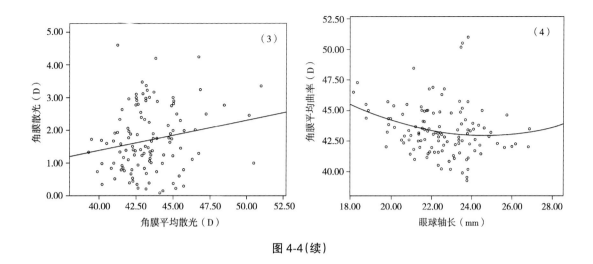

图 4-4(续)

导致更显著的过矫,并且预测性更差,这可能与 IOL 植入睫状沟后的有效位置与植入囊袋内不同,并且处于非生理位置等因素有关(见图 4-5,图 4-6)。

　　由于存在着以上的问题,对于眼轴短于 22.0mm 的患儿可考虑选用 Hoffer Q 公式进行 IOL 度数的计算,而对于眼轴大于 22.0mm 的患儿可考虑选用 SRK/T 公式或 Holladay 公式。对于儿童 IOL 度数的计算公式仍然需要进一步的研究及探讨,并在对儿童眼部生理参数的测量时尽可能采取误差较小的方法。

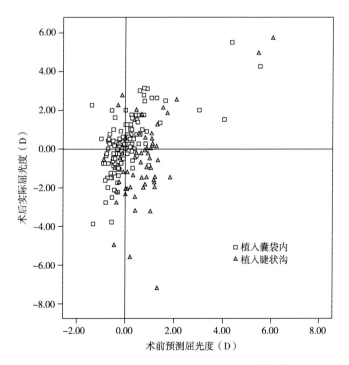

图 4-5　术后预测屈光度与术后实际屈光度相关性的散点图

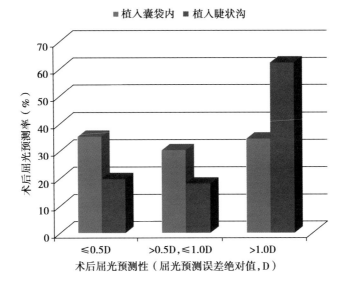

图 4-6　人工晶状体不同植入位置的屈光预测性

第二节　儿童白内障人工晶状体度数测算误差分析

一、生物测量的影响

（一）眼轴长度测量的误差

眼轴长度作为影响眼屈光状态的重要因素,早在第一代回归公式中就已经被用于测算 IOL 的度数,并且随着公式的发展,眼轴长度一直作为一个重要的参数在公式中起着重要的作用。在成年人中,不同的眼轴长短所适用的公式是不同的。而由于儿童眼轴长度要显著低于成年人,尤其是部分患儿的眼轴长度≤20mm,这可能会导致使用现有的计算 IOL 公式时产生显著的误差。并且现在常用的公式在小眼球成年人中亦会引起显著的误差。

A 超是测量眼轴长度的经典方法,其具有较好的可重复性,但是在测量 ACD 时会产生较大的变异。常用的 A 超测量方法有接触式和浸入式两种。其中前者在测量时超声探头与角膜接触,并施加一定的压力,会使角膜轻度变形。有研究表明这两种测量方法相差 0.3mm,有研究表明接触式 A 超测量可导致 0.1~0.3mm 的角膜压平。与成人相比,婴幼儿角巩膜组织弹性大,眼球壁较薄且软,且具有可扩张性。因此相同的外力可以使成人和儿童眼球产生不同的形变,而当角膜在压力下发生形变后会影响到眼轴长度测量的准确性。当眼轴长度相差 1mm 时,可使术后屈光度产生约 2.5~3D 的 PE。Trivedi 通过比较浸浴式和接触式 A 超测量 22 天 ~15.4 岁(3.87 岁 ±3.72 岁)儿童白内障眼部生理特征发现,前者所测得的眼轴长度较后者长,分别为 21.36mm±3.04mm 和 21.63mm±3.09mm,且具有显著性差异,前房深度的测量结果分别为 3.39mm±0.59mm 和 3.69mm±0.54mm,亦有显著性差异。而晶状体厚度的测量在两种方法间无显著性差异,分别为 3.61mm±0.74mm 和 3.60mm±0.67mm。因此在测量儿童眼轴长度时,使用浸浴式 A 超和接触式 A 超可产生不同的测量结果,这可能就与接触式 A 超导致的眼球形变有关,并会引起约 1D 的过矫。

近期已有大量的研究探讨利用光学原理测量眼轴长度及前房深度的方法。由于光学方法测量眼轴长度和前房深度均为非接触式的,因此可避免压迫角膜变形而产生的误差。通过与 A 超结果相比较发现光学方法测量的结果更加稳定,重复性好,而 A 超的测量结果却有着随机的变异,因此有作者认为 A 超可能不适合测量 ACD。接触式 A 超测量的 ACD 比 IOL Master 显著性减小 0.09~0.43mm。Pentacam 系统使用对焦移轴 Scheimpflug 照相系统获得眼前节的影像,并可获得 ACD 的数据,并且在有晶状体眼中所获得的数值与其他的光学方法无显著性差异。但是对于人工晶状体眼使用该系统自动模式下测量的 ACD 与超声波测量的值有显著性差异,而通过手动模式校正后,所获得的 ACD 与浸浴式 A 超系统无显著性差异。这说明了该系统可用于进行 ACD 的测量,并进行相关的测算与研究。Lenhart 等对儿童白内障患者术前行部分相干干涉光和浸浴式 A 超测量眼轴长度,发现两种检查方法显著相关,并且部分相干干涉光测得的轴长比浸浴式 A 超短 0.1mm,且具有显著性差别。尽管很多非接触的检查方法已经被推荐作为超声波检查的替代方法,但是对于儿童白内障患者可能并不完全适合。这主要是由于使用光学方法测量眼轴长度及前房深度时需要被检者能够很好地配合及固视,但是儿童配合性较差,这些都无法保证光学方法的准确性。另外致密的核性白内障或后囊下白内障亦可影响到光学检查方法的使用。因此,在儿童白内障手术前进行眼轴长度和 ACD 的检查时,A 超仍然是不可或缺的方法,但是可以通过浸浴式 A 超来减少测量的误差。

另外由于眼内不同组织的平均超声速度是不同的,其中房水和玻璃体的超声速度为 1532 米/秒,而晶状体和角膜的超声速度则不同。因此在测量眼轴长度时,需使用平均超声速度,或是使用平均 1532 米/秒超声波速度并进行眼轴长度的校正。儿童眼轴长度较短,而晶状体所占的容积比例较成人大,因此儿童与成人眼球的平均超声速度是不相同的。使用成年人平均的超声速度来测量儿童眼轴长度可以影响结果的准确性。另外超声仪器的质量和平均超声波速度可以影响到眼轴长度测量的准确性。在全身麻醉测量眼轴长度时,A 超探头的偏斜或移位亦可产生测量误差。

(二) 角膜曲率测量的误差

在计算 IOL 度数时除了眼轴这个重要的参数以外,角膜曲率亦是另外一个重要参数,角膜曲率测量的误差可以导致术后 ACD 及 IOL 度数的计算误差。目前尚无研究显示角膜曲率的差异对成年人 IOL 度数的测算有无影响。但是有研究显示儿童白内障术后屈光度误差与角膜平均曲率等因素相关,这与 Tromans 的研究结果不同,并且我们的研究也显示儿童白内障术后 PE 与角膜曲率无显著性差异。

成年人在测量角膜曲率时可以通过坐位使用常规角膜曲率计进行准确的测量。但是由于儿童配合性欠佳,无法使用常规的曲率计进行检测。因此对于配合性欠佳的患儿可以在全麻状态下使用手持曲率计进行曲率的测量。尽管手持曲率计与 Zeiss 角膜曲率计的测量结果有显著相关性,但是使用手持曲率计测量儿童角膜曲率时,有可能会因为儿童的配合性较差而导致测量结果重复性较差,并且散光轴位亦会发生较大的变异。因此对于无法配合的儿童,需在全身麻醉下进行角膜曲率测量,但此时患儿无法固视,且眼位可能会发生变化,所测得的角膜曲率值仍可能会产生较大的误差,这需要检测者具有较熟练的技术以减少误差。因此,儿童白内障患者在测量角膜曲率时可能会产生一定的误差,并进而导致 IOL 度数的计算误差。

二、年龄的影响

年龄作为一个可能影响 IOL 度数测算精确性的因素已经被加入到 HolladayⅡ第四代理论公式中,这将会增加成人白内障患者 IOL 度数计算的精确性。在儿童白内障中年龄是否会影响到 IOL 测算的精确性,这也是一个值得探究的问题。有研究显示年龄较小儿童的 IOL 度数预测性较年长儿童差。年龄小于 2 岁的患者术后 IOL 测算的精确性比大于 2 岁的显著性降低。但是由于儿童随着年龄的增长,眼轴亦会增加,并且该研究中还包含了Ⅱ期 IOL 植入睫状沟的患者,这些都会影响到该研究结果的可信度。我们通过对行Ⅰ期 IOL 植入的儿童进行研究,显示年龄对于 IOL 度数精确性并无显著性影响。年龄越小的儿童,眼轴越短,晶状体与眼球的容积比率与成人的差异越大,这有可能导致术后 ACD 的计算误差。虽然年龄对术后屈光度的测量可能具有影响,但是是否为独立影响因素仍值得商榷。

三、人工晶状体的影响

现在所使用的 IOL 均是为成年人设计的,直径约 10.5~11.0mm。但是儿童的眼球由于出生后还处于发育阶段。在刚出生时,晶状体直径约 6mm,2 个月时约 6.80mm,3 个月时约为 7.1mm,6~9 个月时约为 7.66mm,21 个月时约为 8.4mm,2~5 岁时约 8.5mm,直到 16 岁才达到 9.3mm。因此将两襻的 IOL 植入儿童眼后将会牵拉前囊膜变成长轴平行于晶状体襻的椭圆形。而且由于 IOL 直径大于囊袋直径,与成年人相比,更有可能形成 IOL 襻的变形,扭曲,而这有可能导致 IOL 光学区的位移,并进而导致在儿童白内障患者中 PE 的产生。术后囊袋皱缩,可以导致 IOL 向前移动,ACD 变浅,从而可能导致屈光状态的改变。有研究显示术后囊袋直径与眼轴长度和术前 ACD 呈正相关,并且术后 1 年中,囊袋直径逐渐减小。亦有研究显示术后半年内囊袋发生皱缩,并且仅与眼轴长度呈正相关。由于儿童的眼轴长度和术前 ACD 较成年人短,因此术后囊袋直径可能也会比成年人小,这可能导致术后 IOL 的变形与偏位,进而影响到术后 ACD 的准确性。儿童术后囊膜纤维化及收缩可能较成人更为明显,且发生更早,这可能会影响到儿童白内障术后屈光度的精确性,并且可能在术后的近视漂移起到一定的作用。

现在有三襻及四襻的 IOL 已经应用于成年人白内障的手术中,并获得了良好的效果。该类 IOL 由于较两襻 IOL 有更多的支撑点,因此可能会有更好的平衡性,并且术后 IOL 的位移可能会更小,这方面的研究有待于进一步探讨。

四、人工晶状体植入位置的影响

现在大多数医师主张对于 2 岁以下的白内障患儿暂不植入 IOL,而是先单纯摘除白内障并联合行后囊膜切除及前部玻璃体切除,待患者到 2 岁以后再Ⅱ期植入 IOL。对于需行Ⅱ期 IOL 植入术的患儿来说,IOL 可能由于囊袋的紧密粘连或后囊膜的不完整,而无法将IOL 植入到囊袋内。此时将 IOL 植入于睫状沟可能是一个最佳的选择。并且有研究显示Ⅱ期 IOL 植入睫状沟和囊袋内术后视力及并发症的发生无显著性差异。但是 IOL 植入至睫状沟和植入于囊袋内可能会产生不同的 IOL 有效位置,因此亦有可能会影响到植入术后的屈光准确性。虽然有研究显示对于儿童白内障患者Ⅰ期和Ⅱ期植入 IOL,术后的 PE 无显著性差异,但是在该研究中Ⅱ期植入者包括囊袋植入和睫状沟固定,并且作者并未说明各种植入术式的人数,未将Ⅰ期和Ⅱ期植入于囊袋内的患儿进行比较,故其结果亦值得商榷。

在白内障手术中,IOL度数的计算公式均是假定IOL位于囊袋中,但是由于IOL在术后可能会发生脱位,或者由于术中需将IOL植入于睫状沟,因此对于IOL的度数需要进行一定程度的矫正。如果发生脱位就会导致术后ACD的改变,增加了术后屈光度的预测误差,并有可能增加散光的程度。图4-7为IOL位于囊袋内的UBM检查结果,显示IOL光学区及襻均位于囊袋内,且IOL居中,无明显的倾斜和偏位。图4-8为一例IOL半脱位的儿童白内障患者术后的结果。可见IOL一侧襻脱位于睫状沟,IOL发生了明显的偏位和倾斜。图4-9为IOL植入睫状沟的患儿的UBM结果。可见IOL两侧襻均位于睫状沟,IOL位置显著前移,这有可能导致显著地PE。另外,IOL脱位或植入睫状沟时,可以增加与虹膜的接触,并且会导致虹膜的前突和房角变窄,这些会增加儿童白内障术后发生继发性青光眼和慢性炎症的几率。

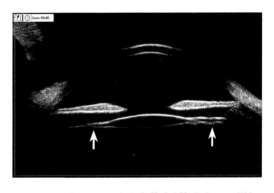

图4-7 术后IOL均为囊袋内(箭头为IOL襻)

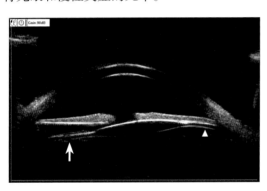

图4-8 术后IOL一侧襻脱位于睫状沟(三角)

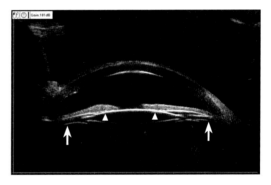

图4-9 术后IOL两侧襻均位于睫状沟内(箭头示),IOL与虹膜接触(三角)

五、晶状体后囊膜及前部玻璃体的处理对术后前房深度的影响

为了减少术后后发性白内障的发生率,术中联合行后囊膜切除及前部玻璃体切除已成为了共识。Findl等发现行Nd:YAG激光后囊膜切开术后,IOL会向后方移位,并导致ACD的加深,平均$25\mu m \pm 13\mu m$。但是也有研究显示激光后囊膜截开术后对ACD、眼压及等效球镜无显著性影响。同时有研究显示行后囊YAG激光切开术后,IOL会发生偏位,但是也有研究未发现这种现象,可能是由于后者的后囊膜切开范围较小,并且使用了环形襻的IOL。IOL的类型和后囊切开的直径大小也影响IOL的移动。三片式IOL在术后ACD会逐渐变浅,这可能与在囊袋皱缩的过程中,襻的记忆性丢失有关,同时一片式IOL由于软的环形襻的压力较小,因此轴向移位较小。有研究显示白内障摘出联合玻璃体切除、气液交换术后,随着气体的吸收,ACD逐渐加深,并且一片式比三片式IOL更加稳定,前房变化小,单纯联合玻璃体切除术对ACD无显著性影响,并且术后3个月内由于术后囊膜的收缩可以使ACD增加。

但是亦有研究显示术后 6 周至 36 周 ACD 无显著性变化。在儿童白内障术中联合行后囊膜切除联合前部玻璃体切除是否会影响到 ACD 仍需进一步的研究,为了避免因此可能发生的 IOL 偏位,倾斜,并进而导致术后的 PE,后囊膜切除的范围需要控制在一定的范围之内。

六、术后前房深度的预测误差

在成年人中,不同的公式适用于不同眼轴长短的患者,其中 Hoffer Q 在小于 22.0mm 的短眼轴最为精确。虽然很多儿童白内障患者的眼轴都小于 22.0mm,但是与成人不同的是使用各种公式后所获得的 PE 没有显著性差异,甚至回归公式与理论公式所预测的 PE 均较大,且没有显著性差异。有研究显示现在常用的理论公式通过改进术后 ACD 的计算,在成年患者中获得了更精确地屈光结果,可使误差在 0.5D 之内,而在儿童中绝对平均误差却达到 1.08~1.4D。这可能是由于理论公式中计算儿童患者术后 ACD 时会造成较大的误差而导致的。因此,现在所常用的理论公式中 ACD 的计算方法可能并不适合儿童白内障患者,对于影响儿童术后 ACD 预测准确性的因素及其计算方法需要进一步的探讨。另外现有的公式对术后 ACD 进行预测时,需使用眼轴、角膜曲率、角膜直径等参数,但是对儿童进行这些参数的测量时亦会引起误差,因此会进一步增加术后 ACD 的预测误差。

术后 ACD 计算的精确性对于术后 PE 的程度有着重要的作用。IOL 每 1mm 轴向移位可导致 1.2D 的 PE,IOL 前移发生近视漂移,后移发生远视漂移,并且这种误差随着所计算的 IOL 度数的增加而显著增加。当 IOL 为 +20D 时,轴向移位 0.5mm,可导致术后屈光度发生 1D 误差,而 IOL 为 40D 时,0.5mm 轴向移位术后屈光度误差可达 2D。由于儿童的眼轴比成人显著短,测算出的 IOL 度数较高,因此轻度的 ACD 误差都会导致儿童患者术后较大的 PE,这可能也是儿童白内障患者术后 PE 较成年人更加明显的原因之一。对儿童白内障术后 ACD 计算公式的改进及更加精确的检查方法可能会减少术后的 PE,并进而为儿童患者提供更好的术后屈光状态。

第三节 儿童白内障术后近视漂移与目标屈光度

儿童随着年龄的增长,眼轴及角膜曲率亦随之发生改变,其中眼轴在 2 岁之前变化尤为显著,而角膜曲率在出生后 6 个月内变化最为显著。正常儿童随着年龄的增长,眼轴不断增大,但是由于自身晶状体的屈光度亦从 +34.4D 减少到 +18.8D,因此眼球整体的屈光度的改变与眼轴的改变无显著相关性。而当儿童行先天白内障吸除联合人工晶状体植入术后,随着其年龄的增长,眼轴的增加,IOL 无法补偿其所导致的近视,从而发生近视漂移,植入 IOL 时的年龄越小,此变化越显著,并且单眼人工晶状体眼患者的近视漂移比双眼人工晶状体眼患者更为显著。有研究显示,单眼儿童白内障术后尽管眼轴及角膜曲率的变化与对侧未行手术眼无显著性差异,但是屈光改变存在显著性差异,因此儿童白内障术后近视漂移的发生可能主要是与 IOL 光学面与视网膜距离的增加有关。但 Vanithi 等通过对儿童白内障术后的轴长变化研究发现,术眼的生长较对侧眼快,这可能与该研究中 83.3% 的患眼为外伤性白内障有关。儿童白内障术后近视漂移的速率与年龄有关。3 岁以下幼儿行白内障摘除联合 IOL 植入术后,近视漂移的速率要显著高于 3 岁以后。有研究显示近视漂移的速率越大,则患儿的视敏度越差。为了使患儿在成年后有较好的视力及较低的屈光度,许多研究者均推荐给儿童白内障患者植入 IOL 时应依据手术时的年龄预留一定程度的远视,以抵消随着年龄增长而产生的近视漂移。

现在越来越多的手术医师给 2 岁以下的患儿植入 IOL。在此期间如预留较大度数的远视,则需要患儿在术后佩戴框架眼镜或角膜接触镜以尽量减少弱视的发生。单眼白内障患儿植入人工晶状体时如预留较多的远视,需要考虑到术后早期可能会造成较大的屈光参差,并进而导致单眼视,甚至有些患儿眼轴发育迟滞,至成年仍有较大度数的远视,弱视治疗效果不佳。有研究者建议植入的 IOL 度数应尽可能的接近正视,或仅预留适当的远视,以避免过大的屈光参差。因此对于患儿植入 IOL 时预留的远视度数意见尚不统一,应根据单眼、双眼而有所区别。在对 ASCRS 和 JAAPOS 成员的调查中显示在对 6 个月的婴儿植入 IOL 时,术后目标屈光度为正视到高度远视($\geq$7D),其中绝大多数成员均选择中度远视($\geq$3D 且 <7D),对于 12 个月 ~2 岁选择轻度远视(>0D 且 <3D)。我们通过对各年龄组双眼白内障患儿术后屈光度变化的研究认为:术后早期保留的屈光度数在 2~3 岁患者为 +1.00~+2.00D,4~5 岁为 0.00~+1.00D,6~7 岁为 0.00D,8 岁以上患儿为 −0.50D。若患儿术后随年龄的增长近视度数增高或出现严重的屈光参差,可酌情行 IOL 置换术或角膜屈光手术。表 4-1 为既往文献中建议儿童植入人工晶状体时所选的度数。

表 4-1 儿童白内障术中植入 IOL 度数的选择

术后预留屈光度数(D)(手术时年龄)				
Hutchinson	比预期正视减少 1 个 D(3~9 岁)			
Gimble	接近正视			
Dahan	校正至正视度数的 80%(婴儿)		校正至正视度数的 90%(幼儿)	
Crouch	+1~+2(6 岁以下)		正视(6 岁以上)	
Astle	+7~+8(1~2 岁)		+5~+7(2~4 岁)	
Trivedi	+10(<1.9 个月)	+7(6~11.9 个月)	+5(2.0~3.9 岁)	+1(8.0~9.9 岁)
Enyedi	+6(1 岁)	+5(2 岁)	+4(3 岁)	0(7 岁)
Plager	+5(3 岁)	+3(5 岁)	+1.5(7 岁)	+0.5(10 岁)
Awner	+4(2 岁以下) +3(2~4 岁) +2(4~6 岁)		+1(6~8 岁)	正视(8 岁以上)
Crouch	+4(1 岁) +3.5(2 岁) +2.5(3~4 岁)	+2.0(5~6 岁)	+1.0(7~8 岁)	正视(9 岁以上)

参 考 文 献

1. Chen YE, Hu AC, Rosenbaum A, et al. Long-term results of early contact lens use in pediatric unilateral aphakia. Eye & Contact Lens.2010.1:19-25.

2. Eibschitz-Tsimhoni M, Archer SM, Del Monte MA. Intraocular Lens Power Calculation in Children. Surv Ophthalmol.2007.52:474-482.

3. Hoffer KJ. The Hoffer Q formula:a comparison of theoretic and regression formulas. J Cataract Refract Surg.1993.19:700-712.

4. Holladay JT, Prager TC, Chandler TY, et al. A three-part system for refining intraocular lens power calculations. J Cataract Refract Surg.1988.14:17-24.

5. Sanders DR, Retzlaff J, Kraff MC. Comparison of the SRK Ⅱ formula and other second generation formulas. J Cataract Refract Surg. 1988.14:136-141.

6. Gills JP, Loyd T. Minimizing refractive error after implantation of intraocular lens. South Med J.1981.74:419-420.

7. Axt J. Power calculations for the Style-30(Sheets design) and other intraocular lenses. CLAO J. 1983.9:102-126.

8. Thompson JT, Maumenee AE, Baker CC. A new posterior chamber intraocular lens formula for axial myopes. Ophthalmology.1984. 91:484-488.

9. Donzis PB, Kastl PR, Gordon RA. An intraocular lens formula for short, normal, and long eyes. CLAO J. 1985. 11:95-98.

10. Drews RC. The determination of lens implant power. Ophthalmic Surg. 1989. 20:625-637.

11. Hoffer KJ. Lens power calculation for multifocal IOLs, in Maxwell WA, Nordan LT (eds):Current Concepts of Multifocal Intraocular Lenses. Thorofare, NJ, Slack.1991. 193-208.

12. Retzlaff JA, Sanders DR, Kraff MC. Development of the SRK/T intraocular lens implant power calculation formula. J Cataract Refract Surg. 1990. 16:333-340.

13. Sanders DR, Retzlaff JA, Kraff MC, et al. Comparison of the SRK/T formula and other theoretical and regression formulas. J Cataract Refract Surg. 1990. 16:341-346.

14. Hoffer KJ. Clinical results using the Holladay 2 intraocular lens power formula. J Cataract Refract Surg.2000.26:1233-1237.

15. Aristodemou P, Cartwright NE, Sparrow JM, et al. Formula choice:Hoffer Q, Holladay 1, or SRK/T and refractive outcomes in 8108 eyes after cataract surgery with biometry by partial coherence interferometry. J Cataract Refract Surg. 2011. 37:63-71.

16. Narváez J, Zimmerman G, Stulting RD, et al. Accuracy of intraocular lens power prediction using the Hoffer Q, Holladay 1, Holladay 2, and SRK/T formulas. J Cataract Refract Surg.2006. 32:2050-2053.

17. Eibschitz-Tsimhoni M, Tsimhoni O, Archer SM, et al. Discrepancies between intraocular lens implant power prediction formulas in pediatric patients. Ophthalmology.2007.114:383-386.

18. Lüchtenberg M, Kuhli-Hattenbach C, Fronius M, et al. Predictability of intraocular lens calculation using the holladay Ⅱ formula after in-the-bag or optic captured posterior chamber intraocular lens implantation in paediatric cataracts. Ophthalmologica.2008. 222:302-307.

19. Mezer E, Rootman DS, Abdolell M, et al. Early postoperative refractive outcomes of pediatric intraocular lens implantation. J Cataract Refract Surg. 2004.30:603-610.

20. Andreo LK, Wilson ME, Saunders RA. Predictive value of regression and theoretical IOL formulas in pediatric intraocular lens implantation. J Pediatr Ophthalmol Strabismus.1997.34:240-243.

21. Neely DE, Plager DA, Borger SM, et al. Accuracy of intraocular lens calculations in infants and children undergoing cataract surgery. J AAPOS.2005. 9:160-165.

22. Nihalani BR, VanderVeen DK. Comparison of intraocular lens power calculation formulae in pediatric eyes. Ophthalmology.2010. 117:1493-1499.

23. Jasman A, Shaharuddin B, Noor RM, et al. Prediction error and accuracy of intraocular lens power calculation in pediatric patient comparing SRK Ⅱ and Pediatric IOL Calculator. BMC Ophthalmology. 2010.10:20.

24. Barrett GD. An improved universal theoretical formula for intraocular lens power prediction. J Cataract Refract Surg.1993. 19:713-720.

25. Tromans C, Haigh PM, Biswas S, et al. Accuracy of intraocular lens power calculation in paediatric cataract surgery. Br J Ophthalmol.2001. 85:939-941.

26. Hoevenaars NED, Polling JR, Wolfs RCW. Prediction error and myopic shift after intraocular lens implantation in paediatric cataract patients. Br J Ophthalmol. 2011.95:1082-1085.

27. Moore DB, Ben Zion I, Neely DE, et al. Accuracy of biometry in pediatric cataract extraction with primary intraocular lens implantation. J Cataract Refract Surg.2008.34:1940-1947.

28. Wladis EJ, Gewirtz MB, Guo S. Cataract Surgery in the Small Adult Eye. Surv Ophthalmol.2006. 51:153-161.

29. Zadnik K, Mutti DO, Adams AJ. The repeatability of measurement of the ocular components. Invest Ophthalmol Vis Sci.1992. 33:2325-2333.

30. Norrby S. Multicenter biometry study of 1 pair of eyes. J Cataract Refract Surg.2001. 27:1656 -1661.

31. Giers U, Epple C. Comparison of A-scan device accuracy. J Cataract Refract Surg.1990. 16:235-242.

32. Vogel A, Dick HB, Krummenauer F. Reproducibility of optical biometry using partial coherence interferometry: intraobserver and interobserver reliability. J Cataract Refract Surg. 2001.27:1961-1968.

33. Binkhorst RD. The accuracy of ultrasonic measurement of the axial length of the eye. Ophthalmic Surg.981.12: 363-365.

34. Trivedi RH, Wilson ME. Axial Length Measurements by Contact and Immersion Techniques in Pediatric Eyes with Cataract. Ophthalmology. 2011.118:498-502.

35. Koranyi G, Lydahl E, Norrby S, et al. Anterior chamber depth measurement:A-scan versus optical methods. J Cataract Refract Surg. 2002. 28:243-247.

36. Kriechbaum K, Findl O, Kiss B, et al. Comparison of anterior chamber depth measurement methods in phakic and pseudophakic eyes. J Cataract Refract Surg. 2003. 29:89-94.

37. Nemeth J, Fekete O, Pesztenlehrer N. Optical and ultrasound measurement of axial length and anterior chamber depth for intraocular lens power calculation. J Cataract Refract Surg. 2003. 29:85-88.

38. Lam AK, Chan R, Pang PC. The repeatability and accuracy of axial length and anterior chamber depth measurements from the IOLMaster. Ophthal Physiol Opt. 2001. 21:477-483.

39. Rabsilber TM, Khoramnia R, Auffarth GU. Anterior chamber measurements using Pentacam rotating Scheimpflug camera. J Cataract Refract Surg.2006.32:456-459.

40. Shankar H, Taranath D, Santhirathelagan CT, et al. Anterior segment biometry with the Pentacam: comprehensive assessment of repeatability of automated measurements. J Cataract Refract Surg.2008.34:103-113.

41. Buehl W, Stojanac D, Sacu S, et al. Comparison of three methods of measuring corneal thickness and anterior chamber depth. Am J Opthalmol. 2006. 141:7-12.

42. Nemeth G, Vajas A, Kolozsvari B, et al. Anterior chamber depth measurements in phakic and pseudophakic eyes:Pentacam versus ultrasound device. J Cataract Refract Surg. 2006. 32:1331-1335.

43. Lackner B, Schmidinger G, Skorpik C. Validity and repeatability of anterior chamber depth measurements with Pentacam and Orbscan. Optom Vis Sci. 2005. 82:858-861.

44. Reuland MS, Reuland AJ, Nishi Y, et al. Corneal radii and anterior chamber depth measurements using the IOLmaster versus the Pentacam. J Refract Surg. 2007.23:368-373.

45. Su PF, Lo AY, Hu CH, et al. Anterior chamber depth measurement in phakic and pseudophakic eyes. Optom Vis Sci.2008. 85:1193-1200.

46. Savini G, Olsen T, Carbonara C, et al. Anterior chamber depth measurement in pseudophakic eyes:a comparison of pentacam and ultrasound. J Refract Surg. 2010. 26:341-347.

47. Lenhart PD, Hutchinson AK, Lynn MJ, et al. Partial coherence interferometry versus immersion ultrasonography for axial length measurement in children. J Cataract Refract Surg. 2010.36:2100-2104.

48. Meinhardt B, Stachs O, Stave J, et al. Evaluation of biometric methods for measuring the anterior chamber depth in the non-contact mode. Graefes Arch Clin Exp Ophthalmol. 2006.244:559-564.

49. Nemeth G, Tsorbatzoglou A, Vamosi P, et al. A comparison of accommodation amplitudes in pseudophakic eyes measured with three different methods. Eye. 2008. 22:65-69.

50. Sacu S, Findl O, Buehl W, et al. Optical biometry of the anterior eye segment:interexaminer and intraexaminer reliability of ACMaster. J Cataract Refract Surg.2005. 31:2334-2339.

51. Hoffer KJ. Ultrasound velocities for axial eye length measurement. J Cataract Refract Surg.1994.20:554-562.

52. Holladay JT. Standardizing constants for ultrasonic biometry, keratometry, and intraocular lens power

calculations. J Cataract Refract Surg.1997.23:1356-1370.

53. Noonan CP, Mackenzie J, Chandna A. Repeatability of the hand-held Nidek auto-keratometer in children. J AAPOS.1998.2:186-187.

54. Ram J, Gupta N, Sukhija JS, et al. Outcome of cataract surgery with primary intraocular lens implantation in children. Br J Ophthalmol.2011. 95:1086-1090.

55. 赵姝芝, 蔡可丽. 儿童白内障手术人工晶状体度数计算准确性分析. 中国实用眼科杂志.2011.29:847-851.

56. Bluestein EC, Wilson ME, Wang XH, et al. Dimensions of the pediatric crystalline lens:implications for intraocular lenses in children. J Pediatr Ophthalmol Strabismus. 1996.33:18-20.

57. Pandey SK, Werner L, Wilson ME Jr, et al. Capsulorhexis ovaling and capsular bag stretch after rigid and foldable intraocular lens implantation:experimental study in pediatric human eyes. J Cataract Refract Surg. 2004.30:2183-2191.

58. Strenn K, Menapace R, Vass C. Capsular bag shrinkage after implantation of an open-loop silicone lens and a poly (methyl methacrylate) capsule tension ring. J Cataract Refract Surg.1997.23:1543-1547.

59. Kim JH, Lee D, Cha YD, et al. The analysis of predicted capsular bag diameter using modified model of capsule measuring ring in Asians. Clin Experiment Ophthalmol. 2008.36:238-244.

60. Tehrani M, Dick HB, Krummenauer F, et al. Capsule measuring ring to predict capsular bag diameter and follow its course after foldable intraocular lens implantation. J Cataract Refract Surg.2003.29:2127-2134.

61. Faramarzi A, Javadi MA. Comparison of 2 techniques of intraocular lens implantation in pediatric cataract surgery. J Cataract Refract Surg. 2009.35:1040-1045.

62. Speeg-Schatz C, Flament J, Weissrock M. Congenital cataract extraction with primary aphakia and secondary intraocular lens implantation in the ciliary sulcus. J Cataract Refract Surg.2005.31:750-756.

63. Kanigowska K, Gralek M. Secondary intraocular lens implantation in children. Klin Oczna. 2007. 109:421-424.

64. Wilson ME, Hafez GA, Trivedi RH. Secondary in-the-bag intraocular lens implantation in children who have been aphakic since early infancy. J AAPOS.2011.15:162-166.

65. Dubey R, Birchall W, Grigg J. Improved refractive outcome for ciliary sulcus-implanted intraocular lenses. Ophthalmology.2012. 119:261-265.

66. Findl O, Drexler W, Menapace R, et al. Changes in intraocular lens position after neodymium:YAG capsulotomy. J Cataract Refract Surg.1999. 25:660-662.

67. Ozkurt YB, Sengör T, Evciman T, et al. Refraction, intraocular pressure and anterior chamber depth changes after Nd:YAG laser treatment for posterior capsular opacification in pseudophakic eyes. Clin Exp Optom.2009. 92:412-415.

68. Smith RT, Moscoso WE, Trokel S, et al. The barrier function in neodymium-YAG laser capsulotomy. Arch Ophthalmol.1995.113:645-652.

69. Thornval P, Naeser K. Refraction and anterior chamber depth before and after neodymium:YAG laser treatment for posterior capsule opacification in pseudophakic eyes:a prospective study. J Cataract Refract Surg.1995. 21:457-460.

70. Hu CY, Woung LC, Wang MC. Change in the area of laser posterior capsulotomy:3 month follow-up. J Cataract Refract Surg.2001.27:538-542.

71. Hayashi K, Hayashi H. Comparison of the stability of 1-piece and 3-piece acrylic intraocular lenses in the lens capsule. J Cataract Refract Surg. 2005. 31:337-342.

72. Wirtitsch MG, Findl O, Menapace R, et al. Effect of haptic design on change in axial lens position after cataract surgery. J Cataract Refract Surg.2004.30:45-51.

73. Nejima R, Miyai T, Kataoka Y, et al. Prospective intrapatient comparison of 6.0-millimeter optic single-piece and 3-piece hydrophobic acrylic foldable intraocular lenses. Ophthalmology. 2006.113:585-590.

74. Koeppl C, Findl O, Kriechbaum K, et al. Change in IOL position and capsular bag size with an angulated intraocular lens early after cataract surgery J Cataract Refract Surg. 2005. 31:348-353.

75. Petternel V, Menapace R, Findl O, et al. Effect of optic edge design and haptic angulation on postoperative intraocular lens position change. J Cataract Refract Surg. 2004. 30:52-57.

76. Kurz S, Krummenauer F, Hacker P, et al. Capsular bag shrinkage after implantation of a capsular bending or capsular tension ring. J Cataract Refract Surg.2005. 31:1915-1920.

77. Iwase T, Sugiyama K. Investigation of the stability of one-piece acrylic intraocular lenses in cataract surgery and in combined vitrectomy surgery. Br J Ophthalmol. 2006. 90:1519-1523.

78. Watanabe A, Shibata T, Ozaki M, et al. Change in anterior chamber depth following combined pars plana vitrectomy, phacoemulsification, and intraocular lens implantation using different types of intraocular lenses. Jpn J Ophthalmol.2010. 54:383-386.

79. Mkiki A, Zakou M, Kuno R, et al. Anterior chamber depth after posterior chamber lens implantation surgery. Jpn J Clin Ophthalmol. 1994. 48:207-210.

80. Stifter E, Menapace R, Luksch A, et al. Anterior chamber depth and change in axial intraocular lens position after cataract surgery with primary posterior capsulorhexis and posterior optic buttonholing. J Cataract Refract Surg.2008. 34:749-754.

81. Sanders DR, Higginbotham RW, Opatowsky IE. Hyperopic shift in refraction associated with implantation of the single-piece Collamer intraocular lens. J Cataract Refract Surg.2006. 32:2110-2112.

82. Inagaki Y. The rapid change of corneal curvature in the neonatal period after infancy. Arch Ophthalmol. 1986. 104:1026-1027.

83. Gordon RA, Donzis PB. Refractive development of the human eye. Arch Ophthalmol. 1985. 103:785-789.

84. Nyströom A, Lundqvist K, Sjöostrand J. Longitudinal change in aphakic refraction after early surgery for congenital cataract. J AAPOS. 2010.14:522-526.

85. Vanathi M, Tandon R, Titiyal JS, et al. Case series of 12 children with progressive axial myopia following unilateral cataract extraction. J AAPOS. 2002. 6:228-232.

86. Fan DSP, Yip WWK, Yu CB, et al. Updates on the Surgical Management of Paediatric Cataract with Primary Intraocular Lens Implantation. Ann Acad Med Singapore. 2006. 35:564-570.

87. Vasavada AR, Raj SM, Nihalani B. Rate of axial growth after congenital cataract surgery. Am J Ophthalmol. 2004.138:915-924.

88. Flitcroft DI, Knight-Nanan D, Bowell R, et al. Intraocular lenses in children:changes in axial length, corneal curvature, and refraction. Br J Ophthalmol.1999. 83:265-269.

89. Zou Y, Chen M, Lin Z, et al. Effect of cataract surgery on ocular axial length elongation in young children. Eye Sci. 1998. 14:17-20.

90. Hussin HM, Markham R. Changes in axial length growth after congenital cataract surgery and intraocular lens implantation in children younger than 5 years. J Cataract Refract Surg. 2009. 35:1223-1228.

91. Inatomi M, Kora Y, Kinohira Y, et al. Long-term follow-up of eye growth in pediatric patients after unilateral cataract surgery with intraocular lens implantation. J AAPOS. 2004.8:50-55.

92. McClatchey SK, Parks MM. Myopic shift after cataract removal in childhood. J Pediatr Ophthalmol Strabismus. 1997. 34:88-95.

93. McClatchey SK, Dahan E, Maselli E, et al. A comparison of the rate of refractive growth in pediatric aphakic and pseudophakic eyes. Ophthalmology. 2000. 107:118-122.

94. Enyedi LB, Peterseim MW, Freedman SF, et al. Refractive changes after pediatric intraocular lens implantation. Am J Ophthalmol. 1998. 126:772-781.

95. Plager DA, Kipfer H, Sprunger DT, et al. Refractive change in pediatric pseudo phakia:6-year follow-up. J Cataract Refract Surg. 2002. 28:810-815.

96. Crouch ER, Crouch ER, Pressman SH. Prospective analysis of pediatric pseudophakia: myopic shift and postoperative outcomes. J AAPOS, 2002, 6: 277-282.

97. Weakley DR, Birch E, McClatchey SK, et al. The association between myopic shift and visual acuity outcome in pediatric aphakia. J AAPOS. 2003.7: 86-90.

98. Wilson ME, Bartholomew LR, Trivedi RH. Pediatric cataract surgery and intraocular lens implantation: practice styles and preferences of the 2001 ASCRS and AAPOS memberships. J Cataract Refract Surg. 2003.29: 1811-1820.

99. 黄钰森, 谢立信. 儿童双眼先天性白内障人工晶状体植入术后眼轴长度和屈光状态的变化. 中华眼科杂志. 2005. 41: 335-339.

100. Hutchinson AK, Drews-Botsch C, Lambert SR. Myopic shift after intraocular lens implantation during childhood. Ophthalmology. 1997. 104: 1752-1757.

101. Gimbel HV, Ferensowicz M, Raanan M, et al. Implantation in children. J Pediatr Ophthalmol Strabismus. 1993.30: 69-79.

102. Dahan E, Drusedau MU. Choice of lens and dioptric power in pediatric pseudophakia. J Cataract Refract Surg. 1997.23: 618-623.

103. Crouch ER, Pressman SH, Crouch ER. Posterior chamber intraocular lenses: long-term results in pediatric cataract patients. J Pediatr Ophthalmol Strabismus. 1995. 32: 210-218.

104. Astle WF, Ingram AD, Isaza GM, et al. Paediatric pseudophakia: analysis of intraocular lens power and myopic shift. Clin Experiment Ophthalmol. 2007.35: 244-251.

105. Trivedi RH, Wilson ME. Selecting intraocular lens power in children. Eyenet Pearls [online]. 2009. Available at: http://www.aao.org/publications/eyenet/200601/pearls.cfm.

106. Awner S, Buckley EG, DeVaro JM, et al. Unilateral pseudophakia in children under 4 years. J Pediatr Ophthalmol Strabismus. 1996. 33: 230-236.

第五章

儿童白内障术后视力矫正

儿童特别是婴幼儿的眼睛尚处于生长发育阶段。刚出生的婴儿眼轴长度平均为 17.1~17.5mm,角膜曲率约为 47D,晶状体屈光度约为 34D。随后眼轴不断增长:出生第一年 眼轴平均增长 2.5~3.5mm,眼轴长度平均为 20.6mm。随后的几年,增长速度有所下降,并且 一般认为,大约 13 岁以后眼轴发育基本完成。而在眼睛的正视化过程中,与眼轴的增长相 对应,角膜曲率和晶状体屈光度也有所变化。研究显示,曲率的变化在出生后 6 个月内比 较明显。

先天性白内障的患儿在行白内障摘除后,其屈光状态发生了重大改变,伴随眼轴的发 育,患眼更需要进行动态的屈光不正矫正以达到正视化。

第一节 无晶状体眼的视力矫正

作为白内障摘除后的重要视觉矫正方法,2 岁之后的双眼先天性白内障儿童行同期人 工晶状体(intraocular len,IOL)植入已经被普遍认同。其可以提供全天候的视觉矫正,并且 消除了物像变形以及影响周边视野等问题。但双眼患儿 IOL 在 2 岁之前婴幼儿的同期植入 尚存在一定争议,因术后较高的后发性白内障发生率以及较严重的炎症反应。单眼患儿的 人工晶状体同期植入年龄目前随机性很大,没有统一的年龄共识。但婴儿单眼先天性白内 障的同期人工晶状体植入往往带来明显的视轴混浊,导致术后较高的二次手术率。

此外,婴幼儿不能密切配合进行 IOL 计算各种生物常数的测量,导致 IOL 测算较大的 误差;婴幼儿眼睛未发育完全,眼轴发育会导致明显的近视漂移,如不能及时矫正进而会导 致弱视的发生。我们一项研究表明,儿童白内障 IOL 植入术后屈光状态普遍向近视偏移,而 眼轴和屈光状态在较大儿童中较稳定。Gouws 等对 1 岁内的婴儿单双眼白内障均同期植入 IOL,发现尽管此方法安全可行,但术后存在较大的屈光变化。再者,目前并没有针对婴幼儿 眼设计的人工晶状体存在。因此许多婴幼儿的先天性白内障手术并不同期植入人工晶状体, 此种情况下,术后剩余屈光不正会导致弱视的形成。因此术后需进行严格的屈光检测,进而 对无晶状体眼进行严格的视力矫正。

一、无晶状体眼的屈光不正检测

婴幼儿屈光不正的检测不同于成人,特别是对于无晶状体眼状态的患儿。相对于成人的主观验光方法来说,儿童因表达能力有限以及注意力集中时间短,更适合检影验光等客观检查方法。对于不能配合检查的婴幼儿,其可以在基础麻醉或应用镇静剂的情况下进行。常用的有动态视网膜检影验光法。

检验前,将患儿的瞳孔充分散大,检影者持检影镜在 0.5 米或 1 米处将发散光斑投射在患儿眼底并沿一定方向来回移动该发散光斑,然后观察通过患眼折射后的光斑移动方向,来判断患眼的聚焦平面。如果瞳孔反光移动方向与检影镜转动方向相同者称为顺动,就是眼底像所见到的正像;如果二者移动方向相反者为逆动,就是眼底像见到的为倒像;如果瞳孔反光看不出明显移动则称为不动。然后在患眼前放置具有一定屈光度数的镜片,当放置的镜片使患眼眼底恰好聚焦在检影者平面时,就可获得被检眼的屈光不正度数。但是由于检影者一般在离患眼的一定距离进行检影,所以在检影中和后所得的屈光不正度数应该结合工作镜的作用才能得到最终的屈光不正度数。例如在 1 米处检影达到中和的度数为 +19.00D,则该患眼的屈光不正度数为(+19.00D)−(+1.00D)=+18.00D。

另外对于较大的儿童,其可以配合电脑验光仪进行屈光检测。电脑验光属于客观验光法,其采用红外线光源及自动雾视装置达到放松眼球调节的目的,采用光电技术及自动控制技术检查屈光度。当然,电脑验光仪的准确性受很多因素的影响,例如如果患儿的头眼配合不好,或者有明显眼球震颤的患儿,其眼球反复活动,眼注视验光仪内目标不够集中,以致放松调节不够,会很大程度影响屈光检查结果的准确性,反复检查度数差异很大,甚至不能检查出目标屈光度数。因此,即使对于配合客观电脑仪检查的患儿,将其作为判断屈光状态的唯一依据是不科学的,应结合检影验光及镜片矫正的技术科学进行。

此外,尚有公式可以根据患儿的眼轴和曲率进行眼镜度数的粗略计算。其具体公式如下:目的屈光度 =A/1+0.012A,其中 A=1336/眼轴(mm)−平均曲率。通常在临床上,针对散瞳不理想,检影验光误差可能较大的患儿我们通常结合公式法得到一个较准确的术后屈光度数进行眼镜验配。

还有一个需要注意的重要问题是在对婴幼儿进行框架眼镜或角膜接触镜的验配时,需要考虑患儿的实际需要进行。例如对于 1 岁内的婴儿,其对视近的要求远远高于视远需要,此时如果对其进行正式化矫正,势必不能满足其正常需要。因此对于先天性白内障术后的无晶状体眼患儿,笔者通常的做法是在术后 1 周内即进行散瞳检影验光结合眼轴、曲率计算屈光度进行配镜。对于 1 岁内的婴幼儿其配镜度数在验光的结果上过矫大约 2D,只配戴一副眼镜;对于 1~3 岁的婴幼儿,配镜度数过矫 1D,也配戴一副眼镜;对于 3 岁以后的患儿,如未行人工晶状体植入,则配远近两副眼镜。

二、无晶状体眼患儿的视力矫正方法

儿童无晶状体眼屈光不正矫正的理想方法应具有以下特点:①能够随时更换,以满足儿童眼球发育造成屈光状态的变化;②能够矫正高度数的远视;③能够在术后迅速提高清晰的视网膜像,同时可以不间断的良好矫正患儿的屈光不正状态;④不会对患儿产生刺激症状,长期应用其并发症发生率低。目前常用的无晶状体眼患儿视觉矫正方法主要包括框架眼镜、角膜接触镜以及人工晶状体。其优缺点如表 5-1 所示。具体介绍所下。

表 5-1　无晶状体眼患儿视觉矫正方法比较

	框架眼镜	角膜接触镜	人工晶状体
度数	可以随时调整度数	度数可以根据眼轴变化随时调整,保持最佳视力矫正	植入眼内后,不能随时调整,剩余屈光不正需要通过眼镜或接触镜矫正
成像质量	视物放大约30%,且高度数的镜片因棱镜效应会引起视物变形	视物有5%~9%的放大率	成像稳定,无变形
视野	周边视野明显缩小	周边视野影响小	基本不影响视野
手术	需要二次手术植入人工晶状体	需要二次手术,植入眼内人工晶状体	不需要二次手术,减少手术风险
角膜影响	对角膜无不良影响	容易引起角膜新生血管,并且感染风险大	对角膜无不良影响
术后依从性	需要一定依从性,特别是单眼患儿	需要一定的依从性和适应性	无需依从性
安全性和稳定性	佩戴安全、简便	佩戴困难,且有发生角膜感染的风险	儿童眼内植入的长期随访尚需确定,早期植入容易导致继发性青光眼以及继发性视轴混浊等问题

(一) 框架眼镜

框架眼镜是比较传统的无晶状体眼矫正办法,特别是对于双眼先天性白内障患儿。其优点在于价格相对便宜,验配方便,随着儿童眼轴和屈光状态的发展可以随时更换,对于处于眼轴发育迅速的婴幼儿期非常适用。

1. 儿童眼镜镜架的选择　婴幼儿在选择框架眼镜时,选择轻便及合适尺寸的镜架非常重要。因为婴幼儿鼻梁往往较低,但无晶状体眼的框架眼镜因度数较高导致镜片厚重,选择舒适度好的框架更有利于框架眼镜的长期佩戴。

眼镜架是眼镜的重要组成部分,主要起到支撑眼镜片的作用,外观漂亮的眼镜架还可起到美观的作用。一副镜架通常由镜圈、鼻托、桩头和镜脚等主要部分构成。材质主要有金属、塑料或树脂、天然材料等。由于儿童群体的特殊性,相对于成年人,无晶状体眼儿童的镜架更要求一定的硬度、柔软性、耐磨性以及重量轻等特点(图 5-1)。

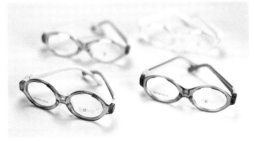

图 5-1　儿童框架眼镜的镜架

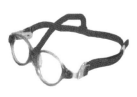

图 5-2　婴幼儿的"丁"字形眼镜架

在临床上,通常婴幼儿患者鼻梁发育不完全,鼻梁较矮使眼镜容易下滑,此外为了减轻厚重镜片对婴幼儿鼻部和耳部的压力,笔者通常建议家长在患儿佩戴框架眼镜时,在患儿眼镜鼻梁处系一条绳,放入脑后,在镜腿两端再各系一绳,戴静时把镜腿两端绳系在脑后,再把眼镜鼻梁上放入脑后的绳系在两镜腿绳上,使系的绳在头上成一"丁"字形,对眼镜起到固定作用,防止眼镜下滑,同时又可确保眼镜光学中心对准眼镜(图 5-2)。此外,临床上亦有专门针对婴幼儿设计的硅胶眼镜架,其相对于普通镜架更轻便、柔软,且设计上多了转移鼻托和镜脚压力的额托设计,更加适合无晶状体眼婴幼儿的应用,尽管其价格也更昂贵。

2. 儿童框架眼镜镜片的选择　目前可供白内障儿童术后使用的框架眼镜镜片材质同普通成人镜片一致。主要包括玻璃镜片、高分子树脂镜片以及聚碳酸酯(PC)镜片。玻璃镜片具有比其他材质的镜片更耐刮的特性,但相对其重量也较重。高分子树脂镜片比玻璃镜片更轻,耐冲击不易破,但因其硬度降低,所以比玻璃容易有刮痕。相较于以上两种,PC 镜片则重量最轻,与传统的树脂镜片相比也仅只有一半的重量。此外,PC 镜片具有隔绝紫外线的效果,但其缺点也包含表面容易刮伤,所以一般 PC 的镜片需加上抗刮的保护膜使用更佳。在临床上,通过家长在眼镜验配师的推荐下根据经济情况选择合适患儿的框架眼镜镜片。

因无晶状体眼患儿的眼镜度数高,近年压贴球镜(图 5-3)被推荐使用,其镜片轻便易于婴幼儿接受,有较好的依从性及疗效。压贴球镜是利用非球面光学设计原理,由一系列同心圆构成,大大降低了球镜的厚度,无论屈光力有多大,镜片的厚度均只有1mm。远视最大可配到 1600 度,近视最大可配到 1400度。配压贴球镜先用常规验光方法确定配镜者的验光处方。因压贴球镜的屈光度规格是固定的,负球镜从 −1D到 −14D 共 14 种规格,正球镜由 +0.50D 到 +16D 共 16种规格,没有散光镜片。因此在确定压贴球镜处方时,要综合框架镜片和压贴镜片的有效镜度,使其与验光处方相符。如验光处方为 −8.00DS,刚好有 −8.00DS 的压贴球镜片,框架镜就配平光镜片,再压贴 −8.00DS。如验光

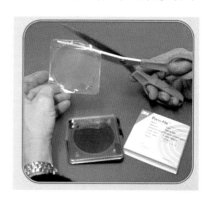

图 5-3　膜状压贴球镜

处方为 −10.50D 配合压贴球镜时,处方应为 −0.50DS 压贴 −10.00DS,即配一片 −0.50DS 的框架镜片,再加 −10.00DS 的压贴球镜片。处方也可以为 +0.50DS 压贴 −11.00DS,即配一片+0.50DS 的框架镜片,再加上 −11.00DS 的压贴球镜片。如处方为 −10.00DS−0.75DC×180,则配一片 −0.75DC×180 的散光镜片再压贴 −10.00DS 的压贴球镜片。如处方为 −14.00DS 则配一片平光片,再压贴 −14.00DS 的压贴球镜片。

但是无晶状体眼患儿的框架眼镜也有许多缺点制约其应用:首先无晶状体眼的框架眼镜因为度数高往往比较厚重,给婴幼儿的佩戴增加了负担。其次因为较高度数所产生的棱镜效应会带来周边物象变形以及视野缩小等问题。特别对于单眼白内障术后无晶状体眼患儿,双眼高度屈光参差,框架眼镜的使用会造成明显的物象不等,给患儿的佩戴带来明显不适感,导致其临床应用效果不明显。另外,高度数的框架眼镜也会对影响患儿美观。但是基于我们的国情,框架眼镜目前仍是婴幼儿白内障术后的首选。我们在对单眼患儿佩戴框架眼镜时,往往建议其对健眼进行遮盖以减少不适感。但是积极探索更适合儿童特别是婴幼儿应用的无晶状体眼矫正方式意义重大。

(二)角膜接触镜

角膜接触镜(图 5-4)作为婴幼儿白内障术后无晶状体眼矫正的办法目前被广泛提倡,其验配方便可随时更换,相较框架眼镜物象变形以及视野影响等不明显,特别

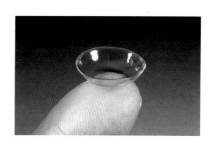

图 5-4　角膜接触镜

适用于单眼无晶状体眼患儿。

1. 角膜接触镜的类型　婴幼儿应用的角膜接触镜根据材质主要包括软性(又包括水凝胶和硅凝胶两种)和硬性(主要为聚甲基丙烯酸甲酯材料,PMMA)两种。软性角膜接触镜佩戴相对容易,对于不同大小的眼球广泛适用以及在眼内相对稳定。但是其同时也具有一些不可回避的缺点。最突出的问题是角膜缺氧:首先软性角膜接触镜具有较低的透氧性,此外对于无晶状体眼状态的婴幼儿来讲,其佩戴的角膜接触镜度数相对较高,相应的接触镜通常较厚,此两者结合导致了角膜氧供的不足。而角膜的长期缺氧就会引起角膜新生血管,基质水肿甚至慢性角膜内皮功能失代偿的发生。此外,软性角膜接触镜对于角膜散光不能起到矫正作用,对于小睑裂的患儿佩戴困难。

目前,硬性角膜接触镜逐渐取代软性角膜接触镜应用于术后无晶状体眼的婴幼儿。尤其是目前普遍应用的高透氧性硬性角膜接触镜,即使度数较高状态下长期日间佩戴也具有较高的安全性。另外其可以对于各种类型的角膜散光进行矫正。各种接触镜相关并发症如感染性角膜炎以及角膜新生血管等在硬性角膜接触镜佩戴患儿中并不多见。此外,因硬性角膜接触镜直径小不可折叠使其在小睑裂中的应用更合理。当然,其也有一些固有的不足之处。例如,其佩戴后有一个适应过程,早期佩戴舒适性不如软性角膜接触镜。若婴幼儿因眼部不适症状揉搓眼睛容易造成角膜擦伤等实质性损伤。因此相较于软性角膜接触镜,硬性接触镜更容易被揉搓出眼外。

2. 角膜接触镜佩戴前的相关检查

(1) 眼前节的检查:对于不合作的婴幼儿,此项检查通常通过小儿手持裂隙灯进行。内容包括对眼睑、角膜、结膜、前房等的检查,排除角膜炎症、溃疡以及结膜炎症等眼前节病变。同时角膜直径测量的可以通过粗略测量水平虹膜直径获得。

(2) 角膜曲率的检查:此项检查同样可以通过专门针对儿童设计的手持曲率计进行,以决定角膜曲率半径。而角膜曲率半径在验配角膜接触镜时确定镜片的曲率半径(也即基弧)非常重要。一般来讲,硬性角膜接触镜的基弧基本上都是完全按照使用者的眼球情况一比一制作,而软性角膜接触镜则采用适应性基弧制作的方法,一般软性角膜接触镜的基弧要大于角膜的基弧。软性角膜接触镜基弧越大,意味着镜片的内表面越平坦,如果镜片的基弧大于眼球的基弧,就可能出现镜片贴不住眼球,容易移位的情况,如果镜片的基弧小于眼球的基弧,则容易让眼睛产生过紧、不舒适的感觉。

(3) 屈光度的检查:主要通过检影验光确定,方法如上所示。但框架眼镜与角膜接触镜度数通常有以下换算公式:$F_0 = F_1/1-dF_1$。其中 F_0 指角膜接触镜度数,F_1 指框架眼镜验光度数,d 为框架眼镜与角膜的距离,一般为 0.012m。举例如下:

框架眼镜度数为 -4D,框架与角膜的距离为 12mm,则角膜接触镜的度数换算为:$F_0 = 4D/1-0.012×(-4D)=3.82D$,可以配 -3.75D。

当然结合临床实际,准确测量婴幼儿的角膜直径和角膜曲率是一件非常困难的事情,因此有学者提出根据患儿的年龄来决定婴儿的角膜接触镜基弧。通常角膜接触镜的基弧要比角膜曲率半径平 0.5mm,一般新生儿的角膜基弧为 7.4mm,随着眼球发育,角膜逐渐变平,此数值也逐渐增大。而在角膜直径的测量时,通常也比测量到的虹膜直径大 2.5~3mm。我们也通常认为婴儿的虹膜直径约 10mm,所以角膜直径约为 12.5~13mm。当然同样随着眼球发育角膜直径逐渐增加,特别是出生后的 18 个月内。

3. 角膜接触镜的佩戴及护理　对于不能配合检查和治疗的婴幼儿来说,角膜接触镜的佩戴以及术后护理对医生以及其本人家庭都是一巨大挑战。通常情况下,我们很难在患儿清醒状态下将接触镜戴入其眼内,尤其是硬性高透氧接触镜(RGP)。有一种选择即是在基础麻醉下进行。尽管基础麻醉引起风险的几率非常低,但是其仍然存在;此外,基础麻醉无论在经济和时间上都限制了其在婴幼儿接触镜佩戴中的应用。因此除非情况非常特殊,一般不提倡应用基础麻醉来进行婴幼儿角膜接触镜的佩戴和检查。应用短效镇静剂如水合氯醛保留灌肠的方法在青岛眼科医院是经常使用的儿童眼部检查方法。

对于成人以及较大儿童,角膜接触镜可以自行佩戴和取下。佩戴方法:清洁双手后,将镜片放在示指指尖上,注意正面朝上,双眼注视前方,双手中指将上下眼睑拉开,然后将镜片附着于角膜中央,移开示指再往下看以使镜片附着于角膜上,双手中指徐徐放松眼。卸下方法为:双手洗净后,眼睛看着镜子,以左手示指右手中指拉开上下眼睑右手拇指与示指轻轻按住镜片上、下缘两侧使镜片拱起后慢慢取出。

而对于婴幼儿,角膜接触镜的佩戴和摘取并不是很轻松的事情。但是考虑无论是全身麻醉还是水合氯醛保留灌肠进行都不是可以长期操作的事情,因此建议对于不配合的婴幼儿在其熟睡时进行这一工作。并且婴幼儿佩戴角膜接触镜时,使其上下眼睑尽可能拉开相当困难,因此通常情况下,我们可以先将轻轻拉开上眼睑放入接触镜,然后再拉开下眼睑放入。但一定要确保接触镜处于角膜前且没有弯折。在这种情况下,硬性角膜接触镜的放入要比软性接触镜相对容易,因为后者直径更大且更容易弯曲变形。软性角膜接触镜的取出类似成人,轻轻拉开眼睑夹住边缘取出。而对于硬性角膜接触镜,则可以通过上下眼睑轻轻挤压接触镜的边缘使其自行脱出眼睑外面。切记不建议在佩戴和取出婴幼儿佩戴的角膜接触镜时使用表面麻醉剂。

在角膜接触镜的佩戴上,还有一个重要的问题值得注意,就是佩戴时间问题。由于角膜接触镜给无晶状体眼患儿提供了良好的视力矫正,因此全天候的佩戴至关重要。尽管随着科学技术的发展,各种高透氧性的角膜接触镜相继问世,但因为长期长时间佩戴角膜接触镜引起的一些并发症也如影随形。因此如果能在白天患儿清醒时间坚持佩戴角膜接触镜,而晚上患儿睡觉时间能够取下接触镜,进行清洗护理的同时让角膜更充分接收氧气供应,则一定程度上减少角膜接触镜的一些相关并发症,这也是儿童使用角膜接触镜矫正屈光不正的推荐最佳使用方法。

但对于年龄稍大的幼儿来说,可能取出和佩戴角膜接触镜非常困难。在这种情况下,可以酌情考虑延长佩戴高透氧性的角膜接触镜的时间。但是一般情况下,即使最佳性能的高透氧角膜接触镜,儿童的佩戴时间也不建议超过1周。一旦条件允许,每天睡觉时取出角膜接触镜仍是最佳处理方式。相较年龄较大儿童,较小的婴幼儿在佩戴角膜接触镜时更容易依从,因为他们反抗不那么强烈。而与此同时,如果患儿在很小的时候就能够接受角膜接触镜的佩戴并成为习惯,则更加有利于角膜接触镜的长期佩戴和良好依从。

4. 角膜接触镜的佩戴随访　一方面,婴幼儿佩戴角膜接触镜相对复杂;另一方面,婴幼儿的眼轴处于生长发育阶段,特别是出生后18个月内眼轴增长较快。因此对于使用角膜接触镜矫正屈光不正的婴幼儿来说,经常性随访的重要性不言而喻。在佩戴接触镜的早期适应阶段,每周的随访是非常必要的,以帮助医生及时发现佩戴中出现的问题并协助家长解决。一旦佩戴和取出接触镜成为日常习惯顺利开展,则可以适当延长随访时间至每4~6周

1次。当然,如果患儿不能每天摘取角膜接触镜,角膜接触镜佩戴时间较长,则建议适当增加随诊的频率。随访时需要注意的问题如下:

详细询问患儿对角膜接触镜的适应情况。佩戴和摘取接触镜是否顺利?患儿是否经常揉眼?佩戴后患儿是否有眼红、流泪或分泌物出现?患儿佩戴接触镜后是否固视加强?患儿能否坚持佩戴角膜接触镜?以上等等问题均需要详细了解。

评估角膜接触镜的合适度。主要包括角膜接触镜是否居中以及其在眼内随眼球转动的活动性,可以通过荧光素钠染色辅助评估。

裂隙灯检查。主要包括检查角膜及结膜是否荧光素钠着色,角膜缘是否有新生血管出现,以及角膜接触镜上是否有沉积物等。

屈光度检查:一旦度数改变,需及时更换角膜接触镜以提供患儿最佳的视觉矫正状态。

其他包括眼压以及眼底视盘及视网膜的检查,以检测眼压变化,注意无晶状体眼青光眼的发生。

5. 角膜接触镜的相关并发症

(1) 角膜接触镜丢失:在患儿佩戴角膜接触镜的适应阶段,可能因为揉搓眼睛而将接触镜揉出眼外。这种情况下,可以准备一副相应度数的备用角膜接触镜。一旦丢失,可以不影响患儿的屈光矫正和弱视训练。

(2) 依从性差:在佩戴角膜接触镜矫正屈光不正时,家长以及儿童的依从性非常重要。而往往由于患儿不能接受甚至抵触接触镜佩戴,造成一些家长的依从性差。或者由于患儿因不适应接触镜佩戴眼部稍微出现一些眼红刺激症状,家长即将接触镜取出。在这种情况下,如果患儿为单眼患者,则很容易出现弱视甚至形觉剥夺性弱视,影响儿童白内障手术的最终效果。

(3) 角膜新生血管或感染:由于患儿需要长期佩戴角膜接触镜,如果接触镜透氧性差或者不按医嘱摘取角膜接触镜,则很容易发生角膜新生血管(图5-5)。另外,如安放或摘取接触镜时不注意卫生、患儿脏手揉眼睛等都会导致眼部感染的发生。因此需要强调的是,一旦患儿出现球结膜充血、眼红刺激症状,需要及时取出角膜接触镜并去医院就诊,寻求帮助。

(4) 角膜接触镜度数改变:如前所述,婴幼儿眼部处于生长发育阶段,经常随诊非常重要,一旦度数改变需及时更换。年龄越小的患儿,角膜接触镜的更换频率越高。

此外,长期佩戴角膜接触镜有引起巨乳头性结膜炎的风险。

尽管角膜接触镜是矫正儿童特别是婴幼儿白内障术后无晶状体眼的最佳选择,但其价格昂贵、需要良好的卫生保障以避免角膜感染以及需要家长的密切配合,对于发展中国家的多数家庭来讲尚有一定困难。遗憾的是我们在对以往病历进行回顾性分析中,没有发现长期佩戴角膜接触镜进行无晶状体眼矫正的患儿,即使是单眼患儿。对于发展中国家,寻求适合婴幼儿白内障术后的视力矫正方法仍是非常迫切的任务。

(三)人工晶状体

如前所述,框架眼镜以及角膜接触镜矫正无晶状体眼均存在一定缺陷,因此部分学者于先天性白内障摘除术中同期植入人工晶状体以矫正屈光不正。特别是单眼白内障的患儿,由于术后框架眼镜引起屈光参差、物像变形;角膜接触镜婴幼儿佩戴依从性差以及其价格昂贵等,有学者建议单眼先天性白内障同期植入人工晶状体矫正无晶状体眼状态。

人工晶状体的优点在于可以提高全天候的光学矫正;其性能与晶状体蛋白所形成的晶状体相似,有很好的组织相容性;并且人工晶状体不存在经常摘换的问题。但是对于儿童特别是婴幼儿来说,适合的人工晶状体应该足够小并与其眼球相匹配,随患儿眼球的生长而持续保持稳定,具有生物相容性和不引起炎症反应,以及不会促进晶状体上皮细胞的增生。此外,植入儿童眼的适宜人工晶状体大部分没有调节能力,不能随眼的屈光变化而改变屈光度,术后仍存在一定的屈光不正需要矫正,如若不然仍可造成弱视的进一步发展。这些都是儿童眼人工晶状体植入需要面对的问题。

1. 人工晶状体的材质　随着科学技术的发展,在人工晶状体材料方面,除传统的PMMA 单片硬质晶状体外,各种不同的软性折叠晶状体材料在临床上得到越来越广泛的应用。关于各种硬性或软性可折叠人工晶状体的材质、设计以及术后视觉效果的研究也层出不穷。但是由于儿童眼内植入人工晶状体的经验有限,此部分的研究均建立在成人白内障摘除联合人工晶状体植入的基础之上。

聚甲基丙烯酸甲酯(PMMA)是最先用于制造人工晶状体的材料,其具有质轻耐用、不易破碎、抗酸、抗碱、抗有机溶剂、性能稳定等物理特性。

$$\left[\!-\!\!\underset{\underset{\displaystyle H}{|}}{\overset{\overset{\displaystyle H}{|}}{C}}\!-\!\!\underset{\underset{\displaystyle COCH_3}{|}}{\overset{\overset{\displaystyle CH_3}{|}}{C}}\!-\!\right]_n$$

此外,PMMA 具有很高的透光率,屈光指数 1.491,经过多年的临床应用,以及证实其在眼内无退变现象,无刺激作用,无生物降解,具有较高的生物相容性。因此 PMMA 人工晶状体无论在成人或儿童中的使用都是比较安全的。但其主要缺点为因硬度较高,不能设计为折叠式,势必手术植入时需要较大切口,另外手术中如果与角膜内皮直接接触,可导致内皮损伤。此外,PMMA 人工晶状体不能通过高压及加热蒸气消毒,增加了人工晶状体再消毒的麻烦;PMMA 人工晶状体对 YAG 激光耐受有限,可被 YAG 激光损伤,不利于处理人工晶状体植入后发生的后发性白内障。

因此,随着科学技术的发展,可折叠式的软性人工晶状体材料应运而生。主要包括硅凝胶、水凝胶以及丙烯酸酯多聚物等。其可以变形通过较小的切口植入,进入前房后依靠自身弹性恢复。具有以下优点:①为可折叠晶状体,可通过小切口植入,术后散光小,切口恢复快;②为亲水性热塑塑料,与角膜内皮的引力小于 PMMA 材料的人工晶状体;③因亲水性及柔软性高于 PMMA 晶状体,所以对虹膜产生的摩擦小,术后虹膜萎缩、葡萄膜炎等的发生率较低;④电解质和葡萄糖可以通过软性晶状体,而不能通过硬性 PMMA 晶状体;⑤软性人工晶状体质量较轻,减少了对晶状体悬韧带的损伤,所以术后人工晶状体脱位、半脱位的风险性降低;⑥能高压消毒,避免了消毒气体或化学物质可能引起的眼内组织损伤反应;⑦YAG 激光对软性人工晶状体的损伤较小,在处理白内障术后后发性白内障时更有优势。当然,这三种软性人工晶状体的材料也有所不同,具体如下文所述。

(1) 硅凝胶:

$$\left[\!-\!\!\underset{\underset{\displaystyle CH_3}{|}}{\overset{\overset{\displaystyle CH_3}{|}}{Si}}\!-\!O\!-\!\right]_n$$

硅凝胶是一种具有聚硅氧烷结构的合成多聚物。它无化学反应性,高温下稳定,在较大的温度范围内有弹性、与周围组织无黏附。由于弹性大,当放松折叠镊时,自行展开的速度很快,有弹破后囊膜的风险。另外,生物相容性相对较差,易产生静电,吸附空气中的微粒及眼内的新陈代谢产物,尤其是硅油,这些黏附于晶状体表面的颗粒样物质可明显影响人工晶状体的透明度和透光率,因此在合并慢性葡萄膜炎、糖尿病并发性白内障以及白内障合并眼后节病变时应谨慎选用此晶状体。

(2) 水凝胶:

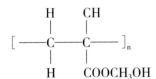

水凝胶的化学名为聚甲脂丙烯酸羟乙酯,化学性质稳定,耐高温。水凝胶在脱水状态时是坚硬的,被水化后变得柔软,像橡胶样柔韧。调节聚合过程可以使膨胀程度、弹性程度、气体通透性、光学特性在很大范围上变动。屈光指数为 1.43~1.48。主要缺点是水凝胶富有渗水性,另外其网状结构使眼内代谢排泄物进入并沉积于内部,使其透明度降低而发生混浊。

(3) 丙烯酸酯:Acrylic 材料,包括疏水性 Acrylic 及亲水性 Acrylic。

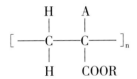

疏水性 Acrylic:包括 Acrysof 及 Sensar 等人工晶状体,其中 Acrysof 在 1994 年被 FDA 承认并获准上市。疏水性 Acrylic 是由苯乙基丙烯酸酯和苯乙丙烯酸甲酯经酯化形成的多聚体,并共价结合具有良好紫外线吸收能力的苯三氮唑衍生物,具有良好的透光度和吸收紫外线光的特性。另外其在 37℃时的屈光指数为 1.544,较 PMMA 为高,同等屈光度的人工晶状体,疏水丙烯酸酯材料的更薄,更适合于小切口植入。目前已有大量的研究显示,疏水性丙烯酸酯材料的 IOL 在儿童白内障手术中的应用是安全有效的。

亲水性 Acrylic:具有吸水性,脱水状态时,质硬、半透明,可进行抛光处理;吸水后膨胀,体积增加,当吸水为 40% 时,屈光指数为 1.43,充分复水后质韧透明。其优点为化学稳定性好,耐高温,韧性好,不易断。

2. 人工晶状体的设计和分类

(1) 人工晶状体根据光学部构型的不同分为平凸、凸平、双凸及凹凸等不同类型的设计,其具体优缺点如表 5-2 所示。

表 5-2　不同种类的人工晶状体优缺点比较

人工晶状体种类	优点	缺点
平凹晶状体	植入方便,有较长时间观察	后囊膜混浊发生率高
凹凸晶状体	后表面同后囊膜分离	后囊膜混浊发生率高
双凸晶状体	减少后囊膜混浊发生率,轻、薄	制作工艺复杂
球形晶状体	减少像差及色差	较厚,切口直径大
椭圆晶状体	可通过小切口植入	易产生虹膜夹持、眩光

　　晶状体襻根据设计不同,又主要分为改良的 J 襻和改良 C 襻两种类型。前者易于植入,易于调整位置。但襻与组织接触范围小,容易引起局部眼组织的损伤或变形。后者相对植入困难,但植入后稳定性好,对支撑位置的组织很少产生损伤。

　　随着科学技术的发展,一片式折叠式人工晶状体的祥分别被设计为两襻(图 5-5)、四襻(图 5-6,图 5-7)以及三襻式(图 5-8),均具有良好的居中稳定性。

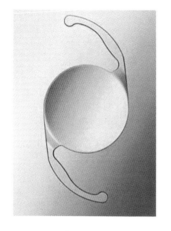

图 5-5　一片式两襻人工晶状体

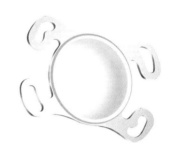

图 5-6　一片式普通四襻人工晶状体

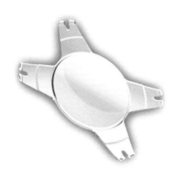

图 5-7　一片式四襻微切口人工晶状体

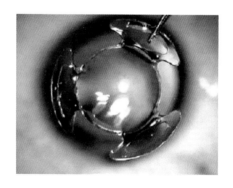

图 5-8　一片式三襻人工晶状体

　　(2) 人工晶状体根据光学分类分为单焦点、多焦点及可调节人工晶状体。

　　单焦点人工晶状体可以提供良好的远视力和一定的近视力,主要分为单焦点球面和单焦点非球面人工晶状体。目前儿童白内障手术中应用较多的即为单焦点人工晶状体。

　　多焦点人工晶状体通过光学原理设计实现看远、看中、看近脱镜的目的,能为患者提供较好的全程视力,分为折射型和衍射型两种。近年来,少数学者报道在儿童白内障手术中应用多焦点 IOL,取得了较好的视力预后,但其报道病人数目较少,随访时间较短。目前儿童白内障术中植入多焦点 IOL 仍存在较多争议。Hunter 认为儿童植入多焦点 IOL 必须考虑以下几个问题:如 IOL 度数的准确测量,IOL 的居中性,多重重叠影响及下降的对比明暗度对视觉发育的影响以及患者对于眩光的耐受性。

　　可调节人工晶状体是依据人眼调节原理而设计的,能够同时提供较好的远、近视力,可调节人工晶状体的设计采取了位移调节、形变调节等类似人类晶状体的调节原理。目前尚无可调节人工晶状体在儿童白内障手术中应用的报道。

3. 儿童眼的人工晶状体植入　儿童的人工晶状体植入手术开始于50~60年代,据文献记载最早行儿童人工晶状体植入术的是 Edward Epstein,他于1952年给一名儿童植入了眼内人工晶状体。后来 Choyce(1955年)和 Binkhorst(1959年)也相继报道了人工晶状体在儿童白内障手术中的应用。

植入儿童眼内的人工晶状体需要持续使用几十年,因此稳定无生物降解以及无副作用的特点尤为重要。但是由于人工晶状体在设计和材质方面的缺陷,多数儿童眼内植入人工晶状体后往往继发明显的炎症反应等并发症,早期儿童眼的人工晶状体植入并不普遍。直到20世纪90年代,随着先进的手术技术的发展和人工晶状体设计和材质的改进,术后炎症反应以及并发症越来越少,儿童人工晶状体的眼内植入也成为普遍现实。

对于儿童特别是婴幼儿的白内障手术,可折叠的一片式疏水性或亲水性丙烯酸酯人工晶状体是作者建议首选的囊袋内植入类型。婴幼儿晶状体囊袋和其他眼球组织发育不成熟,植入过大的人工晶状体会刺激囊袋和睫状体,增加术后炎症反应,并可能会对眼球发育产生影响。而四襻的一体式折叠 IOL(博士伦的 MI60 以及 Akreos adapt)和两襻的一体式折叠 IOL(如 AMO 公司的 ZCBOO,Alcon 公司的 Acrysof,Lenstec 公司的 softec HD 等)的襻均会很好的顺应囊袋大小进行调整,减少对囊袋的张力,较为适合于婴幼儿较小眼球的晶状体囊袋。并且其直角方边的设计有助于减少后发性白内障的发生。另外,对于儿童白内障联合人工晶状体同期植入时,作者强烈建议术中人工晶状体的囊袋内固定,这是避免术后人工晶状体夹持和偏心的关键。

但一片式丙烯酸酯人工晶状体不建议施行睫状沟固定手术。首先此种襻较厚,易与虹膜发生摩擦诱发炎症,继而容易导致色素剥脱性青光眼;其次此种襻较软,支撑力不够,容易发生人工晶状体偏心和夹持。

硅胶人工晶状体由于囊袋收缩的发生率较高,作者不建议在儿童人工晶状体手术中予以选择。考虑到房角固定型人工晶状体术后较高的内皮细胞丢失率和增加的前房体积,亦不建议应用于儿童。此外,虽然有个别报道将多焦点人工晶状体应用于儿童白内障,但作者不建议对眼球处于发育中的患儿植入多焦点人工晶状体。

此外,尚有专家介绍表层角膜镜片术矫正术后无晶状体眼。其类似于角膜移植,即在受体角膜上缝合上预先做好的、具有一定度数的供体角膜材料。但首先其需要供体材料,其次具有术后角膜持续混浊、目标屈光度较难预测以及近视漂移仍需矫正屈光不正等缺点。国内罕有报道。

第二节　人工晶状体眼术后的视力矫正

婴幼儿的眼睛处于生长发育阶段,有报道正常眼在出生后2年内增长最为迅速,因此婴幼儿人工晶状体植入术后面临严重的屈光变化的问题。为预防术后眼轴发育导致的近视漂移,对于婴幼儿人工晶状体的度数往往进行欠矫设计,以患儿在成年时的屈光状态为低度近视为目标。如 Wilson 等对于儿童白内障人工晶状体的选择如下:出生后1个月手术,术后屈光状态过矫 +12D,出生 2~3 个月手术时过矫 +8~+10D,4~6 个月手术过矫 +6D,而接下来的 1 岁内手术患儿均过矫 +5D。普遍认为 8 岁后的患儿人工晶状体术后屈光状态可为正视。

因此人工晶状体植入术后仍需积极验光进行屈光不正的矫正。其矫正同样可以通过框架眼镜以及角膜接触镜进行。

一、婴幼儿人工晶状体植入术后的视力矫正

尽管在婴幼儿先天性白内障人群中植入人工晶状体尚存在很大的争议,但是对于不配合框架眼镜或角膜接触镜矫正术后无晶状体眼屈光不正的儿童来说,人工晶状体植入是相对较理想的选择,特别是对于单眼先天性白内障的患儿。

如前所述,婴幼儿眼植入人工晶状体后几乎均有不同程度的屈光不正存在。即使手术切口小、采用可吸收缝线,术后早期也不可避免会引起手术源性散光,这种散光通常在术后随着时间的推移逐渐降低。因此婴幼儿眼进行眼镜验配时,通常建议术后 1 个月散光状态较稳定后进行,同时考虑婴儿实际需要,眼镜度数通常要过矫 1~2D 以保持轻度近视状态。

对于婴儿来说,出生时间越短,眼轴也相应越短,因此眼内植入的人工晶状体度数也就越高,尽管随着科学技术的发展,30D 以上的人工晶状体也可以获得,但是考虑眼轴迅速增长的现实,植入眼内人工晶状体的度数越高,意味着随着患儿眼轴发育变化更大度数的屈光不正需要进行矫正。因此在婴儿眼植入人工晶状体的度数选择时,应该多方面综合衡量。

二、学龄前儿童人工晶状体植入术后的视力矫正

尽管眼轴增长在出生后前两年比较明显,但之后眼轴仍继续缓慢增长,因此在学龄前儿童的先天性白内障手术选择人工晶状体时仍需要预留一定的远视度数。有学者建议 3 岁儿童人工晶状体植入术后的目标屈光度为 +5D,4 岁为 +4D,5 岁为 +3D,6 岁为 +2.25D,7 岁为 +1.5D,10 岁为 +0.5D,13 岁时正视。国内汪润芳等普查了 4~6 岁儿童 1519 人的屈光状态,结果显示 4~5 岁儿童屈光度平均为 +2.1D~+2.2D,6 岁为 +1.6D~+1.7D。在为儿童选择人工晶状体时,我们通常的选择如表 5-3 所示,期望植入人工晶状体后,眼球发育稳定时的理想屈光状态为 −1~−2D:

表 5-3 我们推荐的儿童人工晶状体目标屈光度表

年龄	目标屈光度	年龄	目标屈光度
2~3 岁	+1.0~+2.0D	6~7 岁	0D
4~5 岁	+0.5~+1.0D	8 岁以上	−0.50D

因此,学龄前儿童先天性白内障术后同样需要佩戴框架眼镜或角膜接触镜来矫正剩余的屈光不正。同样我们建议术后 2 周 ~1 个月验光配镜。不同于婴幼儿,学龄前儿童需要佩戴远、近两副眼镜。通常情况下,远视状态下足矫,近视时需根据验光结果近加约 +2.5~+3D 度数的镜片。

三、学龄儿童及较大儿童人工晶状体植入术后的视力矫正

对于学龄儿童来讲,眼轴发育渐趋稳定,因此部分医生建议对于 6~7 岁的儿童以术后正

视化为目标屈光度来设计人工晶状体的度数。术后少量的近视漂移依靠眼镜进行矫正。

对于行双眼先天性白内障手术的儿童,渐进眼镜是比较理想的术后屈光不正矫正手段。对于单眼人工晶状体植入的患儿,可以根据患儿的实际需要及依从性进行佩戴,可以单眼佩戴渐进眼镜或双侧均佩戴,也或者直接佩戴单焦眼镜。

渐进多焦点眼镜(图 5-9)最初的设计理念是为老视患者提供方便和舒适的矫正方式,一副眼镜可以同时解决看远、近以及中距离物体的问题。而随着"近视发展和调节理论"的研究,近距离阅读时调节增加,而长时间的调节将产生调节痉挛,导致眼轴增长进而近视的发生,渐进多焦点镜片被应用于儿童和青少年的近视发展控制中。目前部分研究已经现实其在控制青少年近视发展中的积极作用,且渐进多焦点眼镜对于调节力降低的儿童同样具有一定优势。

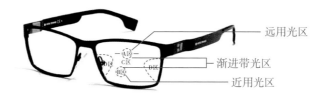

远用光区
渐进带光区
近用光区

图 5-9　渐进多焦点眼镜

渐进多焦点镜片从设计上从上到下分远光区、中间光区及近光区,可根据佩戴者观看不同距离物体的需要进行连续和自然的过渡,从而避免了视远和视近时需要不断更换眼镜的不便。但与普通镜片不同,佩戴渐进眼镜需要一定的适应期。国内续美如等对 50 名 12~14 岁的学生进行了渐进眼镜的可接受性实验,发现少年儿童可在 1 周或稍长的时间内接受渐进多焦点眼镜。因大部分儿童白内障手术的患儿术中植入单焦点人工晶状体,术后丧失调节能力,因此渐进多焦点眼镜对于弥补其调节能力具有重要的临床意义。王科等将渐进多焦点眼镜应用于 12 例 4~11 岁的儿童白内障及人工晶状体植入术后的患儿,对其视功能进行的变化进行观察,发现儿童佩戴渐进眼镜后,其矫正视力逐渐提高。

学龄儿童上课中需要远近视力的不断变换,对于调节能力丧失的这部分患儿来说,眼镜拿上拿下很不方便,而如能佩戴针对其看远看近看中度数设计的渐进眼镜,则很大程度上舒缓眼睛的疲劳,降低近视度数的发展,且具有更强的实用性。

当然,对于眼轴发育基本完全的较大儿童,多焦人工晶状体的植入也是一个选择,术后可以实现较大可能的脱镜。但是单眼儿童的多焦点人工晶状体的植入尚需要进一步的临床验证。

我们在对人工晶状体植入术后的屈光不正进行矫正时,同样通常根据年龄进行。如学龄前(6 岁以内),建议配远、近两副眼镜;对于学龄后(6 岁以上),可根据患者的需要酌情考虑配戴渐进镜。对于以上患者复诊时屈光度变化大于 1D 时,需要及时更换眼镜。

此外,尚有报道应用 Piggyback 人工晶状体植入矫正早期儿童白内障术后的剩余屈光不正,但是由于其术后有继发性青光眼、虹膜脱色素等风险,以及在儿童眼操作困难、随屈光变化需二次手术取出等问题,在儿童眼的使用并不多见。

参 考 文 献

1. Inagaki Y.The rapid change of corneal curvature in the neonatal period and infancy. Arch Ophthalmol. 1986. 104：1026-1027.

2. Inagaki Y. The rapid change of corneal curvature in the neonatal period and infancy. Arch Ophthalmol. 1986.104：1026-1027.

3. Isenberg SJ，Del Signore M，Chen A，et al. Corneal topography of neonates and infants. Arch Ophthalmol. 2004.122：1767-1771.

4. Zwaan J，Mullaney PB，Al-Mesfer S，et al. Pediatric intraocular lens implantation. Surgical results and complications in more than 300 patients. Ophthalmology. 1998.105：112-119.

5. Wilson ME，Bluestein EC，Wang XH. Current trends in the use of intraocular lenses n children. J Cataract Refract Surg. 1994. 20：579-583.

6. Wilson ME Jr，Bartholomew LR，Trivedi RH. Pediatric cataract surgery an intraocular lens implantation：practice styles and preferences of the 2001 ASCRS and AAPOS memberships. J Cataract Refract Surg. 2003. 29：1811-1820.

7. Zetterström C，Lundvall A，Kugelberg M. Cataracts in children. J Cataract Refract Surg. 2005.31：824-840.

8. Vasavada A，Chauhan H. Intraocular lens in infants with congenital cataract. J Cataract Refract Surg. 1994. 20：592-598.

9. Trivedi RH，Wison EW，Vasavada AR，et al. Vsiaul axis opacification after cataract surgery and hydrophobic acrylic intraocular lens implantation in the first year of life. J Cataract Refract Surg. 2011. 37：83-87.

10. Ashworth JL，Maino AP，Biswas S，et al. Refractive outcomes after primary intraocular lens implantation in infants. Br J Ophthalmol. 2007. 91：596-599.

11. Lambert SR，Lynn M，Drews-Botsch C，et al. Optotype acuity and re-operation rate after unilateral cataract surgery during the first 6 montsh of life with or without IOL implantation. Br J Ophthalmol. 2004. 88：1387-1390.

12. Infant Aphakia Treatment Study Group，Lambert SR，Buckley EG，et al. A randomized clinical trial comparing contact lens with intraocular lens correction of monocular aphakia during infancy：grating acuity and adverse events at age 1 year. Arch Ophthalmol.2010.128：810-818.

13. Huang YS，Xie LX. Refractive change and axial growth after bilateral intraocular lens implantation in children with congenital cataract. Zhonghua Yan Ke Za Zhi. 2005.41：335-339.

14. Gouws P，Hussin HM，Markham RHC. Long term results of primary posterior chamber intraocular lens implantation for congenital cataract in the first year of life. Br J Ophthalmol. 2006.90：975-978.

15. 龚淑贤，陈丹，欧阳芳，等. 婴幼儿无晶状体眼对压贴球镜矫正的依从性及疗效. 眼科新进展. 2007. 12：22.

16. Lindsay RG，Chi JT. Contact lens management of infantile aphakia. Clin Exp Optom. 2010.93：1：3-14.

17. Lundvall A，Zetterstrom C. Primary intraocular lens implantation in infants：complications and visual results. J Cataract Refract Surg. 2006. 32：1672-1677.

18. Saltarelli DP. Hyper oxygen-permeable rigid contact lenses as an alternative for the treatment of pediatric aphakia. Eye Contact Lens. 2008. 34：84-93.

19. Ma JJ，Morad Y，Mau E，et al. Contact lenses for the treatment of pediatric cataracts. Ophthalmology. 2003. 110：299-305.

20. Chen YC，Hu AC，Rosenbaum A，et al. Long-term results of early contact lens use in pediatric unilateral aphakia. Eye Contact Lens. 2010. 36：19-25.

21. Envedi LB，Peterseim MW，Freedman SF，et al. Refractive changes after pediatric intraocular lens implantation. Am J Ophthalmol. 1998. 126：772-781.

22. Flitcroft DI, Knight-Nanan D, Bowell R, et al. Intraocular lenses in children: changes in axial length, corneal curvature, and refraction. Br J Ophthalmol. 1999. 83: 265-269.

23. Gouws P, Hussin HM, Markhan RHC. Long term results of primary posterior chamber intraocular lens implantation for congenital cataract in the first year of life. Br J Ophthalmol. 2006. 90: 975-978.

24. Barry JS, Ewings P, Gibbon C, et al. Refractive outcomes after cataract surgery with primary lens implantation in infants. Br J Ophthalmol. 2006. 90: 1368-1389.

25. 黄钰森, 谢立信, 宫华青, 等. 水凝胶折叠式人工晶状体植入术后远期混浊的研究. 中华眼科杂志. 2006.6: 543-547.

26. Kugelberg M, Kugelberg U, Bobrova N, et al. After-cataract in children having cataract surgery with or without anterior vitrectomy implanted with a single-piece AcrySof IOL. J Cataract Refract Surg. 2005. 31: 757-762.

27. Müllner-Eidenböck A, Amon M, Moser E, et al. Morphological and functional results of AcrySof intraocular lens implantation in children Prospective randomized study of age-related surgical management. J Cataract Refract Surg. 2003. 29: 285-293.

28. Trivedi RH, Wilson ME. Single-piece acrylic intraocular lens implantation in children. J Cataract Refract Surg. 2003. 29: 1738-1743.

29. Nihalani BR, Vasavada AR. Single-piece AcrySof intraocular lens implantation in children with congenital and developmental cataract. J Cataract Refract Surg. 2006. 32: 1527-1534.

30. Jacobi CP, Dielein TS, Konen W. Multifocal intraocular lens implantation in pediatric cataract surgery. Ophthalmology. 2001. 108: 1375-1380.

31. Cristóbal JA, Remón L, Buey MÁ, et al. Multifocal intraocular lenses for unilateral cataract in children. J Cataract Refract Surg. 2010. 36: 2035-2040.

32. Lin HY, Wang CE, Lin SY, et al. The surgical outcome and personality change in a child with congenital cataract after multifocal intraocular lens implantation. Eye. 2010.24: 1107.

33. Hunter DG. Multifocal Intraocular Lenses in Children. Ophthalmology. 2001.108: 1373-1374.

34. Gordon RA, Donzis PB. Refractive development of the human eye. Arch Ophthalmol.1985.103: 785-789.

35. Wilson ME, Trivedi RH, Pandey SK. Pediatric cataract surgery: Techniques, Complications, and Management. 1st Edition. 2005. Lippincott Williams & Wilkins.

36. Bradfield YS, Plager DA, Neely DE, et al. Astigmatism after small-incision clear corneal cataract extraction and intraocular lens implantation in children. J Cataract Refract Surg.2004.30 : 1948-52.

37. Bar-Sela SM, Spierer A. Astigmatism outcomes of scleral tunnel and clear corneal incisions for congenital cataract surgery. Eye. 2006. 20: 1044-8.

38. 汪润芳, 沈华敏, 阮培明, 等. 学龄前儿童眼屈光度生理值测定. 中华眼科杂志. 1986.22: 179-182.

39. 黄钰森, 谢立信. 儿童双眼先天性白内障人工晶状体植入术后眼轴长度和屈光状态的变化. 中华眼科杂志. 2004.41: 335-339.

40. Berntsen DA, Sinnott LT, Multi DO, et al. A randomized trial using progressive addition lenses to evaluate theories of myopia progression in children with a high lag of accommodation. Invest Ophthalmol Vis Sci. 2012. 53: 640-649.

41. Berntsen DA, Mutti DO, Zadnik K. The effect of bifocal add on accommodative lag in myopic children with high accommodative lag. Invest Ophthalmol Vis Sci. 2010. 51: 6104-6110.

42. Yang Z, Lan W, Ge J, et al. The effectiveness of progressive addition lenses on the progression of myopia in Chinese children. Ophthalmic Physiol Opt. 2009. 29: 41-48.

43. 续美如, 黄一飞, 王静, 等. 儿童渐进多焦近视眼镜的可接受性试验. 中国斜视与小儿眼科杂志. 2000. 8: 155-157.

44. 王科, 陈利, 余琼武, 等. 渐进多焦镜矫正儿童白内障术后人工晶状体眼的临床分析. 局部手术学杂志.

2011. 20:86.

45. Wilson ME,Trivedi RH,Burger BM. Eye growth in the second decade of life:Implications for the implantation of a multifocal intraocular lens. Trans Am Ophthalmol Soc. 2009.107:120-124.

46. Boisvert C,Beverly DT,McClatchey SK. Theoretical strategy for choosing piggyback intraocular lens powers in young children. J AAPOS. 2009. 13:555-557.

第六章

弱视训练和随访

随着现代眼科显微手术技术的发展,儿童先天性白内障的手术治疗效果越来越好,部分先天性白内障患者通过尽早手术治疗可以恢复视力。但是完美的手术只是儿童先天性白内障治疗的一个因素,积极有效的弱视训练对于患儿的视功能重建更是至关重要。

第一节　弱视的定义和儿童弱视的检查

1995 年,Von Noorden 等将弱视定义为"儿童视力用眼镜矫正不能达到正常水平,而经多种检查又未发现异常的眼病"。而广义地讲,弱视是视觉发育期间,由于视觉剥夺和或双眼异常相互作用所引起的视觉细胞的有效刺激不足,从而造成单侧或双侧矫正视力低于同龄正常儿童,一般眼科检查未见黄斑中心凹异常。因此弱视可分为有明显器质性病变形成的弱视以及无明显器质性病变造成的弱视两种。

弱视是指视功能的异常改变,不仅仅包括认知视力的下降,例如视觉敏感度的降低等也属于弱视。此外,对于不同年龄段的儿童其视力的正常水平也是有所区别的,因为幼儿的视力是一个不断发育的过程,国外有专家根据应用不同方法(OKN 视觉运动性眼球震颤,VEP视觉诱发电位,PL 优先注视法)测定婴幼儿视力所发表的文献报告,认为新生儿及生后一个月的幼儿视力为光觉 ~ 眼前手动,2 个月的视力为眼前手动 ~0.01,3 个月视力 0.01~0.02,4 个月视力为 0.02~0.05,6 个月视力为 0.06~0.08,8 个月为 0.1,1 岁为 0.2~0.3,2 岁为 0.5~0.6,4 岁时达到 0.8 左右。但同时也有研究指出视觉发育是有差异的,有人早些,有人晚些,但多数学者认为 6 岁以后(甚至 10 岁)方可发育成正常成人视觉。弱视通常多发于单眼,但是也有可能双眼均发生。

弱视是一种可治疗的视觉缺陷疾病。幼儿时可通过视力检测发现,如发现早,治疗及时可以痊愈。弱视通常分为斜视性弱视、屈光性弱视和形觉剥夺性弱视。视觉检查是发现弱视和斜视的重要途径,一般可通过对光反射、红光反射、瞳孔检测、眼底检查、交替遮盖试验和优先观看法等来了解出生后数月至 3 岁的幼儿的视觉功能情况,而 3 岁后则可行视力检查。早期发现弱视和斜视是弱视治疗的关键。

致密的先天性白内障,如在视觉发育的关键期未进行手术摘除,很容易形成弱视。Hillis等认为尽管形觉剥夺导致的弱视不到 3%,但是这类弱视往往比较严重,术后积极的弱视训练非常必要。由于大部分的先天性白内障患儿年龄小不能配合视力检查,此时红光反射法、散瞳检眼镜观察眼底血管及眼底像、遮盖或者优先注视法等都是评价的有效方法。

第二节 弱视训练的方式

通常,弱视训练时首先应该矫正引起弱视的潜在因素,如屈光不正、形觉剥夺等,对于先天性白内障患儿来讲,应在排除形觉剥夺的基础上然后再进行长时间的健眼遮盖或压抑以促进弱视眼的视觉发育。

一、屈光不正的矫正

屈光矫正对于弱视训练来讲是非常关键的一步。近来,有学者报道单纯通过眼镜矫正,弱视患儿的视力就得到显著地提高。因此,屈光不正矫正不同于弱视训练,但是其在弱视训练中的积极作用需要充分认识。

对于先天性白内障患儿,发展缓慢的部分晶状体混浊有些不需要手术治疗,但是其仍可能引起屈光参差,进而形成弱视。因此,对这部分患儿应在睫状肌麻痹的基础上(通常为 1%阿托品眼膏连续应用 3 天)准确验光,从而开出合适有效的眼镜处方,对于患儿存在的屈光参差、散光、近视予以充分矫正。对于 +3D 以上的远视应该尽量足矫或者双眼对称性的适当欠矫。研究显示,一方面,佩戴眼镜后部分患儿可能不需要后续的遮盖治疗;另一方面,经过眼镜矫正,患儿患眼可能获得更好的视力从而更好的配合遮盖治疗,提高弱视训练的依从性。

先天性白内障行手术治疗的患儿,术后仍有很大一部分患儿视力低下,分析原因主要包括以下几点:①形觉剥夺性弱视,这是引起患儿视力低的主要原因,白内障术后未及时有效地进行屈光矫正和弱视训练,尤其是单眼先天性白内障的患儿则更容易产生剥夺性弱视;②眼球震颤,白内障特别是双眼患儿,如视力低下则会影响固视反射发育而引起知觉性眼球震颤,且此种震颤一旦形成,很难恢复,从而影响先天性白内障患儿术后视功能的恢复;③调节的缺失,先天性白内障术后自然晶状体的调节功能丧失,即使植入人工晶状体大部分仍无调节功能,术后视力矫正很难兼顾自然晶状体的远、中、近视力;④斜视性弱视,先天性白内障患儿部分伴有斜视,而斜视又增加了弱视的形成,影响术后视力恢复和弱视训练治疗的效果。

如前章所示,无论术后无晶状体眼或人工晶状体同期植入,术后均有一定程度的屈光不正存在,因此在这种情况下,积极的视力矫正具有更加现实的临床意义。具体配镜原则及方式具体如前章所示,1~2 岁婴幼儿的配镜以注视中近距离为主;3 岁以上患儿应尽量根据实际需要配远近两副眼镜。

二、遮盖和压抑疗法

所有的弱视治疗均基于强迫使用弱视眼的基础上的,也即通过遮盖或压抑的方式限制健眼的视觉输入,从而强迫其利用弱视眼进行视物(保证弱视眼没有形觉剥夺且屈光不正得到有效矫正)。

1. 遮盖疗法 目前最广为接受的弱视治疗办法就是适当遮盖健眼,促进患眼的使用。对于单眼先天性白内障或双眼视力不对称的双眼先天性白内障患儿,术后对健眼或视力较好眼的适当遮盖尤其重要。常用的遮盖眼贴可以置于眼镜片上或者直接贴于一眼皮肤（图6-1，图6-2）。只是如何进行健眼遮盖才能达到最佳矫正效果目前并无统一的认识。

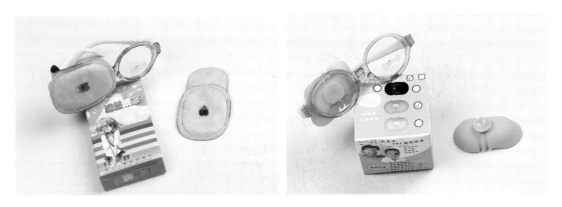

图 6-1 儿童弱视训练遮盖眼贴，眼贴可以直接放置或吸附于镜片上

常用的遮盖疗法可分为全日遮盖（即除去睡眠时间外，清醒时间一直遮盖健眼）和部分遮盖（即每日清醒时间遮盖健眼数小时）。但由于儿童视觉系统尚处于发育期，对单眼形觉剥夺比较敏感，因此在采用遮盖疗法的时候有发生健眼遮盖性弱视的风险，因此应该根据患儿年龄按照一定的比例交替遮盖。一般 3~7 岁儿童可按照年龄数遮盖健眼，并要按时去遮盖健眼 1 日。例如一 5 岁的单眼弱视患儿，建议按照 5∶1 的比例进行遮盖，也即每遮盖健眼 5 日后去遮盖 1 日。对于小于 3 岁的儿童不建议采取整日

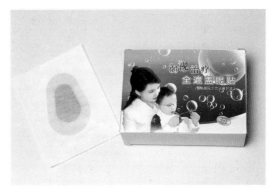

图 6-2 儿童弱视训练遮盖眼贴，眼贴可以直接贴于健眼进行遮盖

遮盖治疗，且年龄越小，相应地遮盖时间也应当减少。我们通常建议 1 岁以前的先天性白内障术后患儿清醒时间遮盖健眼 1 小时，1 岁时清醒时间遮盖 2 小时，2 岁时清醒时间遮盖健眼 6 小时。在遮盖过程中，一定要定期复查双眼视力，根据患眼视力改善情况调整遮盖治疗方案的同时，避免健眼遮盖性弱视的形成。

当然在遮盖治疗的具体实施过程中也要结合患儿的实际需要进行。例如一名学龄儿童，其单眼视力差的同时又有迫切的视力需要来接受日常学习，那么如果学习时间强迫其遮盖健眼，会对其造成极大不便，患儿也很难有良好的遮盖治疗依从性。这种情况下可以建议其适当修改治疗方案，日常学习任务结束后，利用傍晚睡觉前一段时间在家长的监督下严格进行遮盖治疗。

2. 压抑疗法　所谓压抑疗法，是利用改变镜片的度数或药物散瞳而抑制健眼视力，强迫使用弱视眼，以促进视功能的恢复。具体使用的压抑治疗方法主要包括：

（1）抑制健眼看近法：患儿健眼每天应用 1% 的阿托品，并配足矫眼镜，从而使健眼处于调节力丧失状态，视近模糊。同时弱视眼佩戴过矫镜片，使看近物清楚。造成患儿视近用弱

视眼,视远用健眼,实现双眼的交替注视。此方法主要用于注视性质不佳的重度弱视。

(2) 抑制键眼看远法:健眼每日使用 1% 阿托品,同时佩戴过矫 +3.00D 的镜片。造成健眼看远模糊,看近清楚,有利于看书学习。而同时弱视眼按照验光度数佩戴矫正眼镜。此方法有利于弱视眼远视力的提高。

(3) 完全抑制法:健眼每日应用 1% 阿托品的同时,佩戴矫正不足的镜片,造成健眼看远看近均不清楚,同时弱视眼佩戴矫正眼镜。由于健眼看远看近均被完全抑制,有利于弱视眼的注视,同时不妨碍美容,容易接受且长期坚持。

应用阿托品进行的压抑治疗与遮盖治疗的区别如表 6-1 所示:

表 6-1 遮盖治疗与压抑治疗的区别

内容	遮盖治疗	应用阿托品进行压抑治疗
美容影响	有	无
可逆性	即时性	效果持续 2 周左右
局部副作用	遮盖眼贴有刺激性或过敏反应	畏光
全身副作用	无	心动过速、发热、口干、潮红等
依从性	容易被患儿摘掉	强迫患儿依从
双眼视	受到损伤	允许周边双眼视的存在
患儿情绪影响	明显	极少

此外,尚有学者报道对于较大的弱视患儿,采用不透明的角膜接触镜佩戴于健眼来代替遮盖治疗,同样取得较好效果。

3. 弱视治疗中的辅助治疗 针对儿童弱视,除了传统的视力矫正联合遮盖或弱视治疗外,尚有一些辅助治疗的方法,如各种类型的弱视训练仪以及弱视训练软件等,可以任意选择一样来进行。例如三色光训练:10 分钟 / 次,每日两次;VEP 光盘训练:10 分钟 / 次,每日两次;精细目力训练(图 6-3):15 分钟 / 次,每日 2 次。

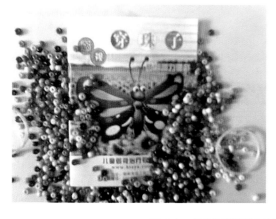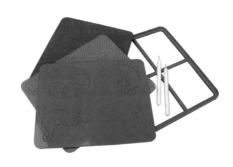

图 6-3 儿童弱视训练的精细目力辅助训练

对于年龄小的婴幼儿或视力很差的患儿,比如有眼球震颤,或注视及追随运动较差者,建议首先使用明显的灯光刺激,如红光弱视治疗仪(图 6-4),玩具使用带有灯光变换的,颜色

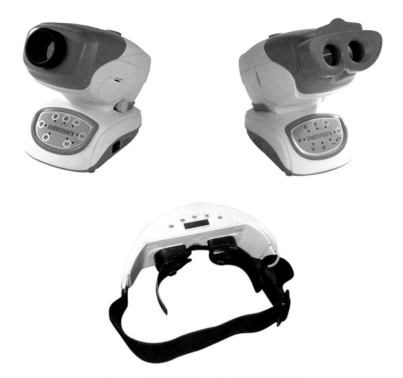

图 6-4　不同设计的红光闪烁弱视训练仪

鲜艳的较大型玩具。随着视力的逐渐提高，可以更换治疗仪和玩具以及视标。

3 岁以上的患儿应进行同视机训练(图6-5)，以利于提高双眼视功能。

三、弱视训练的复诊、维持和终止

通常建议先天性白内障的患儿每 6~8 周复诊一次弱视治疗效果，同时每半年根据验光的结果进行眼镜的更换。

全国斜视与小儿眼科学组 1996 年制订了弱视治疗疗效的评价标准如下：

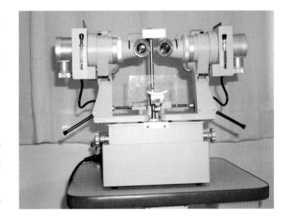

图 6-5　同视机

无效：视力退步、不变或提高仅 1 行；

进步：视力提高 2 行或 2 行以上；

基本痊愈：矫正视力提高至 0.9 或以上；

痊愈：经过 3 年随访，视力仍保持正常。

通过治疗弱视眼的视力达到正常后，建议继续进行 1~2 小时 / 日的遮盖，或者使用阿托品进行每次 /1~2 周的压抑，维持 3~6 个月，以减少复发的风险。

关于弱视治疗的终止时间，目前尚无明确的科学研究证明。一般在决定停止治疗前，需要连续 3 次，每次至少间隔 6~8 周的随访，治疗期间患者有良好的依从性，但无视力的改善。

第三节 部分局限性晶状体混浊患儿的弱视训练

一般来说,前极性白内障、缝性白内障以及小范围的前囊性白内障等因不会发展或者发展缓慢不需要手术治疗,但其仍可以引起屈光参差以及弱视。因此对于戴镜视力明显提高的局限性晶状体混浊,可以采取眼镜矫正联合遮盖健眼或交替遮盖等弱视治疗的方法来促进视觉发育。Travi 等报道了对于小的单眼后极部晶状体混浊或者后部圆锥晶状体患儿不先采取手术,而是通过积极的弱视训练来矫正视力,取得了较好效果。

但在部分局限性晶状体混浊患儿的弱视训练过程中,需经常进行复诊,以观察弱视训练的效果以及晶状体混浊的发展。如果随时间推移混浊加重或者屈光参差进一步发展,建议尽早采取白内障摘除手术治疗。

第四节 先天性白内障患儿的长期随访

许多研究已经证实,儿童先天性白内障术后通过长期积极的弱视训练能有效改善和提高视力。反之,我们的回顾性研究中发现,不重视随访、弱视训练依从性差的患儿视力无改善。因此强调先天性白内障术后的长期随访非常重要。一方面,儿童眼轴处在不断发育变化过程中,需及时复诊更换合适的眼镜以提供最佳矫正视力来配合弱视训练,且能根据患儿的年龄及视力恢复情况及时调整弱视训练方案;另一方面,严格的随诊可让医生及时发现如后发性白内障、继发性青光眼等影响视力矫正的因素并及时予以治疗。但因为社会经济等各方面因素的影响,随访依从性差在发展中国家并不少见,已经成为影响儿童白内障视力预后的一个关键问题。

先天性白内障患儿术后经过积极正确的弱视训练,视力均可以有不同程度的提高甚至达到正常。治疗效果主要取决于弱视严重程度和患儿对弱视训练的配合情况,能否严格遵照医嘱进行弱视训练和定期随访尤为重要,这些都需要家长的积极配合。因此在先天性白内障术前以及术后均应向患儿家属详细介绍术后的弱视训练以及长期随访的重要意义,不断督促患儿坚持规范的先天性白内障治疗,以获得最佳的疗效。

参 考 文 献

1. Hillis A,Flynn JT,Hawkins BS. The evolving concept of amblyopia:a challenge to epidemiologists. Am J Epidemiol.1983.118:192-205.

2. Litmanovitz I,Dlofin T. Red reflex examination in neonates:The need for early screening. IMAJ. 2010.12:301-302.

3. Taylor D,Hoyt CS. Pediatric Ophthalmology and Strabismus. Third edition. Elsevier Ltd. 2005.450.

4. Anderson JE,Brown SM,Mathews TA,et al. Opaque contact lens treatment for older children with amblyopia. Eye and Contact Lens. 2006.32:84-87.

5. Holmes JM,Clarke MP. Amblyopia. Lancet. 2006. 367:1343-1351.

6. Travi GM,Schnall BM,Lehman SS,et al. Visual outcome and success of amblyopia treatment in unilateral small posterior lens opacities and lenticonus initially treated nonsurgically. J AAPOS. 2005.9:449-454.

7. Verma A,Singh D. Active vision therapy for pseudophakic amblyopia. J Cataract Refract Surg. 1997. 23:1089-

1094.

8. You C, Wu X, Zhang Y, et al. Visual Impairment and Delay in Presentation for Surgery in Chinese Pediatric Patients with Cataract. Ophthalmology. 2011.118:17-23.

9. Zhang H, Xie L, Wu X, et al. Long-term results of pediatric cataract surgery after delayed diagnosis. JAAPOS. 2012.16:65-69.

10. Eriksen JR, Bronsard A, Mosha M, et al. Predictors of poor follow-up in children that had cataract surgery. Ophthalmic Epidemiol. 2006.13:237-243.

第七章

先天性白内障

第一节 临 床 表 现

先天性晶状体混浊或异常,是儿童视力丧失的重要原因之一,约占儿童致盲性眼病的10%,流行病学研究显示先天性白内障的患病率由过去的1.2‰增加到6‰。先天性晶状体混浊或异常的主要表现包括:混浊(带状、极性、完全性、膜性、粉状、斑点状等)、形态(缺损、球形晶状体、圆锥晶状体、球形晶状体)、大小(小球形晶状体、椭圆形晶状体)、位置(脱位)、发育(永存胎儿血管系统)。对于明显的晶状体混浊,眼科医生很容易判断。但有时除晶状体异常以外,患儿还可能合并中枢神经系统、生殖泌尿系统、骨骼系统和皮肤病等全身疾病,这给疾病的诊断带来挑战。

一、儿童白内障的分类

儿童白内障的分类目前尚未统一。美国眼科学总论将儿童白内障分为两种类型:先天性白内障(congenital/infantile cataract)和获得性白内障(acquired cataract)。前者指出生时或出生后短时间发生的白内障,后者发生较晚,主要由外伤、葡萄膜炎、糖尿病、药物等原因引起。

也有学者根据发生的年龄,将儿童白内障可分为先天性白内障(congenital cataracts)、婴儿期白内障(infantile cataracts)和青少年白内障(juvenile cataracts)。先天性白内障指在出生时晶状体混浊即已存在,也可能出生后早期逐渐发生直至影响视力或出现瞳孔发白。婴儿期白内障指出生后2年内发生的白内障,青少年白内障指出生后10年内发生的白内障。但这种分类对时间有待商榷,因为根据在儿科领域,婴儿期(infant period)指自胎儿娩出结扎脐带时开始指1周岁之前(<1周岁);幼儿期(toddler's age)自1周岁至3周岁之前(≥1周岁~<3周岁)。

由于目前新生儿眼科先天性疾病的筛查机制尚未确立,临床工作中有时很难判断患儿晶状体混浊是何时发生的。通常认为出生1年以内发生者称为先天性白内障(congenital/infantile cataract),之后发生的儿童白内障称为发育性白内障(developmental cataract)。

另外,儿童白内障也可根据病因学或形态学进行分类,都将在本章节中进行讨论。

二、儿童白内障的病因

多数白内障的病因学尚不清楚,有些特殊原因导致的白内障已经明确。通常我们已知

遗传因素大约占 1/3,宫内感染、代谢性疾病或伴随其他全身异常的综合征占 1/3,剩余 1/3
为自发性。大多数双侧白内障是由于遗传和(或)系统疾病导致。单眼患儿一般不伴有全身
疾病,也很少遗传,对于大多数病例是特发性,有些病例伴有晶状体形态异常,如圆锥形晶状
体、球形晶状体或持续性胎儿血管(persistent fetal vasculature,PFV)。

　　一些作者将儿童白内障的病因学进行综述并提出不同的分类:

(一) 遗传性白内障

　　最常见的遗传方式常染色体显性遗传,伴不同的表现度和高水平的外显率,患者通常不
伴有全身其他系统疾病。少数情况,遗传方式为常染色体隐性遗传。孤立的先天性白内障
作为一种隐性遗传的疾病比较少见,通常只见于近亲结婚的人群。大部分双侧白内障是由
遗传引起的。双眼白内障形态可以不完全一样,而且家族不同成员表现也会有明显不同。

　　随着遗传研究的深入,越来越多的证据表明遗传性白内障即使形态相似也可由许多种
基因缺陷引起。许多病例中具体病变的基因和蛋白已经被确定,最终有助于理解不同类型
遗传性白内障的具体病因,详见第二章先天性白内障的遗传学。

(二) 代谢性白内障

　　先天性白内障、婴儿期白内障或青少年期白内障都有可能因代谢性疾病而引发以下列
举部分代谢异常导致的白内障。

　　1. 半乳糖血症　半乳糖血症是婴幼儿最常见的由于代谢异常引发的白内障。半乳糖
是牛乳及其乳制品的主要成分,患有该病的患儿体内不能代谢半乳糖,表现为呕吐、腹泻和
"油滴样"白内障。为常染色体隐性遗传,双眼发病,大约 10%~30% 的患儿在出生的数周内
发生白内障。半乳糖血症导致白内障的原因是半乳糖激酶、二磷酸尿苷半乳糖表异构酶或
半乳糖 -1- 磷酸转尿苷酰酶缺陷。由于代谢异常,晶状体中半乳糖被转变为半乳糖醇,导致
水通过渗透作用向晶状体内汇聚。晶状体的水化破坏了正常晶状体纤维的结构,从而失去
透明性。起初,表现为晶状体皮质呈油滴样外观。如果在饮食中去除半乳糖,晶状体的改变
是可逆的;如果不治疗,则很快发展为全白内障。鉴定半乳糖血症可在饮奶后 2 小时行尿检
测、血红细胞半乳糖激酶活性和血红细胞半乳糖磷酸转尿苷酰酶检测。

　　2. 高血糖症或低血糖症　新生儿低血糖症多见于出生体重较低的患儿,白内障通常为
双侧,板层状。高血糖性白内障通常发生于年长患儿,但也有出生 1 年以内即发生白内障的
病例。白内障通常为弥漫性、皮质性、或囊下性。短期内发生白内障的患者,如果及时控制
血糖,晶状体的改变是可逆的。

　　3. 甲状旁腺功能减退症和假性甲状旁腺功能减退症　甲状旁腺功能减退症和假性甲
状旁腺功能减退症均有可能导致儿童白内障。白内障的形成是由于低钙血症导致的,形成
弥漫性五彩缤纷的斑点("圣诞树"白内障),视力通常不受明显影响。

　　4. 甘露糖苷贮积症　甘露糖苷贮积症是一种脂蛋白异常降解的常染色体隐性遗传疾
病。患者痴呆,面容粗糙。白内障比较常见,多在出生后数年发生,典型表现为点状混浊。α-
甘露糖苷酶测定可进一步确诊。

　　5. 肝豆状核变性(Wilson 病)　肝豆状核变性是一种常染色体隐性遗传疾病,其特征为
肝脏病变和小脑功能障碍。由于铜代谢障碍,血清铜增加,肝脏、大脑和眼中发现铜沉积物。
随着晶状体内铜的积累,形成一种非常独特的"向日葵"样的白内障,伴有前囊下微黄色星
状混浊。该病可用青霉胺治疗。

（三）外伤性白内障

外伤性白内障是儿童单侧白内障的常见原因。穿通伤导致白内障较钝挫伤更为多见。国内常见的外伤原因为尖锐的金属物、植物（树枝）、玩具枪和鞭炮伤，具体详见第八章。钝挫伤导致的白内障常表现为典型的晶状体后皮质星状或花瓣样混浊，可能稳定，也可能进展。轻的穿通伤导致白内障有时较为局限并保持稳定，严重者会导致晶状体囊膜破裂、晶状体皮质混浊和溢出，甚至合并眼后段损伤。

（四）并发性白内障

最常见的并发性白内障种类是继发于中间部或后部葡萄膜炎，有时合并青少年慢性关节炎。白内障可能是眼内炎症直接导致，也有可能源于长期皮质类固醇激素的使用。皮质类固醇激素导致的白内障常为后囊下型。个别情况下，眼内肿瘤、眼内异物、长期的视网膜脱离也可导致白内障。

（五）宫内感染

儿童白内障可由于多种宫内感染引起，包括风疹、弓形体、水痘和单纯疱疹病毒。其中风疹引起的白内障最为常见。先天性风疹综合征包括心脏病变、耳聋和智力发育迟缓。眼部病变包括视网膜病变、小眼球、视神经萎缩、角膜混浊和青光眼。白内障通常为双侧、致密的中央混浊，是由于风疹病毒入侵晶状体造成的。抗风疹病毒 IgM 抗体的增高或 IgG 滴度的增高，表明有宫内感染。

（六）医源性白内障

医源性白内障见于全身疾病和眼部疾病治疗的并发症。前者多见于白血病的全身放疗和器官移植患儿长期激素治疗。后者可见于长期局部皮质类固醇眼水使用、激光治疗早产儿视网膜病变、玻璃体切割术后等。

晶状体对于全身和局部药物治疗比较敏感，尤其是皮质类固醇。研究显示一旦醋酸泼尼松积累到 1 克，就有剂量和时间依赖性。这种类型的白内障最初发生于后囊膜下，最终可发展为整个晶状体混浊。

当最小放射量为 1~2 戈瑞（gray）时，会发生放射性白内障，并且具有剂量和时间依赖性。当剂量增加至 15 戈瑞时，白内障的发病率增加至 50%。通常在完成放射性治疗后 1~2 年才发生白内障。

长期的局部激素治疗眼内炎症也会引发晶状体混浊。

（七）与遗传性白内障有关的多系统病变

在许多多系统病变中，白内障是一种共同表现（表 7-1）。在这组疾病中，白内障的发生率高低不一，但在有些疾病中其发生比例较高。由于白内障是这些疾病中的一个共同实体，证明晶状体易于受到损伤。

表 7-1　先天性白内障的病因学分类

- 白内障为单独异常体征
- 遗传性
  - 常染色体显性遗传
  - 常染色体隐性遗传
  - X 连锁遗传
  - 散发性（约占先天性白内障的 1/3）

续表

- 白内障为综合征或系统性疾病的部分体征
- 遗传性
  - 合并肾病
    - Lowe 眼脑肾综合征(oculocerebrorenal syndrome of Lowe)
    - 奥尔波特综合征(Alport's syndrome)(常染色体显性遗传)
  - 合并中枢神经疾病
    - Marinesco Sjögren's 综合征(小脑共济失调、常染色体隐性遗传)
    - Sjögren's 综合征(常染色体隐性遗传)
    - 史 - 莱 - 奥综合征(Smith-Lemli-Opitz Syndrome)
    - 劳 - 穆 - 鲍 - 比四氏综合征(Laurence-Moon-Bardet-Biedel syndrome)
  - 合并骨骼疾病
    - 康拉迪综合征(Conradi's syndrome,合并白内障提示预后不良)
    - 马方综合征(Marfan's syndrome)
    - 点状骺
  - 合并头面部异常
    - 眼下颌面部综合征(Hallermann-Streiff syndrome)
    - Francois 颅面骨畸型综合征(Francois dyscephalic syndrome)
    - 小颌舌下垂综合征(Pierre Robin syndrome)
    - 尖颅(oxycephaly)
    - 遗传性颅骨面骨发育不全(Crouzon's disease)
    - 尖头并指(趾)畸形(Apert's syndrome)
  - 合并多指(趾)畸形
    - 鲁宾斯坦综合征(Rubinstein-Taybi syndrome)
  - 合并皮肤病变
    - Bloch-Sulzberger 综合征
    - 先天性外胚叶发育不良
    - 先天性血管萎缩性皮肤异色病(Rothmund Thomson syndrome)
    - 谢弗综合征(Schafer's syndrome)
    - 西门子综合征(Siemen's syndrome)
    - 色素失调症(incontinential pigmenti)
    - 特应性皮炎(atopic dermatitis)
    - 侏儒 - 视网膜萎缩 - 耳聋综合征(Cockayne's syndrome)
    - Marshall 综合征(Marshall syndrome)
  - 合并染色体疾病
    - 13 三体(通常 1 年内死亡)
    - 18 三体:爱德华综合征
    - 21 三体:唐氏综合征(常在 10 岁后形成白内障)
    - 先天性卵巢发育不全综合征(Turner's syndrome)
    - 13 三体综合征(Patau's syndrome)
  - 合并代谢性疾病
    - 半乳糖血症(常染色体隐性遗传)
    - 半乳糖激酶缺乏症
    - 先天溶血性黄疸
    - 磷脂沉着综合征(Fabry's disease)
    - 雷弗素姆病(Refsum's disease)

- ■ 甘露糖苷过多症（Mannosidosis）
  - ○ 合并多种遗传综合征
    - ■ 诺里氏病（Norrie's disease）
    - ■ 遗传性球形红细胞增多症（hereditary spherocytosis）
    - ■ 肌强直性营养不良（myotonic dystrophy）
- 非遗传性
  - ○ 出生前原因
    - ■ 先天性风疹综合征
    - ■ 弓形体病
    - ■ 水痘
    - ■ 细胞巨化病毒
    - ■ 单纯疱疹病毒
    - ■ 麻疹
    - ■ 腮腺炎
    - ■ 牛痘
    - ■ 宫内缺氧或营养不良
  - ○ 出生后原因
    - ■ 早产儿视网膜病
    - ■ 低血糖症
    - ■ 低血钙症
    - ■ 放射
    - ■ 外伤
    - ■ 慢性葡萄膜炎
    - ■ 糖尿病
    - ■ 肝豆状核变性
    - ■ 肾功能不全
    - ■ 药物性
    - ■ 电击
  - ○ 合并其他眼部异常
    - ■ 永存胎儿血管
    - ■ 小眼球
    - ■ 无虹膜
    - ■ 色素性视网膜炎
    - ■ 圆锥形晶状体

1. 眼脑肾综合征（Lowe syndrome） 眼脑肾综合征是一种 X 连锁隐性遗传疾病，几乎 100% 的患者发生白内障。白内障通常表现为平的、盘状混浊（膜性），也可有后晶状体圆锥样结构。其他眼部异常包括由于异常"胚胎型"前房角引起的青光眼、瞳孔开大肌部分发育不全导致的瞳孔缩小、角膜混浊。系统异常包括智力发育迟滞和肾性氨基酸尿。该病的女性携带者可表现为晶状体后皮质轮辐样混浊或弥漫性点状或雪片样混浊。由于该病的基因是连锁的，可疑携带者可通过分子遗传研究进一步确认。

2. 奥尔波特综合征（Alport's syndrome） 奥尔波特综合征是 X 连锁或常染色体显性遗传病，包括慢性间质性肾炎、听力障碍和眼部异常。前部晶状体圆锥被认为是该病的特征性改变。也可发生其他部位晶状体混浊,但是白内障很少影响视力。其他眼部异常包括黄斑色素上皮病变。尿液检测发现血红细胞和蛋白。

3. 先天性钙化性软骨营养不良综合征　　先天性钙化性软骨营养不良综合征特点为不对称的肢体短小,皮肤异常,毛发粗糙。17% 的患儿合并有白内障。本组患者中没有精神发育迟缓,如果能度过新生儿期则预后较好。曾有报道一种退行性类型(肢根型)中有 70% 的患者患有白内障,这组患者有精神发育迟缓,并通常在出生后一年以内死亡。

4. 强直性肌营养不良　　强直性肌营养不良是常染色体显性遗传的肌营养不良,其临床表现为进展性肌肉消耗。通常发生于二三十岁左右。另外还合并智力衰退、心脏异常和性功能减退。眼部特点包括上睑下垂、小眼球、眼外肌麻痹、张力减退、视网膜色素变性和白内障。所有患者在二十多岁时发生典型的晶状体改变,表现为晶状体皮质有多种颜色的斑点("圣诞树"样白内障)或小的白球形混浊(雪球样)。对于尚未出现症状的基因携带者,晶状体特征性的混浊可作为确定诊断的方法之一。还可以进行特异性分子检测。

5. Ⅱ型神经纤维瘤病　　Ⅱ型神经纤维瘤病是常染色体显性遗传病,其特点表现为发生前庭神经鞘瘤和中枢神经系统肿瘤。超过 60% 的患者发生白内障,并且是该病表现的最初症状。最常见的白内障类型是后囊下型或皮质性白内障。

6. 脑肝肾综合征(Zellw+眼r's syndrome)　　脑肝肾综合征包括头、面、耳、手和脚的异常发育。患者轻度发育滞后,伴有肝、肾和眼的异常。多数患者表现为带状白内障。无症状携带者表现有曲线样晶状体混浊。晶状体纤维含有高密度的线粒体和包含体。其他眼部异常包括角膜混浊、肾脏营养不良、心电图异常以及视神经萎缩。这些病变是由于过氧化物酶体功能异常导致的。实验室检查可发现长链脂肪酸增高而磷脂质水平降低。

7. 科凯恩综合征(Cockayne's syndrome)　　科凯恩综合征是发生于儿童早期的常染色体隐性遗传、原发性皮肤异常。该病最显著的特点是早老和极度瘦小。其他特征包括小头畸形、感觉神经性耳聋、光照性皮炎。眼部异常包括白内障和视网膜变性。由于皮肤异常,患者的眼睑会发生病变,有发生暴露性角膜炎和睑缘炎的风险。

8. 罗特蒙德综合征(Rothmund-Thmoson Syndrome)　　罗特蒙德综合征是一种常染色体隐性遗传病,体征包括萎缩性皮病伴斑块样色素减退和色素沉着过度。患者毛发稀疏、身材矮小、牙齿缺陷和性功能减退。毛细管扩张在出生一年内出现。大多数患者发生白内障,经常突然发生在 3~6 岁。可合并圆锥角膜。

9. Bloch-Sulzberger综合征　　Bloch-Sulzberger综合征(色素失调症)是X连锁显性遗传病,包括外胚层发育不良症,牙齿异常,脱发和眼部异常。四肢和躯干部的皮肤有漩涡样色素沉着。晶状体的异常使人联想到原始永存玻璃体增生。常伴有视网膜发育异常。这种情况仅见于女性。

10. 史 - 莱 - 奥综合征(Smith-Lemli-Opitz Syndrome)　　史 - 莱 - 奥综合征是常染色体隐性遗传的颅面部异常,其一般特点包括宽鼻骨、鼻孔朝前、低耳廓、小颌、并趾、发育延缓和生长迟滞。眼部异常包括白内障,角膜内皮细胞微小囊泡,视神经萎缩,内眦赘皮褶脉络膜血管瘤。这些异常是由于 7- 去氢胆甾醇缺陷,导致组织胆甾醇水平降低,可能是导致白内障的主要原因。此通路的其他抑制因素也可导致白内障,包括甲羟戊酸尿和脑腱黄瘤病。

三、儿童白内障的形态

儿童先天性白内障的形态特点可分为 4 个主要类型,包带状、极性、全白内障和膜性白内障。视力预后依赖于白内障的发生时间、位置和形态,其中以形态更为重要。儿童白内障的形态表现可提供病因学和视力预后的重要线索(表 7-2)。需要指出的是,即使在同一家系中也存在很大的形态差异。

表 7-2　先天性白内障外观

白内障形态	诊断	其他发现
轮辐样	Fabry's 综合征	尿沉积物
空泡样	甘露糖苷贮积症	肝脾肿大
	糖尿病	血糖水平增高
多色斑点	甲状旁腺功能减退症	血清钙
	强直性肌营养不良	缺乏面部特征;肢体僵直
绿色"向日葵"	肝豆状核变性	Kaiser-Fleischer 角膜环
薄椭圆型	眼脑肾综合征	张力减退
板层状	半乳糖血症	血红细胞酶
	低血糖症	血糖水平降低

(一) 绕核性白内障

绕核性白内障又称板层白内障,是较常见的一种类型,占先天性白内障的 40%。为乳白色薄层混浊,包绕在透明晶状体核之外,有时在此板层混浊之外,又套一层或数层板层混浊,各层之间仍有透明皮质间隔(图7-1 至 7-4)。绕核性白内障通常继发于子宫内病变,并且常为双侧发病,可表现为不对称性。绕核性白内障有时为进展性,最终在婴儿晚期或儿童早期需要手术治疗。代谢性疾病,如新生儿低血糖症和半乳糖血症,可导致双侧绕核性白内障。

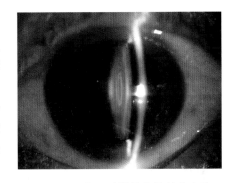

图 7-1　围绕胚胎核的绕核性白内障

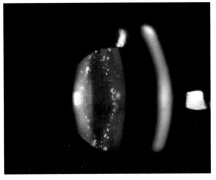
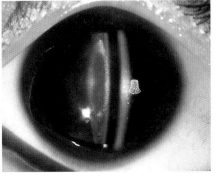

图 7-2　围绕胎儿核的绕核性白内障

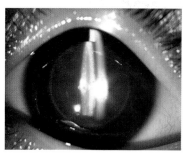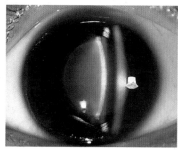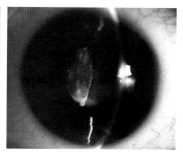

图 7-3　多层、混浊程度不同的绕核性白内障

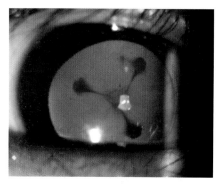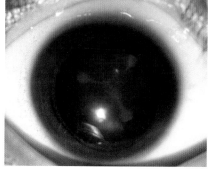

图 7-4　绕核性混浊合并轮辐样混浊

(二) 核性白内障

核性白内障是胚胎核和(或)胎儿核混浊(图 7-5 至 7-8)。这种类型的白内障通常为双侧并且致密,经常合并小眼球和小角膜。双侧患儿与常染色体显性遗传有关。

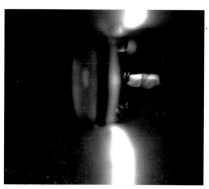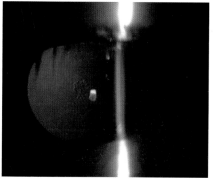

图 7-5　胚胎核混浊

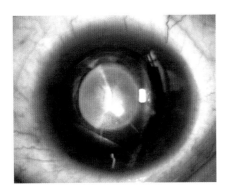

图 7-6 胎儿核混浊合并绕核性混浊

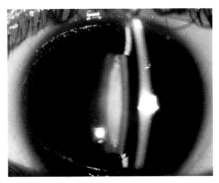

图 7-7 胎儿核混浊

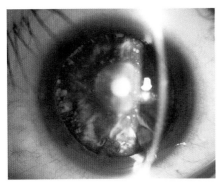

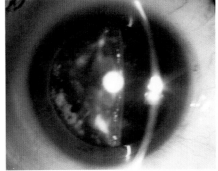

图 7-8 双眼的胚胎核、胎儿核及皮质混浊

（三）缝状白内障

本病表现为沿胎儿核 Y 字缝混浊（图 7-9，图 7-10）。混浊呈结节状、线状或分支状，绿白色或蓝色，边缘不整齐。单侧或双侧发病，为 X 连锁或常染色体隐性遗传。除非合并核或周围皮质混浊，视力一般不受影响。

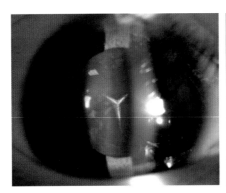

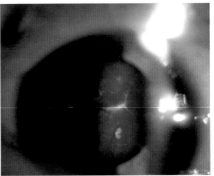

图 7-9 双眼缝状白内障

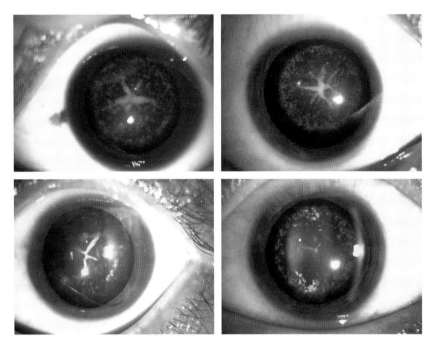

图 7-10　Y 字缝混浊合并蓝色或圣诞树样晶状体混浊

（四）囊下型白内障

囊下型白内障发生于前囊膜下或后囊膜下,晶状体的其他部位不受累及。通常表明这种获得性混浊是在出生后的某段时间发生的。前囊下型白内障最常见,常与外伤或奥尔波特综合征(肾炎和耳聋)有关,一般不影响视力。后囊下型白内障通常是特发性的,但也发生于长期使用激素、外伤和唐氏综合征。后囊下型白内障会明显影响视力,即使小的混浊如果位于视轴的也会对视力产生明显影响(图 7-11,图 7-12)。对视功能的影响可通过带状光检影法或后部反光照明法进行评估。

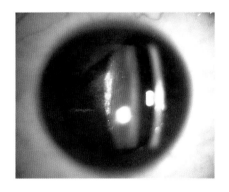

图 7-11　后囊下型白内障

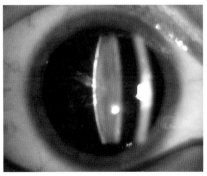
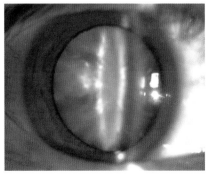

图 7-12　后囊下型白内障(左图),数年后发展为全白内障(右图)

(五) 极性白内障

极性白内障是晶状体前后极区域囊下的皮质或囊膜发生的晶状体混浊。前极性白内障通常较小(小于 3mm),呈白色,位于前囊膜中央(图 7-13)。这可能与晶状体胚胎发育时期晶状体泡的异常分离有关。该类型的白内障可通过常染色体显性遗传。虽然大多数患儿的视力不受明显影响,但有一小部分患儿病变呈进展性,并由于斜视、屈光参差或弱视而导致视力丧失。部分有虹膜残膜(图 7-15),有的合并 Fuchs 角膜内皮营养不良(图 7-14)。与前极性白内障一样,后极性白内障也通常是位于后囊膜中央的较小的白色混浊(图 7-16,图 7-17)。该类白内障在无虹膜的患儿中较常见。由于混浊位于晶状体的后极部,就像后囊下型白内障一样,小的混浊即会引起明显的视力障碍。

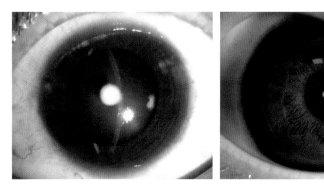

图 7-13　前极性白内障

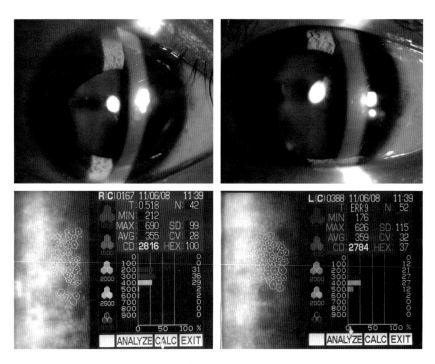

图 7-14　前极性白内障合并 Fuchs 角膜内皮营养不良

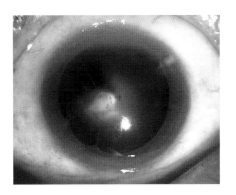

图 7-15　前极性白内障合并虹膜残膜

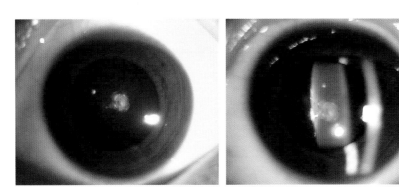

图 7-16　后极性白内障

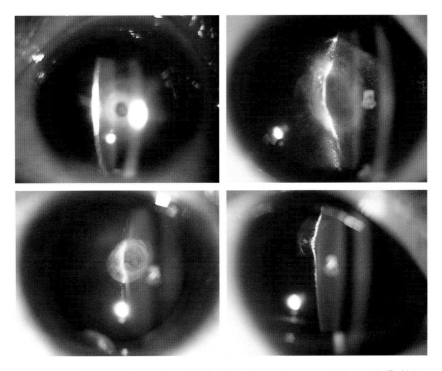

图 7-17　后极性白内障合并后囊发育异常,术中水分层时容易发生后囊膜破裂

（六）全白内障

全白内障是整个晶状体的完全混浊（图 7-18）。可由于多种因素引起，而非疾病的特异性表现。大多数情况下，视功能被完全阻断，建议立即摘除。全白内障可继发于明显的眼后段病变，如视网膜脱离或肿瘤，B 超在术前有助于诊断这些疾病。全白内障也可能是以前所述各种类型白内障自然发展的结果。以往正常的单眼全白内障患儿应考虑外伤的可能。有时可合并晶状体脱位和（或）虹膜缺损，甚至青光眼。

（七）膜性白内障

膜性白内障是一种薄的、纤维化的晶状体混浊，由于晶状体蛋白的再次吸收而导致晶状体前后方向的变薄。前后囊膜融合形成致密的白色膜状物，常与后囊病变有关（图 7-19）。膜性白内障也通常是眼外伤的末期结果。该类型白内障也常见于先天性风疹，哈 - 斯 - 弗三氏综合征，也与洛氏综合征有关。

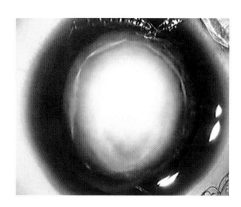 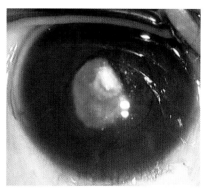

图 7-18　全白内障　　　　　　　图 7-19　膜性白内障

（八）米顿道夫点（Mittendorf's Dot）

米顿道夫点是位于后囊膜外表面的小的白色混浊，在中央视轴的鼻侧。小的玻璃体动脉残余物可从视神经向混浊处延伸。这可能永存原始玻璃体增生症的一种较轻的表现形式。通常偶然发现，并不影响视力。

（九）油小滴白内障（Oil Droplet Cataract）

油小滴白内障表现为中央晶状体后皮质模糊的不规则混浊。直接焦点照明法很难发现，但是用后部反光照明法则很明显。这种混浊常见于半乳糖血症患者。一开始只有晶状体皮质受累，如果半乳糖饮食得到限制，晶状体的改变是可逆的。随着半乳糖摄入量的增加终导致全白内障。

（十）"圣诞树"白内障

这种晶状体异常表现为小的裂隙样晶状体斑点弥散分布于整个晶状体。裂隙灯观察时表现为不同的颜色如红、蓝、绿，使"圣诞树"白内障的命名更加符合。这种特殊的晶状体异常也见于肌强直性营养不良和甲状旁腺功能减退的患者，有时甚至无眼部症状。

（十一）"珊瑚状"白内障

在晶状体中央区呈现灰色或白色珊瑚样的混浊（图 7-20），有时伴有核的混浊。多静止不发展，有家族史。为常染色体显性和隐性遗传。

(十二) 蓝色白内障

蓝色白内障是双侧、小的、蓝白色混浊,位于核周边的皮质,这种混浊可能是晶状体皮质纤维的退化(图7-21)。患者通常无症状,或轻度视觉症状。见于唐氏综合征和青春期的正常个体。

(十三) 后圆锥形晶状体

后圆锥形晶状体是由于后囊膜变薄导致晶状体物质向后膨出引发的晶状体异常(图7-22)。这种晶状体结构的改变会导致近视和不规则散光。变形的后晶状体皮质经常变得混浊,逐渐发展为后囊下型白

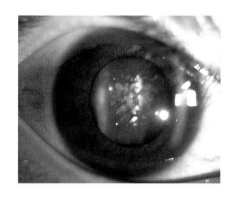

图 7-20 "珊瑚状"白内障

内障。偶尔,晶状体后囊发生破裂导致整个晶状体发生混浊。无论手术介入的早晚,该类患者的视力预后通常较好。后球形晶状体表明更大区域的异常,这种缺陷经常偏心。超过90%的圆锥形晶状体是单侧的。

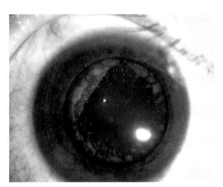

图 7-21 蓝色白内障

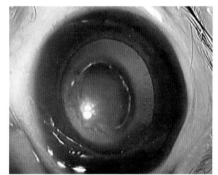

图 7-22 后圆锥形晶状体

(十四) 先天性小眼球合并白内障

先天性小眼球是一种先天发育异常性眼病,常累及双眼,眼球体积小及伴随的多发畸形常使大多数患者丧失视力,是先天性、遗传性致盲的重要原因之一(图7-23)。中国新生儿的患病率约为 11.8/100 000。

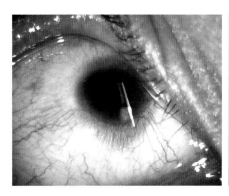

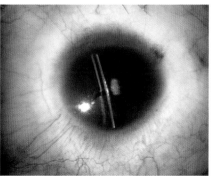

图 7-23 先天性小眼球合并白内障

先天性小眼球的临床特点为：生理性眼轴缩短（常<20mm）；患者视力通常较差，伴有高度远视（+7.00~+13.00D）；在儿童时期往往会产生弱视，中年后常并发闭角型青光眼，脉络膜渗漏等并发症，预后差。在临床上本病常被分为以下几种类型：①单纯性小眼球：仅表现为眼球体积小，不伴有其他畸形者，本型约占该病患者的20%；②并发性或缺损性小眼球：伴有眼部其他畸形如前节发育不全、先天性白内障、脉络膜视网膜缺损、视网膜发育不良、视神经缺损及全身多发畸形等。此类表型复杂，约占到80%；③最严重的类型是先天性无眼球，此型极为罕见。

（十五）持续性胎儿血管

持续性胎儿血管（persistent fetal vasculature，PFV）是人类最常见的先天性眼部异常，多见于婴幼儿或儿童，单眼发生率为90%~95%，过去又称为永存增生性原始玻璃体（persistent hyperplastic primary vitreous，PHPV），是由于原始玻璃体没有退化所致，是原始玻璃体纤维和血管残留物，存在于视神经表面与晶状体之间，临床表现复杂。此异常可同时影响眼前段及眼后段，异常程度往往能直接影响诊断及预后。

原始玻璃体在晶状体后方增殖，形成一纤维斑块，临床表现为白瞳症。纤维斑块与睫状体突相连，将睫状体突拉长且牵向瞳孔区。瞳孔扩大后可看到一些延长的睫状体突，为本病的特征性表现。位于晶状体后的纤维血管膜，其血管来自玻璃体动脉和睫状体血管的小分支，与晶状体后囊紧贴，可通过后囊膜破裂处进入晶状体，使晶状体混浊形成白内障（图7-24）。混浊膨胀的晶状体可使虹膜晶状体隔前移，前房变浅，甚至出现继发性闭角型青光眼。在长期高眼压的影响下，角膜巩膜壁扩张膨大，最后形成"牛眼"。重型病例除上述病变外，可合并有小眼球或眼球震颤等。

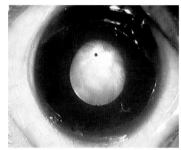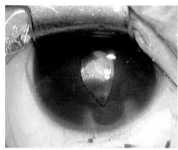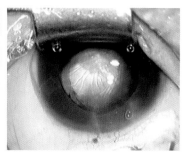

图7-24 先天性白内障合并持续性胎儿血管（左图）。将晶状体皮质和核吸除后，发现后囊混浊并伴纤维血管膜，发生出血（中图）。注入黏弹剂止血，形成囊袋和前房（右图）

少数PFV表现为后部型，即视盘处的原始玻璃体增殖。典型则呈现视网膜皱襞，局部视网膜呈皱襞样隆起，形如镰刀，其中含有来自玻璃体动脉的血管。它可发生在眼底任何象限，但以颞下最多。视盘部纤维胶原明显增殖合并原始玻璃体增生时，可牵拉视网膜，最终导致视网膜脱离。本病一般对视网膜影响较少，但可能对锯齿缘部视网膜有牵拉现象。

PFV患者眼部可单独出现原始玻璃体纤维和血管组织的存在，或可合并其他眼部发育异常：

1. 瞳孔残膜 丝状纤维血管组织出现于瞳孔，可引起瞳孔变形，常常合并先天性葡萄膜内卷或外翻。瞳孔残膜遮盖程度可决定视力是否受影响。瞳孔残膜的存在有助于全白内障合并 PFV 的诊断。

2. 虹膜玻璃体血管（iridohyaloid blood vessels）　此类残存胎儿血管呈放射状、短且平行于晶状体赤道部，常合并角巩膜组织形态异常。血管到达瞳孔区可形成瞳孔小凹。浅前房可导致继发性青光眼。

3. 晶状体纤维增殖膜　晶状体后可观察到大小不一的纤维血管增殖膜，常合并不同程度的晶状体混浊。典型的晶状体后血管增殖膜为白色或粉红色。睫状突也可因眼轴的增长而可于散瞳时检查到。

4. Mittendorf 圆点　有些病例可观察到晶状体后囊小杯，它位于晶状体后极中央稍偏鼻下，称为 Mittendorf 圆点，为玻璃体动脉的附着部，一般不影响视力。

5. 玻璃体动脉残留　胚胎 6~7 周时，玻璃体动脉从视盘经玻璃体到达晶状体，11 周时开始退化，胚胎 8 个月时玻璃体动脉萎缩，卷缩于玻璃体管中，少数人或早产儿该动脉萎缩不全，形成残留。患者可感觉到眼前条状黑影飘动，眼底检查可见视盘前方灰白色半透明的条索物向前伸向玻璃体，该条索可随眼球运动而飘动，条索中有时可见到血细胞。残留胎儿玻璃体动脉为牵拉于视神经和晶状体之间的胶原组织。

6. Bergmeister 视盘　胚胎时期，神经纤维长入原始视神经乳头上皮，来自视神经乳头的细胞可以从视杯内层向玻璃体分离，这些神经外胚层细胞构成 Bergmeister 视盘。大约在妊娠第四个月时，Bergmeister 视神经乳头胶质细胞增多，并产生胶质鞘包绕玻璃体内动脉，随后玻璃体动脉退化萎缩，如果退化不完全，在视盘上可残留胶质组织，表现为视盘前下方有一团伸向玻璃体内的胶原纤维束，或小片膜状结构，其根部与视盘边缘相连，称为 Bergmeister 视盘。临床表现可见视盘表面厚薄不一的角质残留，可合并其他眼部异常，如视盘前血管环、玻璃体动脉残留、原始玻璃体增生症、牵牛花状视盘异常。可不同程度影响视力。极少数情况下，成人眼中保留了整条自视盘直到晶状体后方的原始玻璃体动脉。

7. 视盘前血管环　是血管从视盘先进入玻璃体腔，其后回到视盘，然后再开始向视网膜分支。血管环至少有一个上升支和一个下降支，80%~90% 为动脉起源，约 30% 血管环上包有白色的神经胶质鞘。此病一般不影响视力。

8. 视网膜脱离　大量玻璃体残留物造成视盘和下方视网膜粘连，严重病例在视盘周围可造成牵拉性视网膜脱离，如进展可导致严重视力损伤。

9. 黄斑、视神经发育异常　PFV 可合并黄斑部及视神经多种多样的增生或萎缩性病变而导致视力损伤。

10. 小眼球　视神经和晶状体之间存在胶原组织的牵拉可阻止眼球生长，PFV 患者多合并不同程度的小眼球，有时可合并角膜直径减小及眼球形状异常发育（图 7-25）。

过去对于 PFV 患眼，尤其是合并浓厚白内障错过视觉发育关键期者，视力预后极差，只有出现青光眼、玻璃体积血、进展性视网膜脱离等并发症时才采取手术治疗，由于视力因素或美容因素多数患者最终选择摘除眼球。随着玻璃体切除手术技术的进展，通过手术切除白内障、玻璃体增殖条带、松解牵拉因素，使得这些患眼可以继续生长，如手术成功可以保留眼球及一定程度上改善视力。

（十六）先天性无虹膜与白内障

无虹膜（aniridia）是一种少见的先天畸形，肉眼观察能见到前房角有短小虹膜组织结节者为部分性无虹膜，须借助房角镜检查才能发现虹膜残端者为临床上的无虹膜。绝大多数

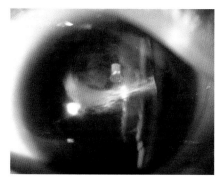
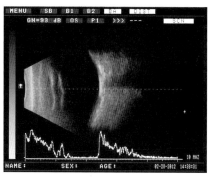

图 7-25 后囊发育异常伴先天性小眼球

患者为双眼受累,个别单眼的病例其对侧眼也常有虹膜发育不良。患者常有远视,少数为近视眼。这种异常多半是静止性,但因有些患者前房角小梁区有异常中胚叶组织阻塞,可引起高眼压,发生水眼或青年性青光眼。对患者常只能作症状治疗,可戴有色角膜接触镜,以减轻畏光不适的感觉。患者常因进行性角膜、晶状体混浊和(或)青光眼而失明。

本病遗传倾向特别明显,多为常染色体显性遗传,家系成员患者中虹膜缺损可出现多种形状变异。发病机制不明,神经外胚叶的原发性缺陷与中胚叶异常发育致使外胚叶缺乏引导或受阻抑均被认为可能是导致本病的重要因素。

无虹膜患眼的组织病理学特征是前房角有一条原始结构的细小虹膜组织残留,其中肌肉组织发育不全或缺如。色素上皮常在游离缘呈皱褶,或外翻覆盖于残端表面,有的表现为中胚叶沿发育不良的视泡前端向后折叠。前房角的小梁常有变异,Schlemm 管常缺如,房角常见中胚叶组织阻塞。睫状突稀少或缺如,但偶有正常者。神经节细胞、黄斑中心凹常发育不良,且黄斑中心凹经常缺如。

无虹膜眼临床上表现为极度的大瞳孔区,包括整个角膜范围。裂隙灯检查时,于角膜缘可见晶状体赤道边缘,有的还可观察到晶状体悬韧带纤维及其后方睫状突的尖端。患眼无虹膜遮光,患者有复视、畏光症状。视力很差,常伴有青光眼(图 7-26)、角膜新生血管及血管翳、眼球震颤,经常导致弱视。

无虹膜合并白内障通常发生于出生后 2 年内,50%~85% 有家族遗传倾向。通常于出生时即可发现位于前后极的晶状体混浊,通常不影响视力。皮质、囊膜下及板层晶状体于十几

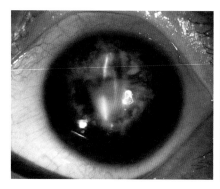
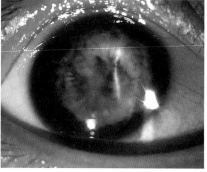

图 7-26 双眼不同程度白内障伴虹膜缺损及青光眼

岁时发展至需要手术摘除。有的患者晶状体混浊程度轻、发展慢,终身不需手术治疗;有的患者白内障严重,需手术治疗(图7-27)。

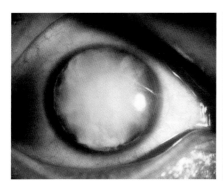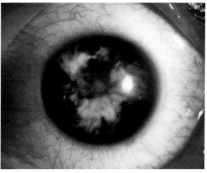

图 7-27 双眼不同程度白内障伴虹膜缺损

无虹膜眼常伴有其他眼部畸形,可同时有小角膜及形状异常呈锥形或呈现混浊、蓝巩膜,前房过浅或过深。晶状体可能有异位(图7-28),且绝大多数患者的晶状体有板层性或前后极混浊或弥漫性混浊,少数还有晶状体缺损。常同时伴睫状突发育不全,可有瞳孔残膜。玻璃体内可见玻璃体动脉和纤维组织条索,黄斑部、视神经、视网膜周边部偶见弥漫性退行性变。少数有小眼球等明显的先天异常。还可伴发周身的骨骼畸形,如颜面骨发育不良、多指趾、爪形足和身躯矮小等。偶发外耳畸形,有时还可伴有不同程度的智力发育障碍。

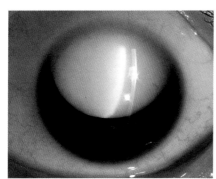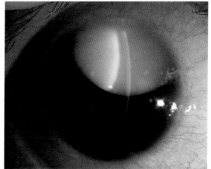

图 7-28 全白内障伴晶状体脱位和虹膜缺损

(十七)儿童葡萄膜炎并发白内障

儿童白内障手术炎症反应较成人严重,术中、术后更容易出现并发症,而儿童葡萄膜炎患者白内障手术治疗可在此基础上发生更为严重的葡萄膜炎症反应及相关并发症(图7-29)。因此,对儿童葡萄膜炎患者白内障的手术治疗,应更注意方式方法使术中、术后炎症反应及并发症降到最低。

儿童葡萄膜炎可由多种病因造成,主要包括:青少年特发性关节炎(juvenile idiopathic arthritis,JIA)、

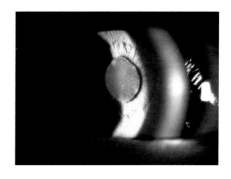

图 7-29 儿童葡萄膜炎合并白内障

强直性脊柱炎、炎症性肠病、关节固定脊柱炎、Reiter's 病、肉瘤等,其中最为常见的是 JIA。JIA 目前多被称为青少年类风湿性关节炎,发病于 16 岁之前,病因不明。

JIA 患者首诊于眼科常以致密白内障形成为主要临床表现,此种类型白内障发展缓慢,常伴随其他眼部异常及并发症,如角膜变性、虹膜粘连、青光眼、视网膜病变等,增加了手术难度,预后更加不确定。年龄越小,术后炎症反应越重,视轴区再混浊需要二次手术治疗的几率也越高。

发病机制为严重、反复发作的葡萄膜炎症反应会导致晶状体虹膜后粘连、晶状体囊膜下混浊,而长期应用糖皮质激素也会引起后囊下型白内障的形成。

儿童葡萄膜炎合并白内障常见疾病与综合征:

1. Davis 综合征 葡萄膜炎类风湿性关节炎综合征。病因不明;可能为胶原性疾患,或自身免疫性疾病。眼部异常表现为视力障碍,畏光,流泪,睫状压痛,睫状充血;虹膜睫状体炎,脉络膜炎,全葡萄膜炎;带状角膜变性,巩膜炎,巩膜软化穿孔,玻璃体混浊;黄斑水肿,视乳头炎。全身性表现类风湿性关节炎;偶发肝脾肿大。

2. 强直性脊柱炎 发病与类风湿因子无关,与遗传因素有关,本病有家族性,HLA-B27 频率显著高于普通人群,为自身免疫性疾病。眼部异常表现为急性反复发作性的虹膜睫状体炎,可单眼或双眼发病。前房以浆液性渗出为主,不及时治疗可有虹膜后粘连以及并发白内障。全身性表现多有家族史,起病缓慢,可有低热,盗汗,消瘦,腰背痛,脊柱强直,也可有周围关节炎。以及心脏异常,肺纤维化。X 线片可显示椎体变方,骨赘形成以及竹节样改变。

3. Stickler 综合征 遗传性进行性关节眼病综合征。病因不明;常染色体显性遗传,高度外显率及不同表现。眼部异常表现为高度近视和散光;脉络膜视网膜变性,视网膜脱离;角膜病变,白内障,慢性葡萄膜炎;青光眼,眼球痨。

全身性表现:骨骼异常,骨骺发育不良,关节增大,关节面异常,多关节发病,多发病于壮年;关节痛,关节之结缔组织异常,关节过度伸屈,关节强直;腭裂,小下颌,神经性耳聋;尿内羟脯氨基酸多。

4. 家族性组织细胞性皮肤关节炎综合征 病因可能为常染色体显性遗传,家族性发病。眼部异常表现为原发性青光眼,双侧葡萄膜炎,并发性白内障。

全身性表现多发性组织细胞性皮肤结节(面部、耳及四肢),皮下斑块肥厚发硬,皮肤呈苔藓样;对称性破坏关节炎,主要表现在手与腕部,脚和肘部也可见到;可能听力丧失。

(十八) 儿童晶状体脱位

当晶状体不在其正常解剖位置,称之为脱位、不全脱位、半脱位、脱臼、或异位。不全脱位、半脱位或异位是指晶状体脱位但仍保持与睫状体接触。晶状体脱臼是指晶状体完全脱离睫状体,脱入后房或前房。晶状体半脱位有时很轻,只表现为轻度移位和虹膜震颤,而严重时可在瞳孔缘看到晶状体的游离端。晶状体异位常与多系统疾病或先天性代谢性疾病有关。虽然不常见,晶状体脱位也可见于外伤,通常需要明显的外力。晶状体脱位的发生率不详。

1. 表现 儿童晶状体脱位的主诉通常为视力较差。如果悬韧带松弛均一,晶状体呈球形,会导致近视。如果悬韧带异常位于某一部位将会导致散光(图 7-30)。如果晶状体偏离视轴,将会导致不规则近视散光,通常不能完全进行光学矫正。晶状体脱位于前房较少见,如果发生将会导致急性青光眼发作。非外伤所致的晶状体脱位于前房应怀疑高胱氨酸尿症。

2. 诊断 较大患儿的晶状体脱位可通过裂隙灯诊断。对年龄较小的患儿使用笔式手

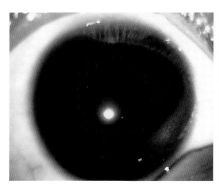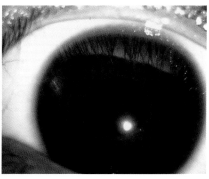

图 7-30　裂隙灯照相显示下方晶状体脱位。瞳孔区可见晶状体边缘，产生严重的近视散光

电筒检查可发现虹膜震颤。散瞳后可通过直接法或后部反光照明法观察到晶状体边缘。条形视网膜检影法也可检测到明显的近视散光。

3. 病因学

（1）单纯晶状体脱位：有较明显的遗传倾向，为规则的或不规则的常染色体显性遗传，少数为常染色体隐性遗传，常为双眼对称性。显性遗传通常表现为完全外显率和相似的表现度。晶状体通常向上方移位。这种半脱位是先天性、双侧和对称的。有一种罕见的显性遗传晶状体脱位发生较晚，在 30 到 60 岁之间发病。晶状体通常向下脱位。这可能是晶状体悬韧带渐进性退化的结果。有一种常染色体隐性遗传晶状体脱位，与显性遗传的脱位形式相似。但其特殊的遗传形式还没有被很好地证明。

晶状体脱位可发生于外伤、眼部异常或作为全身疾病的一部分（表 7-3）。头部、眼眶或眼球的钝性外伤都可导致晶状体脱位。最常见于当眼球被高能量的发射体直接击中时，如高尔夫球或网球。常伴有虹膜外伤、括约肌撕裂、前房角后退、玻璃体积血和脉络膜破裂。偶尔晶状体会完全脱位于玻璃体。轻度外伤后发生的晶状体脱位应考虑存在全身疾病或曾患有眼部感染（如梅毒）。

表 7-3　晶状体半脱位与全身和眼部的相关状态

全身原因	眼部原因
马凡综合征	晶状体瞳孔异位
代谢性疾病	无虹膜
高胱氨酸尿症	虹膜缺损
亚硫酸氧化酶缺乏	外伤
赖氨酸过多	常染色体显性遗传性晶状体异位
马尔凯萨尼综合征	先天性青光眼
埃勒斯 - 当洛综合征	

（2）伴有晶状体形态和眼部异常：常见的有小球形晶状体（microspherophakia）、晶状体缺损（coloboma of the lens）、无虹膜症（aniridia）等。与晶状体脱位相关的眼部异常见表 7-3。这些眼部异常都伴有前房角或虹膜异常。无虹膜眼晶状体脱位明显与晶状体赤道部变平有关。在此过程中，晶状体向悬韧带薄弱的相反方向移动。很少会发展为类似无晶状体眼的程度。

婴幼儿青光眼的睫状体环增大到一定程度时,可能会由于晶状体悬韧带牵张而导致晶状体发生一定程度的脱位。晶状体半脱位产生的近视会进一步加重由于眼球增长导致的屈光不正。青光眼患者突然有 3D 或 4D 的近视移动,应考虑晶状体半脱位,特别是眼压控制不佳时。晶状体脱位很少脱离瞳孔区。

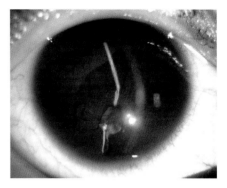

虹膜缺损是一种胚胎组织闭合缺陷。这经常会产生虹膜异常,多位于鼻下方,有时合并白内障(图 7-31)。虹膜缺损也与脉络膜、视网膜和视神经缺损有关(图 7-32)。随异常程度不同,与虹膜缺损区邻近的悬韧带也有不同程度的受累。最常见的情况是该区域晶状体单纯变平而无脱位。缺损明显时晶状体会发生颞上方脱位。与其他疾病不同,这种晶状体脱位通常不会进展。

图 7-31 下方虹膜发育异常伴晶状体混浊

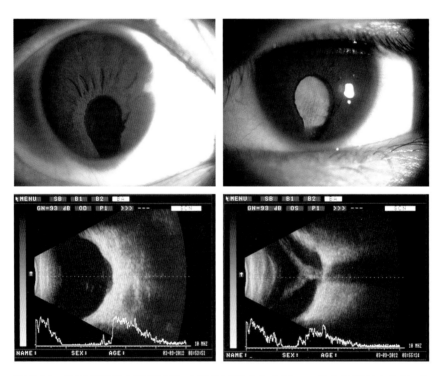

图 7-32 注意双眼下方虹膜缺损,左眼先天性全白内障。双眼脉络膜部分缺损,左眼"漏斗状"视网膜脱离

晶状体异位和瞳孔异位是一种很少常染色体隐性遗传病。表现为双侧瞳孔异位,通常为颞侧,伴有另一侧的晶状体脱位。伴有小球形晶状体、瞳孔缩小,并且瞳孔不易散大。周边虹膜透射光增强说明后部的虹膜色素层存在缺陷。这应该是神经外胚层组织发育缺陷,因为虹膜的色素层、悬韧带和虹膜开大肌均包括在内。一些家族成员可能只有晶状体半脱位而无瞳孔异位(图 7-33)。

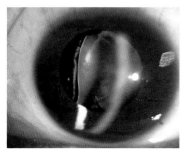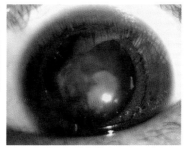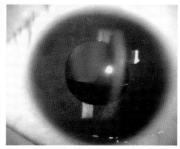

图 7-33　局部的晶状体悬韧带缺损引起的晶状体赤道部变平

4. 伴有先天性晶状体异位或脱位的全身性疾病　常见于马方（Marfan syndrome）综合征、同型胱氨酸尿症（homocystinuria）、Marchesani 综合征等。

（1）马方综合征：马方综合征是目前最常见的与晶状体半脱位的系统性疾病。包括心血管系统、肌肉骨骼系统及眼部的异常，马方综合征为常染色体显性遗传，但有 15% 的患者没有家族遗传病史。

心血管异常是该综合征高死亡率的原因。已经证明主动脉根部的膨大导致降主动脉扩张。超声心动图可以很好的检测。最终病人会发展为主动脉瓣关闭不全及主动脉瘤。患者的预期寿命大约是正常人的一半，所以对怀疑此病的患者进行系统检查是很必要的。

几乎所有的马方综合征病人都会有肌肉骨骼系统异常。最主要的特征性表现就是四肢细长（与躯干相比），经常合并有细长的蜘蛛样指／趾，另外脸、下巴和鼻子也较长。常伴有漏斗胸或鸡胸。脊柱后侧凸会比较明显，使患者体形弯曲。关节松弛是个有用的临床标志，比如将拇指握于拳中，拇指尖端露于小指外边，或者握住对侧手腕，拇指会与其他手指重叠。其他器官的遗传缺陷也很常见，如腹股沟疝。薄弱的面部肌肉和皮下脂肪的缺乏使患者具有特征性的消瘦面容。在一些患者，还会有臼齿和颧骨的发育不良，使其面部特征更加明显。

眼部检查会发现超过 80% 的患者有眼前段的异常。晶状体半脱位最常见（图 7-34），而且 75% 为上方脱位的。其典型的特征是所见到的晶状体悬韧带是完整的或连续的，与同型胱氨酸尿症的晶状体悬韧带断裂明显不同。有时可通过瞳孔可见一些区域晶状体悬韧带稀少或者缺如。透明法检查虹膜会发现一些缺陷，通常虹膜根部更明显。其虹膜有相同的特征性形态，很少或者没有虹膜隐窝和皱襞。瞳孔小而且／或者散大困难。组织学检查可见

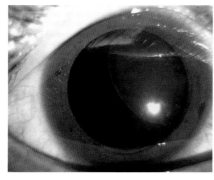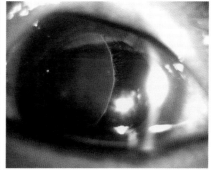

图 7-34　双眼晶状体向鼻侧脱位

瞳孔开大肌发育不良。眼轴增长,患者通常表现为近视。经常在三十岁到四十岁间发生自发性视网膜脱离。

(2) 同型胱氨酸尿症:同型胱氨酸尿症是一种少见的常染色体隐性遗传病,由 β- 脱硫醚合成酶异常引起。在每 100 000 例新生儿中大约有一例。β- 脱硫醚合成酶缺乏限制了同型胱氨酸转化为胱氨酸而在血浆里蓄积,由尿排出。正常情况下,在血浆或尿中测不到同型胱氨酸。血浆中高浓度的同型胱氨酸导致甲硫氨酸浓度升高。相对于同型胱氨酸,肾脏对甲硫氨酸的重吸收效率高,以至于即使在血浆中浓度升高而尿中的浓度正常。

同型胱氨酸尿症的临床表现变化较大,从严重受影响到几乎正常,涉及眼、肌肉骨骼系统、中枢神经系统和血管系统(表 7-4)。临床特征从出生一直呈进行性发展。

表 7-4　同型胱氨酸尿症的临床表现

	很常见	不常见
眼	晶状体脱位	青光眼
	晶状体悬韧带断裂	白内障
		眼萎缩
		视网膜脱离
		视网膜中央动脉阻塞
骨	骨质疏松	鸡胸或漏斗胸
	细长指(趾)	
	双凹形椎骨	
	脊柱侧凸	
中枢神经系统	精神发育迟缓	癫痫发作
血管	血栓栓塞	
	颧颊潮红	
	网状青斑	

眼部特征主要是晶状体脱位,一般发生于 3~10 岁,晶状体通常向下方脱位。晶状体可脱位入前房,提示同型胱氨酸尿症(图 7-35)。晶状体悬韧带呈典型的断裂,卷曲于晶状体赤道部。因悬韧带异常,调节功能很差。这种脱位常双侧对称。可发生近视、视网膜脱离、继发性青光眼。

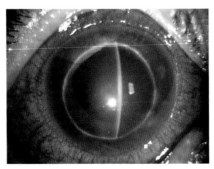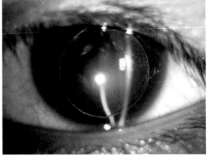

图 7-35　晶状体脱位于前房,提示同型胱氨酸尿症。左图患者继发青光眼

最常见的骨骼异常是骨质疏松。主要发生于脊柱和长骨,大部分患者体形高瘦并有蜘蛛指(趾),与马方氏综合征患者相似。中枢神经系统异常发生于大约 50% 的个体中,智力发育障碍是最常见的表现,在一岁或两岁时表现为发育迟缓。大约 50% 的患者会有癫痫发作病史。血管性并发症继发于血栓病,累及大中动脉和静脉,可发生于身体各处。因为容易发生血栓,同型胱氨酸尿症患者经常有麻木感。高血压、心脏杂音、心脏肥大也很常见。

同型胱氨酸尿症的诊断可以用尿硝普钠试验,检测尿中二硫化物,包括同型胱氨酸。确切的病因学诊断需要复杂的定量监测血浆中的氨基酸含量。其药物治疗是使生化异常恢复正常。应采用低蛋氨酸饮食。大剂量的维生素 B_6,胱硫醚 β- 合酶的辅助因子,可稳定大约 40% 患者的生化异常。

(3) Weill-Marchesani 综合征:Weill-Marchesani 综合征是引起晶状体脱位的罕见原因。其临床特征与马方综合征相反,主要表现为身材矮小,四肢粗短。脱位的晶状体较小并且近似圆形,并不表现为典型的偏心性。这可引起严重的近视。随着晶状体逐渐前移,80% 的患者可发生瞳孔阻滞性青光眼。因此,提倡对这些患者进行预防性激光虹膜周边切开术。此病为常染色体显性和隐性遗传,男女患病比例相等。

(4) 亚硫酸盐氧化酶缺乏:亚硫酸盐氧化酶缺乏是一种极为罕见的遗传性亚硫酸代谢障碍性疾病,主要表现为严重的神经病变和晶状体异位。此酶的缺乏影响了亚硫酸盐向硫酸盐的转化,继而引起尿中亚硫酸盐含量增高。皮肤成纤维细胞中亚硫酸盐氧化酶活性缺失可明确诊断。神经方面的异常包括婴儿半身不遂、舞蹈手足徐动症以及癫痫发作。患儿通常到 5 岁时发生不可逆性大脑损害和死亡。

(5) 赖氨酸增高血症:赖氨酸 α- 酮戊二酸还原酶缺乏可引起赖氨酸增高血症,此病多发生于智障人群,部分患者可伴有晶状体脱位。通过对新生儿筛查发现,正常个体亦会存在相同的生化异常和此酶的缺乏。因此,赖氨酸增高血症与晶状体脱位之间的联系尚不明确。

5. 并发症　晶状体脱位除了产生严重的屈光不正外,常产生一些严重的并发症。

(1) 葡萄膜炎:晶状体脱位的常见并发症,晶状体脱位产生的葡萄膜炎有两种,一种是葡萄膜组织受到晶状体的机械性刺激引起;另一种是脱位晶状体变成过熟期白内障,产生晶状体过敏性葡萄膜炎。两种葡萄膜炎都是顽固性的炎症,并可导致继发性青光眼。

(2) 继发性青光眼:也是最常见的并发症之一。晶状体脱入瞳孔区或玻璃体疝嵌顿于瞳孔,可产生瞳孔阻滞性青光眼。反复发生瞳孔阻滞可使虹膜膨隆,产生无晶状体眼性恶性青光眼。长期晶状体脱位可产生晶状体溶解性青光眼。

(3) 视网膜脱离:是晶状体脱位最常见且严重的并发症,尤其是在合并先天性异常的眼中,如马方综合征。晶状体脱位引起视网膜脱离的治疗较为困难,因为脱位的晶状体往往妨碍寻找视网膜裂孔的准确位置及视网膜脱离的范围。因此,对于这类患者,在就诊时或晶状体手术后都应详细检查视网膜情况。

第二节　手术适应证

一、手术时机和指征

当计划摘除先天性白内障时,必须考虑手术时机的复杂性和儿童眼球发育的特点。手术时机对视力的影响,在一定程度上甚至比手术本身和术后光学矫正更为重要。一方面延长观察时间可能导致弱视、继发性斜视和由于视觉剥夺引发的眼轴发育异常。另一方面,年龄太小,手术难度大,如果技术水平和医疗设备欠缺,一旦出现严重手术并发症,再次手术更为困难,给患儿和家长再次带来身体和经济上的负担。

由于缺乏有效地疾病筛查机制,婴幼儿先天性白内障的延迟发现和延迟治疗现象在我国仍十分严重。实际临床工作中,先天性白内障手术很少做得过早,常常做得较晚。青岛眼科医院的回顾性资料发现,由于缺乏婴幼儿眼病筛查体系以及完善的社区医疗服务,没有一例患儿在出生 3 个月内手术,而出生 6 个月内手术的患儿中,单双眼分别仅占 1.2% 和 15.93%,从而导致术后视力预后较差。

视觉剥夺可显著影响视觉系统发育。研究发现,与双侧视觉剥夺相比,单侧剥夺会对外侧膝状体核和视皮质产生完全不同的结构改变,随着时间的延长,这些改变将不可逆。出生前 6 周被认为是发育的"皮质前期",6 周以后至出生后 8 个月为"皮质期"。因此在出生 6 周内对单侧致密白内障行手术治疗可获得很好的视力和立体视。双侧白内障的窗口期较单侧患儿略微增宽,可延长到出生 8~10 周。如果未能早期摘除白内障,也并不意味着视力预后一定很差。在非致密性和部分性先天性白内障患儿,据报道大约 40% 的单侧和 70% 的双侧患儿可获得 0.3 以上的视力。

视觉剥夺也会明显影响固视功能的建立。研究表明,固视形成的潜伏期大约是出生 3 周。虽然固视稳定性是影响视功能的一个重要问题,但国内外多数研究者并没有对先天性和婴幼儿白内障的眼球震颤问题予以足够重视,其患病率、震颤的幅度、频率、波形和方向均缺乏量化资料。个别研究显示,先天性白内障患儿多数表现为显性隐性眼球震颤(manifest latent nystagmus),即双眼同时注视时眼球震颤较轻,单眼注视时眼球震颤明显加重。眼球震颤是视力预后较差的体征之一,一旦发生即使行白内障摘除也不能解决,但是研究显示术前严重的先天性眼球震颤(congenital nystagmus)有可能在术后可转化为良性的显性隐性眼球震颤,所以手术仍然是有意义的。

那么是否儿童先天性白内障越早手术,效果越好呢?这一观点并没得到广泛认同。一方面,目前很多研究表明,继发性青光眼作为婴幼儿先天性白内障术后的常见并发症,与手术的年龄密切相关,其中出生后 4 周内手术的患儿发生继发性青光眼的风险明显增加;另一方面,较小婴儿的心血管系统、呼吸系统以及消化系统均未发育成熟,亦增加了全麻手术的风险。因此,有学者认为出生后 4~6 周是先天性白内障手术治疗的最佳时期,既降低了术后继发性青光眼的发生以及全麻手术的风险,又不会引起剥夺性弱视的形成。

晶状体混浊的位置、大小和密度不同对视力的影响也不同。如果患儿能够检查视力,低于 0.3 时可行手术摘除。如果不能配合检查视力,需要根据白内障的形态、患儿的病史、视功能、视觉需求和预期视力来判断手术时机。如果是遗传性白内障,家族内年长患病者的白内障形态和视功能情况将有助于判断视力预后。发生于婴幼儿期视轴区大于 3mm 范围的致密白内障如果不治疗,必将导致剥夺性弱视,须争取早做手术(图 7-36)。如果晶状体为不完全性、或混浊直径小于 3mm 的白内障(图 7-37),可进行散瞳治疗。最好采用 2.5% 苯福林盐酸盐(新昔萘福林)每天 2~3 次。对虹膜色素较多的患者,新昔萘福林的散瞳效果较差,可使用药效弱的睫状肌麻痹剂如 0.5% 的托吡卡胺(托吡酰胺)或 0.5% 环戊通。如果遮盖或散瞳以后视力提高到 20/60 以上,可能暂时不需手术摘除。若伴有斜视或眼球震颤则建议

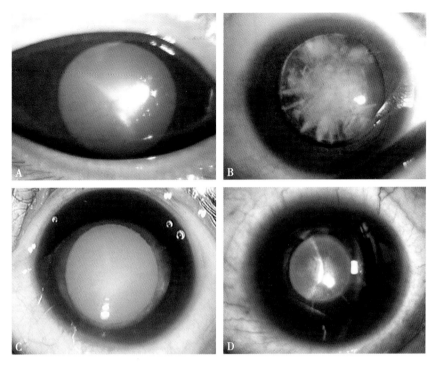

图 7-36 先天性白内障的位置、大小和密度不同对视力的影响不同。全白内障（A）、不规则的大范围致密白内障（B）、直径超过 3mm 以上的核性白内障（C、D）应尽早手术

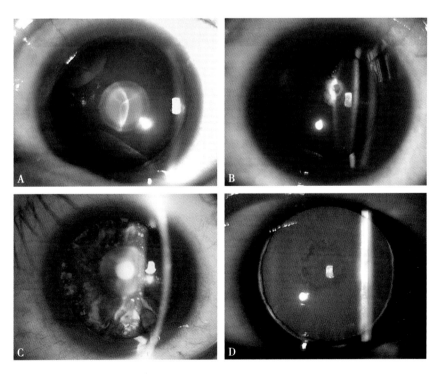

图 7-37 先天性白内障的位置、大小和密度不同对视力的影响不同。该图患儿何时手术决定较为困难，需根据患儿的年龄、单双眼、眼球发育等判断手术时机。对于低龄患儿，早期可药物散大瞳孔保守治疗

手术,虽然这是视力预后较差的体征。对于学龄期儿童白内障,除了考虑患儿的远视力以外,还要注意检查其近视力。应考虑到人工晶状体植入术后缺乏调节力而给患儿带来的屈光问题,影响日常学习和生活,过度注重手术的医生也会增加弱视、继发性斜视和眼轴发育异常的风险。

　　手术指征除了考虑晶状体混浊及其对视力的影响以外,还要观察其对眼球发育的影响。尤其是单眼患儿,一定要注意双眼发育的差异。有的白内障虽然较局限,或者混浊区域只是轻度累及瞳孔区,仍然可能由于入眼光线散射的原因产生后巩膜葡萄肿(图 7-38,图 7-39)。这部分患儿,为减少后巩膜葡萄肿继续发展,即使视力预后欠佳,笔者仍然建议手术。另一

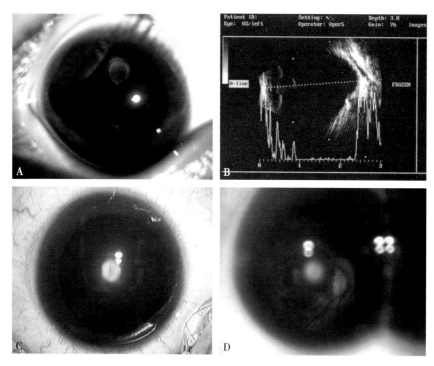

图 7-38　先天性白内障对眼轴发育产生影响。 图 A、B 显示偏离视轴区的 4 岁单眼后极性白内障患儿发生后巩膜葡萄肿;图 C、D 显示位于视轴中央的 5 岁后极性白内障患儿双眼均发生后巩膜葡萄肿,视网膜呈豹纹状改变

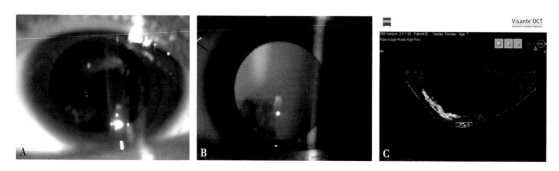

**图 7-39　** 单眼先天性白内障,晶状体混浊局限于鼻下方,偏离视轴(A,B),但由于光线散射,患眼眼轴增长并出现后巩膜葡萄肿。前节 OCT 显示晶状体混浊及后囊膜弧度不对称(C)

部分单眼患儿并不发生眼轴增长和后巩膜葡萄肿,其眼轴反而较健眼发育迟缓。究竟哪种情况会发生眼轴过长,哪种情况会发生眼轴发育迟缓,笔者还没有发现明显规律,猜想除了晶状体混浊情况以外,基因的差异可能是根本原因。另外,年长患儿如果因白内障和弱视程度较重,手术即使不能提高视力,也能解决畏光症状。

二、植入人工晶状体的年龄

婴幼儿人工晶状体植入的问题主要是手术并发症、术后炎症和手术技术和难度问题以及随年龄增长术后屈光状态长期变化的不可预测性。婴幼儿由于眼球较小,巩膜硬度低,人工晶状体植入相对困难;另外,婴幼儿白内障也经常合并小眼球和眼前节异常,术后炎症反应重;以往常人工晶状体的材料和设计也存在问题。上述原因导致婴幼儿植入人工晶状体后术后并发症较多,表现为视轴区混浊、人工晶状体夹持等。另外,由于婴幼儿角膜曲率和眼轴长度发育的个体差异较大,导致术后屈光状态长期变化的预测性较差,结果常常超出预期。

儿童白内障摘除混浊晶状体后的屈光不正如果不及时矫正,将产生屈光不正性弱视。框架眼镜的优点是经济、可随时更换镜片度数;缺点是双眼影像不等、成像变形、不适合单眼患儿。角膜接触镜的主要问题是依从性较差,镜片丢失率高,费用较高以及眼表病变问题(详见第五章——儿童白内障术后视力矫正)。虽然有的患儿使用接触镜取得了良好的结果,但由于实际应用受到局限,其缺陷是费用较高,也增加了感染的机会,随着年龄的增大,耐受性下降,这种方法很难作为规则来使用。

虽然儿童人工晶状体植入依然存在争议,但它能提供连续屈光矫正,随着显微手术技术的提高和人工晶状体制造工艺的改进,相关并发症逐渐减少,已成为儿童白内障治疗越来越普遍的方式。目前,1 岁以上的患儿植入人工晶状体是较为安全和广为接受的。1 岁以内的患儿植入人工晶状体争论较多,尤其是单眼患儿究竟是人工晶状体还是接触镜的效果更好目前尚未达成共识,对于出生数月甚至数周的患儿,虽然人工晶状体植入作为一种可选择的方法经常有人采用,但仍有一些文献不支持对婴幼儿植入人工晶状体。为此,美国正在对 1 岁以内的单眼患儿进行一项前瞻性、多中心研究,以观察和评价人工晶状体和角膜接触镜的临床疗效。

笔者目前采用的方法是:2 岁以上无论单眼还是双眼均植入人工晶状体 。1 岁以上的单眼患儿植入人工晶状体。出生数周至数月的患儿不植入人工晶状体,双眼患儿术后佩戴框架眼镜,至 2.5~3 岁时二期植入人工晶状体;具备条件的单眼患儿可选择硬性角膜接触镜,不具备条件者在遮盖健眼时佩戴框架眼镜,接近 1 岁时Ⅱ期植入人工晶状体。

第三节　手 术 方 法

一、历史回顾

以史为鉴,可以面向未来,本章节作者回顾了儿童白内障手术的发展历史。在此,我们也向那些手术的改革创新者致敬,正是由于他们的不断创新,才能使我们站在巨人的肩膀走到现代的手术技术水平。这一点,我们自己也深有体会,笔者 20 年的儿童白内障手术历程,自身也是一个不断改革创新过程。

先天性白内障手术的发展主要经历了三个阶段：① 先天性白内障手法吸除。由 Scheie 在 1960 年首先提出而得到普及，并一直沿用到八十年代中期。② 白内障摘除、后囊膜大部分切除和前段玻璃体切除。由 Parks 在 1983 年提出，这种手术方式大大减少后发性白内障的发生，是先天性白内障手术的一次革命。但该手术的缺点是由于仅保留了周边 2mm 的后囊膜，使人工晶状体（intraocular lens，IOL）囊袋内植入或Ⅱ期睫状沟固定较为困难。③ 现代白内障囊外摘除或超声乳化、前后联合环形撕囊、前段玻璃体切除和囊袋内 IOL 植入术。包括我国在内的许多手术者改进了 Parks 的手术方式，保留了足够的后囊膜以支持 IOL。

（一）光学虹膜切除

国外 20 世纪 60 年代之前，当时儿童白内障手术的手术方法多采用成人白内障手术方法，如针刺术、线状摘出术、囊内摘出术等，术后并发症较多而严重，如继发膜、青光眼、角膜失代偿等，许多手术者感到对其无计可施。

有学者认为当时的常规白内障手术没有使一例患儿受益，建议对晶状体周边区透明的患儿采用光学虹膜切除（图 7-40），不仅避免损伤晶状体引起的严重炎症反应，而且还保留的一定的调节能力。该方法利用周边部透明晶状体透光，增进视力。主要适用于双眼核性白内障，对全白内障患儿和单眼患儿不适用。由于光线来自视轴外区，成像质量较差，手术后矫正视力多不满意，鲜有超过 0.1 者，并且总伴有眼球震颤。需要注意的是，手术应在鼻下方节段性虹膜切除术，而非颞下方，以避开视神经所在的生理盲点。

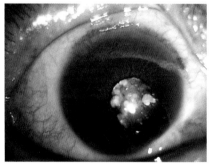 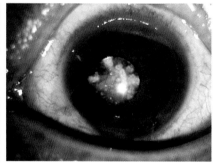

图 7-40 双眼先天性白内障，光学虹膜切除术后。虹膜切除应位于双眼鼻下方

目前，虽然这种手术方式已鲜有人做，但对于高危患者或伴有其他相关眼部异常如角膜混浊时，光学性虹膜切除术不失为一种可选择的治疗方案。经典的例子是彼得异常（Peteranomaly），患者具有中央白内障和角膜混浊，但周边角膜和晶状体透明，光学性虹膜切除可能是更好的治疗方案（图 7-41）。

（二）先天性白内障手法吸除

先天性白内障手法吸除由 Scheie 在 1960 年首先提出而得到普及，并一直沿用到八十年代中期。最初，Scheie 将未成熟的白内障前囊广泛切开并使皮质破

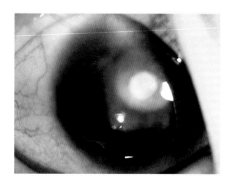

图 7-41 彼得异常，角膜中央部有先天性白斑，伴有先天性白内障

裂可使其变得"成熟"。数天内白内障变得松软或完全混浊,晶状体物质也不再粘稠。几天后残余皮质被吸收。后囊通常完整,需要再次行后囊膜切开。之后,随着手术显微镜和手法双通路灌吸管道的使用,术中可看清透明皮质并吸除,不再需要预先切开以便使白内障成熟或松软。Parks 将该技术改进,他采用的方法是仅在前囊上方近瞳孔处做一 2mm 范围切开,然后吸除皮质。这两种方法最大的问题是为晶状体上皮细胞增生和分化提供了支架,数月后均发生后发性白内障,需再次手术。

目前有研究小组正在进行晶状体囊袋填充术研究与后者法较为类似,即在周边部囊膜做一很小切口,吸除皮质,注入填充剂,然后将囊膜切口封闭,使晶状体保持透明和调节能力。另外,如果能够充分理解术后残余晶状体上皮细胞上皮间质转化(epithelial-mesenchymal transition,EMT)和晶状体纤维分化的分子生物学机制,诱导其再生一个相对透明且具有调节能力的晶状体也是令人期待的。临床上常见的 Seomerring 环就是人晶状体再生的例证(图 7-42)。动物实验发现,将大鼠晶状体囊外摘除,术后 1 个月时再生晶状体的体积接近正常晶状体,而且撕囊越小、越规则,再生晶状体的形态和透明性越好。

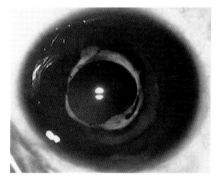

图 7-42　先天性白内障术后 2 年,晶状体周边再生晶状体纤维,形成 Seomer-ring 环,中央部分前后囊撕开边缘粘连,形成白色纤维机化膜,阻挡了再生晶状体纤维向中央移行

(三)玻璃体切除仪摘除白内障

1972 年 Machemer 等发明了玻璃体切除仪,为儿童白内障手术带来了革新的机遇。80 年代初,Parks 提出在摘除儿童白内障的同时使用玻璃体切除头行后囊膜切除和前段玻璃体切除,这样就会大大减少后发性白内障的形成和再次手术的机会。该设备除了作为玻璃体和囊膜切除装置,有些术者还将其用于晶状体皮质和核的吸除。这是儿童白内障手术的一次革命。由此,儿童白内障摘除联合后囊膜切除和前段玻璃体切除得到推荐使用。

虽然 Parks 的手术方式减少了后发性白内障形成,但由于早年的小儿白内障手术,人们关心的重点主要是如何避免再次发生视轴区混浊、减轻炎症和防止粘连,而没有同期或二期植入 IOL 的考虑,因此手术仅保留了周边 2mm 的后囊膜,使人工晶状体囊袋内植入或Ⅱ期睫状沟固定较为困难,之后所以许多手术者改进了这种手术方式,保留了足够的后囊膜以支持人工晶状体。

(四)白内障超声乳化

70 年代,超声乳化被首次用于儿童白内障手术。软性白内障的儿童白内障可不需超声乳化,可单纯使用灌洗手柄吸除白内障;遇到较硬的核性白内障,可使用超声乳化技术。

随着白内障手术技术的发展和 IOL 的使用,儿童白内障手术方法经历很多手术者的改进,表 7-5 列举了一些代表性的手术创新。

表 7-5　不同时期手术方法的创新和改进

进展	文献发表时间	作者
先天性白内障的手法吸除	1960	Scheie
后囊膜切开 / 玻璃体前皮质切除	1983	Parks

续表

进展	文献发表时间	作者
IOL 后房植入后经扁平部囊内晶状体切除	1988	Tablante
角膜表层镜片术矫正无晶状体眼	1990	Morgan
前路法后囊膜切开、玻璃体前皮质切除联合 IOL 植入	1990	Dahan
植入 IOL 后经前路法行后囊膜切开和玻璃体前皮质切除	1991	Mackool
平坦部后囊切开和玻璃体前皮质切除	1993	Buckley
后囊膜撕开联合 IOL 光学部囊膜夹持	1994	Gimbel
玻璃体切除头囊膜切除术（vitrectorhexis）	1994	Wilson
IOL 囊袋内植入后扁平部 25G 玻璃体切除头干切法行后囊膜切开和玻璃体前皮质切除	2006	Xie

二、麻醉

婴幼儿白内障患者的麻醉具有一定的挑战性。手术者和麻醉师要密切配合,注意控制好眼压和眶压、眼心反射、药物之间的相互作用、平稳的麻醉诱导、维持和苏醒、以及术后恶心和呕吐的控制和预防。

（一）术前准备

术前应严格禁饮食,医护应该对患儿家长进行宣教,强调禁饮食的重要性和意义,并将饮料和食物远离患儿,以免不注意时患儿自行取用。术前静脉补液可减轻患儿术前饥饿、减少术中低血糖和血容量过低以及术后恶心和呕吐。术前 2~3 小时饮用少量清洁液体不会增加吸入的风险。

作为麻醉前用药,术前半小时肌注苯巴比妥钠(3~5mg/kg)具有镇静催眠药作用;阿托品(0.01~0.03mg/kg)可解除平滑肌的痉挛、抑制腺体分泌。

（二）麻醉方法

静脉和吸入麻醉均可成功用于小儿白内障手术的全身麻醉,根据不同医院的条件和习惯选择。选择吸入麻醉时应注意恶性高热(malignant hyperthermia),这是目前所知的唯一可由常规麻醉用药引起围术期死亡的遗传性疾病。它是一种亚临床肌肉病,即患者平时无异常表现,在全麻过程中接触挥发性吸入麻醉药(如氟烷、安氟醚、异氟醚等)和去极化肌松药(琥珀酰胆碱)后出现骨骼肌强直性收缩,产生大量能量,导致体温持续快速增高,在没有特异性治疗药物的情况下,一般的临床降温措施难以控制体温的增高,最终可导致患者死亡。

常用挥发性吸入麻醉药包括氟烷、异氟烷、七氟醚和地氟烷。多年来,氟烷曾是小儿麻醉中最常用的挥发性吸入麻醉药,但在许多医院内氟烷已被异氟烷和七氟醚所取代。异氟烷和七氟醚的苏醒快于氟烷,其中七氟醚特别适用于快速诱导。吸入麻醉通常需要挥发性麻醉剂与空气或氧气混合维持。七氟醚在吸入麻醉中经常作为首选,其刺激性气味较轻,对气道刺激轻,对心律影响小。地氟烷具有极低的血液毒性系数,利于快速的麻醉诱导和苏醒。由于地氟烷在诱导时可能增加气道兴奋性,故多用于全麻的维持状态。传统上,挥发性麻醉剂多与一氧化二氮合用,但由于后者可能增加术中和术后恶心和呕吐,眼科手术现多以氧气/空气或氧气代替一氧化二氮。

异丙酚通常作为静脉麻醉的首选药物。异丙酚又称丙泊酚,是一种快速强效的全身麻醉剂,其临床特点是起效快,持续时间短,苏醒迅速而平稳,不良反应少,该药已广泛应用于临床各科麻醉(诱导和维持)及镇静。

氯胺酮是一种具有镇痛作用的静脉全麻药。氯胺酮在静脉麻醉药中,镇痛效果良好,尤其是体表镇痛,且对循环系统有交感兴奋作用,对呼吸系统影响轻微。但缺点是麻醉中心动过速、血压和眼压升高、肌肉紧张、恶心呕吐、苏醒期有致幻等不良反应。本药应用广泛,如各种浅表、短小手术和诊断性检查的麻醉。肌肉注射 5~7 mg/kg 的麻醉时间约 30 分钟。在使用该药对患儿进行麻醉检查时,需要注意其升眼压作用。

如果麻醉较浅,儿童的贝尔现象较明显,而且为保持呼吸通畅,患儿头位较仰,所以术中使用上直肌牵引缝线是必要的。为减少手术刺激和麻醉药物剂量,我们常联合利多卡因球周麻醉(注意一次给药最高不得超过 4.0mg/kg)或爱尔卡因表面浸润麻醉。

(三) 喉罩通气在眼科麻醉中的应用

大多数眼科浅表手术如白内障吸取、人工晶状体植入、青光眼手术、角膜移植、眼睑成型、眼肌和虹膜等常见手术不需要术中使用肌松剂控制呼吸,但要求麻醉清醒快而完全。气管内插管操作刺激较大,术中需较深的麻醉维持,术毕麻醉转浅,拔管呛咳和头部振动使眼压升高,均不利于内眼手术。

喉罩是一种介于气管内插管与面罩之间的一种装置,对喉头和气管不会产生机械损伤和生理功能的影响。因其损伤轻微、耐受性好、安全有效,逐渐被临床广为使用。与面罩相比,喉罩更接近声门,不受上呼吸道解剖特点的影响,因此对通气的管理更加确实可靠。与气管插管相比,喉罩不会对喉头、气管造成损伤,操作简便。无论病人自主呼吸还是行辅助或控制呼吸均能经喉罩施行。由于对咽喉部刺激轻,因此对循环功能的影响也很小。由于不需肌松剂,自主呼吸存在,在较浅麻醉下可通过喉罩维持通气,但仍需注意检查通气效果,必要时给予辅助通气及监测 $PETCO_2$、SpO_2 或血气。由于喉罩不像气管内插管那样使呼吸道完全被隔离,而是依靠充气后的喉罩在喉头形成不耐压的封闭圈与周围组织隔离,所以当通气时气道内压不宜超过 20cmH_2O,否则易发生漏气及使气体进入胃内。

可选用氧化亚氮 - 氧 - 七氟醚半紧闭吸入麻醉诱导,喉罩辅助吸入麻醉维持。七氟烷的血 / 气分配系数为 0.63,芳香气味,气道刺激性轻微,故适宜麻醉诱导及维持,即使吸入 8% 浓度的七氟烷也能维持良好的心输出量,且心率稳定。诱导时氧化亚氮流量 3L/min,氧 2L/min,七氟醚吸入浓度从 1% 开始,每呼吸 2~3 次,增加 0.5% 直至达 3.5%,待患儿入睡行辅助呼吸。维持较深麻醉 2 分钟左右,操作者将 1 号或 2 号喉罩经口盲探插入,困难者可持喉镜帮助,到位后套囊充气,妥善固定。继续吸入麻醉维持,流量和七氟醚吸入浓度减小。术毕停吸入麻醉剂改纯氧大流量冲洗,患儿在数分钟内清醒,拔出喉罩。

使用喉罩时要注意下列问题:①饱胃或胃内容物残余的病人禁忌使用;②严重肥胖或肺顺应低的患者,应用喉罩行辅助或控制呼吸时,由于需要较高(>20cmH_2O)的气道压,易发生漏气和气体入胃,诱发呕吐,故应列为禁忌;③有潜在气道梗阻的病人,如气管受压、气管软化、咽喉部肿瘤、脓肿、血肿等禁忌使用喉罩。特殊体位,如俯卧位手术病人不宜使用;④浅麻醉下置入喉罩易发生喉痉挛,应予避免;⑤置入喉罩后不得做托下额的操作,否则将导致喉痉挛或位置移动,术中应密切注意有无呼吸道梗阻;⑥呼吸道分泌物多的患者,不易经喉罩清除。

(四) 眼心反射

眼心反射,即在眼科手术操作过程中部分出现心率减慢、心律异常伴有胸闷不适等异常感觉,严重者可引起心搏骤停,如不及时处理可引起死亡。良好的手术配合可减少其发生。

眼心反射的传导途径系由眼球及球后组织通过睫状神经和三叉神经眼支,应入到中枢延髓迷走神经核,再通过迷走神经传出至心肌。眼科手术中凡刺激眼部组织的各种因素均可诱发不同程度的眼心反射。

眼心反射一般发生突然,所以在最易发生眼心反射的各项操作中应充分警惕发生眼心反射的可能,准备好抢救药品物品等。若出现轻微眼心反射,提醒术者操作要轻柔,严重时应暂停手术操作,麻醉师应观察麻醉的深度和通气状态。通常心律在20秒内恢复之基线水平。如反复发作,应静脉使用阿托品。

三、手术步骤

(一) 切口

手术切口构建的原则应该包括:有利于手术操作;术中前房稳定;密闭性要好;手术源性散光少(或同时改善原有角膜散光)。

儿童白内障手术切口随着成人白内障手术技术提高而改进,但由于婴幼儿眼球发育不成熟,其手术切口的构建还有自身特点。在设计小儿白内障手术切口之前,先要熟悉其解剖发育特点。婴幼儿角膜软而厚,出生2~4岁时,角膜厚度才能达到正常成人水平;巩膜薄而软,巩膜厚度是成人的2/5,伸展系数是成人的3/5;前房明显较成人浅;逆规性散光比例较高。

与成人相比,儿童的巩膜薄而软,手术时巩膜容易塌陷,容易发生虹膜脱出和玻璃体溢出,前房稳定性差。因此,儿童白内障手术切口的密闭性要求较成人高。而由于麻醉要求,头位较仰,手术操作较成人困难。术后揉眼,容易使切口裂开。因此小儿白内障手术切口的构建时应考虑这些因素。

透明角膜切口操作最为便利,但由于角膜发育尚未成熟,儿童特别是婴幼儿伤口愈合反应更强烈,采用透明角膜切口会引起明显的散光和瘢痕(图7-43),而且角膜缝线的存在增加了异物刺激感、角膜新生血管化倾向以及感染的风险,另外,缝线的拆除需全身麻醉下进行,增加了麻醉意外的风险,所以应尽量避免。年龄较大的患儿可考虑选择使用。

笔者建议采用巩膜隧道切口,并且强调缝合的重要性。虽然操作时间有所增加,但巩膜隧道切口较透明角膜切口具有以下优势:术中不易发生虹膜脱出,避免虹膜前粘连;切口远离视轴区,减小了手术源性散光;缝线位于结膜下不需拆除,避免异物刺激、角膜瘢痕和缝线感染的风险。

如果不植入人工晶状体,有术者采用20G或23G的玻璃体切除/抽吸头进出前房,术中选用角膜缘切口,切口的大小不应超过手术器械的直径。切口多不需缝合,必要时可水密切口。

手术技术:麻醉稳定后,常规消毒铺巾,上直肌牵引缝线。沿角膜缘剪开并分离上方球结膜,双极电凝止血。做巩膜切口时,在距角膜缘约2~2.5mm处做深度为1/2厚度的板层切开,水平分离至透明角膜,向下45度角穿刺进入前房。向前房注入黏弹剂,并在2点位角膜缘做1mm的辅助切口。与成人不同,儿童的巩膜隧道切口非自闭性的,术毕时建议使用10-0的缝线缝合(图7-44),也为避免术后患儿揉搓导致切口裂开。巩膜隧道切口愈合的牢

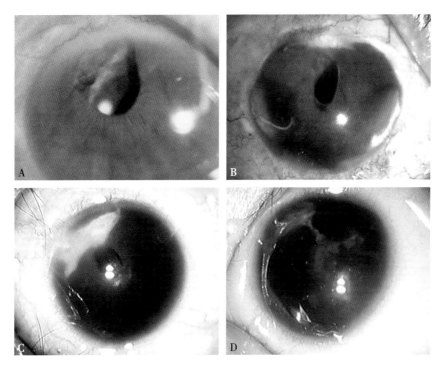

图 7-43 先天性白内障经角膜切口手术后形成虹膜前粘连和角膜瘢痕(A~D),尤其合并小角膜或小眼球患儿,更易发生(C,D)

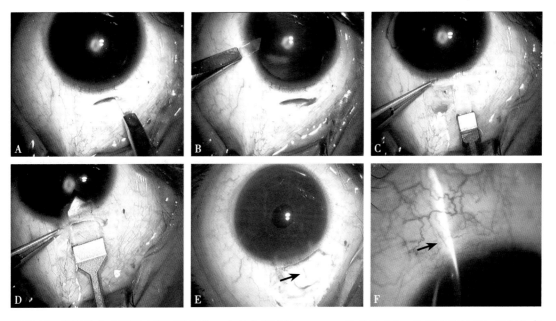

图 7-44 先天性白内障手术切口的制作。在距角膜缘约 2~2.5mm 处做深度为 1/2 厚度的板层切开(A),在 2 点位角膜缘做 1mm 的辅助切口(B),水平分离至透明角膜(C),向下 45 度角穿刺进入前房(D)。术毕时使用 10-0 的缝线缝合巩膜切口(E)。术后一周,结膜切口愈合,可见巩膜切口及缝线(F)

固性和稳定性优于弧形角膜缘切口。颞侧切口容易受到外伤,上方进路可使切口受到额部和贝尔现象的保护免受伤害。因此,作者建议在上方做切口。

(二) 眼科黏性手术植入物(ophthalmic viscosurgical devices,OVDs)

在现代白内障手术中黏弹剂(Viscoelastic Substances)已经是一种不可替代的手术器械,不仅能够起到支撑手术空间的作用,更具有液体手术工具的功能。在白内障手术过程中,这种液体手术器械的作用是其他器械无法替代的。眼科医师常常对白内障手术中设备的更新、技术的改进、新型人工晶状体的应用给予较多的关注,而认为黏弹剂只要能够维持前房空间,能够撕囊和植入人工晶状体就已足够。实际上,全面认识粘弹剂的特性并不断提高应用技巧,是提高白内障手术质量和减少并发症的重要环节。高黏性的内聚性黏弹剂在白内障手术中形成和维持空间非常好,而低黏性的弥散性黏弹剂在保护眼组织和处理手术中的并发症时可发挥更大的作用。黏弹剂这一词由于难以准确反映其特性,现多使用OVDs一词。

儿童白内障手术中使用OVDs能有效的抵抗前房塌陷和玻璃体的压力,维持前房深度,使前囊膜撕开更容易,并有助于有助于囊袋形成和人工晶状体植入。根据儿童眼部解剖的特点,选择适合的OVDs,将有助于手术的顺利进行。在使用OVDs之前,先了解一下描述OVDs物理特性的一些基本词条。

1. 流变学　指从应力、应变、温度和时间等方面来研究物质变形和(或)流动的物理力学。影响OVDs流变学功能的物理学特性包括黏滞性、弹性、假塑性、表面张力和内聚性。

2. 黏滞性　流体在受到外部剪切力作用时发生变形(流动),接内部相应要产生对变形的抵抗,并以内摩擦的形式表现出来。所有流体在有相对运动时都要产生内摩擦力,这是流体的一种固有物理属性,称为流体的黏滞性。液体温度升高时黏性减小,这是因为液体分子间的内聚力随温度升高而减小。高黏滞性OVDs的典型代表是Healon-GV。有植入虹膜夹型前房IOL经历的医生应该有体会,使用该OVDs能够很好地维持前房深度,而且易于清除。低黏滞性OVDs的典型代表是Viscoat,常用于"软壳"技术保护角膜内皮细胞。

3. 弹性　物体受外力作用变形后,除去作用力时能恢复原来形状的性质叫做弹性。长链分子如Na-Ha较短链分子具有更高的弹性。

4. 可塑性　固体在外力作用下发生形变并保持形变的性质。假塑性是一种黏度随剪切应力增大而减少的现象,具体指流体在较小外力作用下,不发生流动,只产生有限的弹性变形,只有当外力大于某值时,流体才发生流动。

5. 内聚性　又称黏着性。指材料自身黏附的程度,反映了材料分子重量和弹性功能。一定分子量范围内的高分子物质具有黏性,在不同的温度下黏性也不同;黏着剂的高分子有很多,有天然的和合成的等,最简单是面粉糊,是天然的高分子粘着剂。

6. 分散度　指OVDs注入前房时弥散的趋势。分散性试剂通常分子量较低、分子链较短。

7. 涂布性　指OVDs黏附组织、器械和植入物表面的能力。较低的表面张力和接触角具有更换的包被能力,而材料的分子电荷也影响其涂布性。

儿童眼球发育的特点,使其OVDs的应用具有特殊性。

1. 瞳孔　新生儿和婴幼儿的瞳孔较小,瞳孔开大肌发育不完善,因此对散瞳药反应不敏感。术中使用高黏滞性OVDs有助于扩张瞳孔。

2. 角膜内皮细胞　由于随着年龄增长,角膜内皮细胞密度逐渐减少;白内障术后几年内皮细胞持续减少(每年2.5%)。儿童术后较成人需要有更多的时间维持角膜功能,因此需要尽可能的保护角膜内皮细胞。

3. 前房　新生儿的前房很浅,平均 2.05mm。前房深度持续增长到青少年期结束,然后逐渐变浅。儿童期晶状体混浊膨胀时会使前房变浅。小眼球或小角膜患儿,前房较正常患儿更浅。OVDs 可加深前房,利于手术操作。

4. 晶状体前囊膜　与成人相比,儿童晶状体前囊较厚,其断裂韧性和伸展性较高,因此手术中前囊撕开时明显感到其弹性较大,巩膜硬度低和玻璃体的上冲力更增加了 ACCC 的难度。高黏滞性 OVDs 可填充前房和压平晶状体前囊,有助于向下压迫固定囊膜,降低了晶状体前囊的紧张度,增加撕囊膜过程中的反向撕扯力,有助于提高撕囊成功率。

5. 巩膜和玻璃体　较低的巩膜硬度和较高的玻璃体上冲力也增加了后囊膜撕开和人工晶状体植入时的难度,OVDs 则可以平衡来自于后部的压力。

在重视 OVDs 应用技术的同时,也要重视 OVDs 引发高眼压的处理方法,才能使 OVDs 在白内障手术中起到最佳作用。儿童的小梁网清除 OVDs 的能力平均较成人高,但仍需尽量将 OVDs 清除彻底,以免部分残留导致眼压急性升高。一旦发生急性高眼压,用高渗脱水剂往往降眼压效果不理想,尽快排出前房内残留的 OVDs 是快速降低眼压的有效方法,具体方法是将术眼滴表面麻醉剂后在手术显微镜下用细小无菌针头压迫角膜缘的侧切口,放出部分粘浊的房水。一般情况下前房放液一次就能有效控制眼压,必要时也可重复进行 1~2 次,但是每次不可放液太多,每次放液量以前房不完全消失为尺度,以防发生眼内出血和人工晶状体移位。一定注意无菌操作,预防眼内感染。不合作的患儿应在基础麻醉(如水合氯醛直肠麻醉)下进行前房放液。

(三)前囊膜切开技术

前囊撕开的大小、形态、边缘完整性对于 IOL 囊袋内固定的长期居中性非常重要,囊膜的放射状撕裂和术后强烈的纤维化能导致 IOL 偏心和夹持。因此,成功的环形撕囊是儿童白内障 IOL 植入成功的关键之一。前囊膜切开术,尤其是前囊膜连续环形撕开术(anterior continuous curvilinear capsulorhexis, ACCC),对儿童来说操作较成人相对困难。前房浅、前囊膜弹性高、瞳孔小、玻璃体压力大、不方便操作的头位和眼位都影响 ACCC 的操作。但对于熟练的手术者来说,仍可顺利完成,ACCC 仍然是一个金标准。

良好的手术显微镜、手术器械、高黏滞性 OVDs 和娴熟的经验有助于成功完成 ACCC。ACCC 有多种方法:手法 ACCC、玻璃体切除头撕囊术(vitrectorhexis)、双极射频撕囊术(Bipolar Radiofrequency Capsulotomy)、Fugo 离子刀前囊切开术(Fugo plasma blade anterior capsulotomy)等。不同术者可根据喜好采用不同方法。

1. 手法 ACCC　Gimbel 等在 90 年代中期首次提出在成人白内障使用 ACCC 技术,之后逐渐成为成人白内障手术中的标准技术步骤。随着儿童白内障囊袋内植入 IOL 的广泛认同,ACCC 也逐渐应用于儿童白内障手术。

为顺利完成儿童 ACCC,作者的经验是注入足够量的高黏滞性粘弹剂加深前房,下压前囊,以减轻前囊膜张力,抵抗来自后房和玻璃体的压力。应注意小儿白内障撕囊直径应略小于成人,因为其囊膜弹性和伸展性较大,撕囊完成后直径会较起始时预计的要大。用截囊针在中心将前囊划破成瓣,然后用撕囊镊每次夹住囊瓣的根部环形撕下,要分成 3~4 步完成环形撕囊,直径约 4.5~5mm。操作时应不断注意囊膜裂开的位置、大小,并不断调整撕囊的用力方向,使 ACCC 居中。OVD 不足时应及时补充。如果囊膜撕开边缘向周边部延伸,应及时停止操作。注入 OVD,用囊膜剪从相反方向将囊膜剪开成瓣,反方向完成撕囊;此时也可采用玻璃体切除头撕囊术或双极射频撕囊术(图 7-45)。

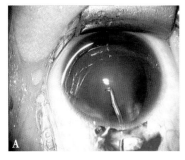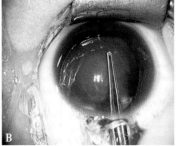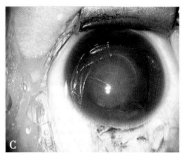

图 7-45　手法前囊膜连续环形撕开术。 用截囊针在中心将前囊划破成瓣(A),然后用撕囊镊每次夹住囊瓣的根部环形撕下(B),要分成 3~4 步完成环形撕囊,直径约 4.5~5mm。由于儿童囊膜张力较大,完成后撕囊直径扩大为 5~5.5mm(C)

2. 玻璃体切除头撕囊术(vitrectorhexis)　1994年,Wilson 介绍了玻璃体切除头囊膜切除术,对于儿童来说也是一种很好的选择方式(图 7-46)。文丘里泵灌注/抽吸系统的玻璃体切除头较蠕动泵切割的操控性更好。该方法利用玻璃体视网膜刀在角巩膜缘或巩膜隧道做穿刺口,不需注入 OVDs,也不需破囊针破囊,直接将玻璃体切除头通过密闭的穿刺口进入前房,通过玻璃体切除机周围的套管或独立的穿刺口提供灌注,使切割头吸住前囊膜的中心,产生一个开口,同时将存在于囊袋前部的核与皮质一并吸除。玻璃体切除头通过环行移动,扩大前囊切口。操作时要将切割头靠近囊袋边缘的前部,将囊膜吸入切割头而

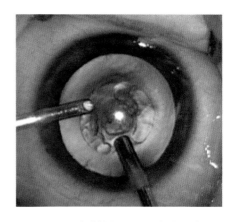

图 7-46　玻璃体切除头撕囊术示意图

不是直接切除囊膜边缘。因为玻璃体切除头可持续地将进入到前房的晶状体皮质吸除,在扩大囊膜切除的范围时,囊膜的边缘清楚地显示。玻璃体切除头囊膜切开术能产生轻度的扇形边缘,当晶状体摘除、囊袋注入粘弹剂后,扇形边缘向外翻卷,产生光滑的边缘。术中应尽量避免产生锐角以防放射状撕裂。囊膜切除的范围应略小于 IOL 光学面。

3. 双极射频囊膜切开术　射频透热装置是 Kloti 发明的,由 Oertli(Berneck,Switzerland)制造。其手柄直径为 0.6mm,探头由铂合金制成,具有绝缘性。该装置使用铂合金头产生500kHz 的高频电流切割前囊膜(图 7-47)。作为一种可选择的方法,应用成人和儿童白内障手术。

探头的基底部要与前囊膜接触,当下压脚踏时,探头被激活,产生大约 160℃的温度。撕囊的大小和形状由术者控制(图 7-47)。操作过程需要有 OVD 维持前房。切开囊膜时会产生气泡,但这并不妨碍观察撕囊的边缘。这种方法有使囊膜反卷的趋势,造成撕囊的范围较开始时要大。操作时应注意探头保持与囊膜良好的接触。接触太轻或移动过快会产生跳跃区,施压过大或移动过慢,铂合金头容易埋入晶状体皮质内,囊膜容易被拽裂。利用成人

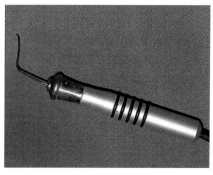
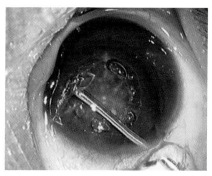

图 7-47 Kloti 射频透热装置进行前囊环形撕开。电凝头与前囊接触后,踩下脚踏,激活电凝头,做环形运动。环形切割时产生气泡,产生的囊膜切开较起始时大

尸体眼球和猪眼球的试验表明射频透热囊膜切开边缘比手法连续环形撕囊的延展性低,白内障摘除时容易发生放射状撕裂。

对儿童白内障有选择性的采用 Kloti 射频透热装置进行前囊膜切开是一种有效的方法,尤其是对于全白内障的患儿,使用该方法撕囊能避免白色皮质外溢导致撕囊边缘看不清的现象。而对于角膜透明性欠佳或手法 ACCC 失败的患儿,该装置也很有帮助。

特殊类型的白内障(如膜性白内障),有时晶状体核及皮质没有很好发育成型,前后囊结合较紧密,采用该方法可将前后囊一起切开,使手术变得较为简单(图 7-48)。

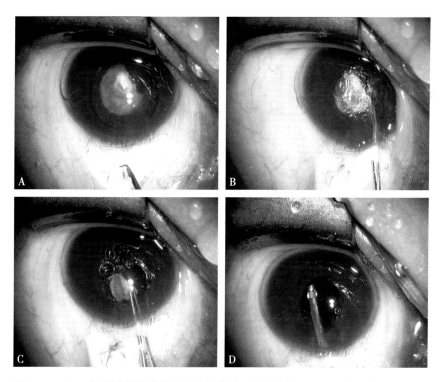

图 7-48 Kloti 射频透热装置处理膜性白内障。发育异常的晶状体前后囊结合紧密,呈膜状(A),电凝头对粘连的囊膜做环形切开(B),将囊膜取出(C),行前段玻璃体切除(D)

4. Fugo 等离子刀前囊切开术(Fugo plasma blade anterior capsulotomy) 等离子刀,商品名叫 Fugo 刀(图 7-49),最早是在眼科中得到应用并且通过美国食品药品管理委员会(FDA)认证仅用于白内障术中的前囊膜切开。该装置为便携式,备有可充电电池。它利用等离子体——物质第四态来烧灼组织产生切口,类似于激光。所谓等离子体就是被激发电离气体,达到一定的电离度,气体处于导电状态,这种状态的电离气体就表现出集体行为,即电离气体中每一带电粒子的运动都会影响到其周围带电粒子,同时也受到其他带电粒子的约束。由于电离气体整体行为表现出电中性,也就是电离气体内正负电荷数相等,称这种气体状态为等离子体态。由于它的独特行为与固态、液态、气态都截然不同,故称之为物质第四态。Fugo 刀的特点:切割是一种无阻力模式;锋利精确,可控性好;产热少,不会灼伤组织;切割时没有出血;术野中有小气泡产生。Fugo 刀适合于高弹性的儿童晶状体前囊切开。由于是等离子刀,所以不会产生象射频装置那样的跳跃区,但仍然有可能产生放射状撕裂。

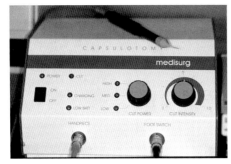
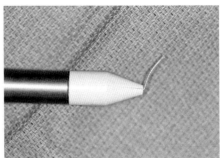

图 7-49 用于前囊膜切开的 Fugo 等离子刀及其装置

(四) 白内障摘除

与成人一样,白内障摘除前多需先行水分离,彻底的水分离有助于顺利地清除晶状体皮质和核,减少术中灌注液所需体量。对于儿童白内障手术来说,操作方法与成人多无差异。特殊情况下,个别患儿晶状体后囊发育异常甚至缺如,常规操作时病变处会发生破裂,导致晶状体皮质脱入玻璃体腔(图 7-51)。多象限轻柔操作可能会减少其发生率(图 7-50)。

超声乳化、玻璃体切除仪、灌注 / 抽吸或这些技术的组合都可摘除儿童白内障。软性的儿童白内障很少需要超声乳化,利用灌注 / 抽吸可以单纯吸除。当患儿核较硬或部分钙化时采用超声乳化(图 7-52)。也

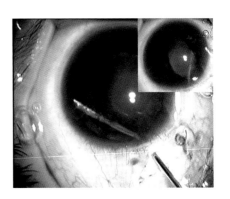

图 7-50 多象限进行水分离

可采用玻璃体切除系统将晶状体皮质和核吸除。使用玻璃体切除仪时,采用脉冲式的模式有利于皮质吸除。采取单手操作还是双手操作根据术者习惯而定。从成人白内障摘除手术转为儿童手术一般不需要学习曲线。儿童白内障手术不植入 IOL 时,双手微切口操作也有其优点。该技术通过两个侧切口分别插入独立的、无套管的灌注管道和抽吸管道。可以选择的设备有 20G 或 23G 的玻璃体切除系统以及 J 型灌注和抽吸管道。由于不植入 IOL,可

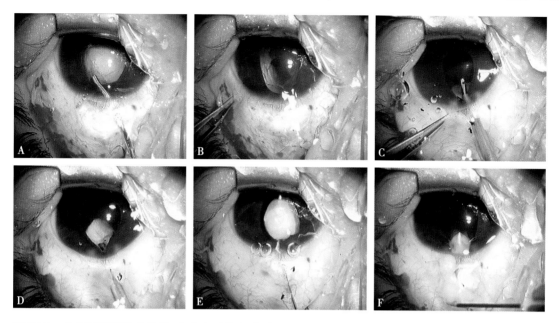

图 7-51 由于后囊膜发育异常,水分离时发生破裂,晶状体核及部分皮质脱入玻璃体腔(A,B)。将部分皮质灌吸并轻压切口后唇(C,D),脱入玻璃体腔的核可随液流进入前房,将其娩出(E,F)

以在角巩膜缘做 1mm 穿刺口即可,灌注和抽吸管道位置可以互换以吸除不同位置的晶状体皮质,操作方便,前房稳定性好。

为保持瞳孔散大,灌注液中可加入 1∶1000 的肾上腺素;为抑制和减少术纤维形成和成纤维细胞活性,有术者在灌注液中加入一定浓度的低分子肝素钠。笔者认为手术技术和设备是主要的,只要手术操作熟练,眼内操作时间短,避免对虹膜的刺激,术中多可保持有效的瞳孔散大,术后很少出现纤维素样渗出。增加进入眼内其他药物,有可能增加由于防腐剂和浓度问题导致的眼前节毒性反应综合征风险。

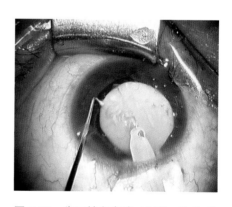

图 7-52 先天性白内障,12 岁。核硬,需采用超声乳化术

多数双眼白内障患儿双眼分次手术,间隔数日,在第二只眼手术前用以评价术后并发症的可能性。文献报道显示双眼同时行白内障手术是安全的。双眼同时手术在理论上减少了再次全身麻醉的风险,并能使双眼得到尽快的视力恢复。这样做的主要危险是发生双侧眼内炎。为避免其发生,应使用两套仪器和灌注液。作者的习惯是 1 岁以下双眼患儿同时手术,1 岁以上患儿多分次手术,因为幼儿期(1~3 岁)全身各器官发育较婴儿期(1 岁以内)相对完善,对麻醉的耐受性相对提高。

(五)后囊膜和前段玻璃体的处理

众所周知,儿童白内障手术必须要切除部分后囊膜。保留完整的后囊,术后短期将发生视轴区混浊(visual axis opacification,VAO)。年龄越小,VAO 发生的越快,程度越重,对弱视的影响也越大。玻璃体前界膜紧连晶状体后囊膜,如果不将前部玻璃体部分切除,与剩余囊膜相连的玻璃体界面仍然可以作为支架,为晶状体上皮细胞、组织转化色素上皮细胞等提供增殖移行的结构基础,发生VAO。因此,儿童白内障手术通常需要联合后囊膜切开和前段玻璃体切除。总的原则如此,但在临床具体处理时分歧和争论仍然存在,表现在:

1. 何时或者何种状态时不做后囊膜切开?对这一问题的争论最为常见。反对同期处理后囊膜的医生提出这一问题的主要考虑是:其一,虽然年幼患儿白内障术后保留后囊完整几乎全部发生后囊膜混浊,但年龄越大发生的几率将减少,而且年长患儿可以配合行氩激光后囊膜切开。事实上未做处理的患儿随着时间的延长VAO的发生率会越来越高,而氩激光治疗后残存于前部玻璃体的混浊仍然会影响光线的通透性和视觉质量(图7-53)。而且即使做了激光后囊膜切开,VAO再次发生率仍然较高。

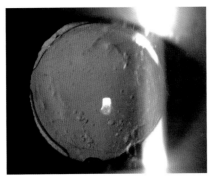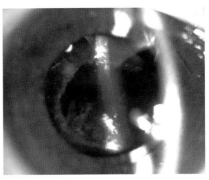

图7-53 发育性白内障(16岁手术)术后2年发生后发性白内障(左图),YAG激光后囊切开术2周,视轴区可见后囊膜及增生晶状体物质残屑(右图)

其二,认为后囊膜是前后房的生理屏障,去除后会影响血房水屏障而加重术后炎症,并且会增加视网膜脱离和黄斑囊样水肿的风险。事实上,无论是否行后囊膜切除和前段玻璃体切除并没有增加术后炎症和这些并发症的发生率。如果后囊膜完整发生后发性白内障,需要激光后囊膜切开,这同样也会增加视网膜脱离和黄斑囊样水肿的风险。另外,儿童所需要的激光能量较成人大,可能需要多次激光治疗或经过扁平部行机化膜切除。

是否同期处理后囊膜,取决于手术年龄、术中及后囊膜的状态、患儿对氩激光治疗的配合等。一般来讲,8岁以上患儿可以不同期处理后囊膜。如果后囊膜本身存在病变(缺陷或混浊,图7-54),或无论年龄多大均不配合激光治疗者可以一并切除中央部后囊膜。外伤性

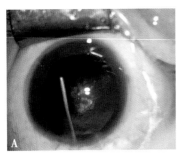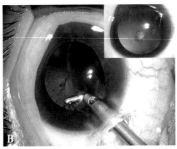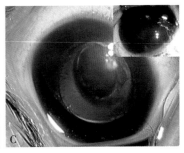

图7-54 合并后囊病变的先天性白内障,术中需同时处理后囊膜。A:后囊膜中央实质性混浊。B:后极性白内障,水分离时后囊膜发生破裂,但范围较小,需进一步扩大。C:晶状体后圆锥,水分离时后囊膜发生破裂,范围适中,只需处理脱出的玻璃体即可

白内障患儿,有可能发生感染性眼内炎(或迟发性眼内炎)者,禁行后囊膜切开,以防眼内炎快速累及眼后段(图7-55)。如果术中视野能见度较差,或瞳孔较小,后囊膜处理困难,可以择期处理后囊膜。

2. 是否可以只做后囊膜切开而不做前玻璃体切除?因为晶状体上皮细胞可以沿玻璃体和后囊膜形成的支架移行、增殖,发生 VAO,较多对比性研究已经证实,单纯行后囊膜切开而不做前段玻璃体切除不能有效阻止其发生。解剖上,晶状体后囊膜和玻璃体前界膜连接较紧密,撕开后囊的同时,往往已经损伤玻璃体前界膜,而不得不处理脱出的玻璃体。当然有时可以只划破后囊膜,在后囊膜和玻璃体前界膜直接注入少量 OVD 以保护前部玻璃体,但操作难度较大,很难作为标准来执行。从另一方面讲,未做处理的患儿随着时间的延长 VAO 的发生率会越来越高,最高

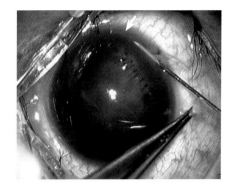

图 7-55 角膜裂伤缝合术后 2 天,合并外伤性白内障(前囊膜破裂),疑似眼内炎。术中见下方角积脓(白色箭头)取房水做细菌培养。术中只行白内障摘除,未植入人工晶状体和处理后囊膜。细菌培养结果为表皮葡萄球菌。二期植入人工晶状体,处理后囊膜

达 60%。即使同期行后囊膜切开和前玻璃体切除,如果处理不彻底,仍然可能发生 VAO。

3. 如何行同期后囊膜切开和前玻璃体切除?前路法还是后路法?有多种手术方法用于治疗儿童白内障以期最大程度地减少或消除后囊膜混浊,而后囊膜环形连续撕开联合前段玻璃体切除是公认的、具有确切疗效的方法。

手术路径和方法如下:

(1)前部进入法:即通过角巩膜/巩膜缘隧道切口完成后囊环形撕开和玻璃体前皮质切除。手法后囊膜连续环形撕囊术(posterior continuous curvilinear capsulorhexis,PCCC)产生的圆滑撕囊边缘,可以防止囊膜向周边撕裂,并抵御玻璃体向前的压力,有助于前端玻璃体切除。操作时,注意前房内 OVD 不要过多,否则晶状体后囊膜过于靠后,撕囊镊触及不到囊膜,并且由于施压切口使角膜产生皱褶影响手术操作。开始时,先用截囊针在中心将后囊划破,再用撕囊镊沿破裂处囊膜根部环形撕开,理想直径为 4.0~4.5mm(图 7-56)。由于囊膜撕裂,玻璃体随即脱出的压力会影响撕囊的大小和位置,因此需要较长的学习曲线。即使熟练的术者,也不能保障每一例手术都完美。为防止玻璃体脱出,可以在截囊针划破后囊后,向后

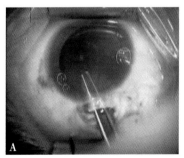 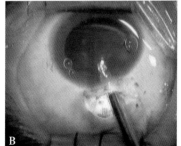 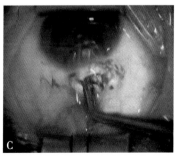

图 7-56 儿童白内障前路法行后囊环形撕开、前段玻璃体切除和人工晶状体囊袋内植入。在 OVD 的填充下,用破囊针将中央后囊膜划开,撕囊镊行直径 4.0~4.5mm 范围的后囊环形撕开(A),再利用前玻璃体切割头切除部分玻璃体前皮质(B),然后将人工晶状体植入囊袋(C)

囊膜与玻璃体前界膜之间注入 OVD,使二者分离。PCCC 通常在植入 IOL 之前进行。玻璃体前皮质切除可采用同轴灌注的前玻璃体切除头或前房灌注的后节玻切头完成,也可采用无灌注的后节玻切头完成。

机械囊膜切开术(capsulotomy)多采用玻璃体切除头,通常联合前段玻璃体切除。由于婴幼儿患者扁平部发育不全,扁平部切口容易损伤周边部视网膜,多数手术者建议采用角膜缘切口方法。与前囊切开术类似,通过玻璃体切除机周围的套管或独立的穿刺口提供灌注,使切割头吸住后囊膜中心进行切割,将后囊膜中央 4.0~4.5mm 直径切除,连同附近前部玻璃体一并切除。

笔者目前对不植入 IOL 的婴幼儿白内障利用 25G 玻璃体切除头采用干切法进行机械囊膜切开。具体如下:在经巩膜切口摘除白内障后,前房和囊袋内注入适量 OVD(注意 OVD 不要过多,以免后囊膜过深,不利于囊膜切开),在无需灌注的状态下利用 25G 玻璃体切除头将后囊膜中央圆形切除直径 4.0~4.5mm 范围,并将附近前部玻璃体一并切除(图 7-57)。操作过程中可适当补充 OVD。由于 25G 玻璃体切除头直径较小,有时会被 OVD 阻塞,切割时如果发现效率较低(表现为在切割头附近有细小气泡产生),可以用针管中的 BSS 将切割头的 OVD 冲洗出。该方法的优点是可以精细切割后囊膜和处理玻璃体,避免了灌注存在时玻璃体涌动的问题。

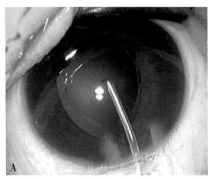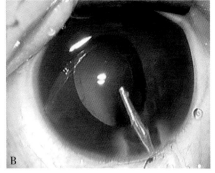

图 7-57　前路法行后囊膜切开和前段玻璃体切除。用破囊针将中央后囊膜划开(A),前房注入 OVD,在无需灌注的状态利用 25G 玻璃体切割头将后囊膜中央圆形切除直径 4.0~4.5mm 范围,并将附近前部玻璃体一并切除(B)

前部进入法的优点是只需利用白内障手术切口完成玻璃体前皮质切除,无需另做切口。自 90 年代初,笔者采用前路进入法行白内障摘除联合手法后囊膜撕开和同轴前段玻璃体切除及人工晶状体植入术(IOL)。但该方法的缺点(图 7-58)主要是:①无论有无灌注,均对玻璃体的骚扰较大,玻璃体可能嵌顿于切口或部分脱入前房;② IOL 不能确保 100% 位于囊袋内;③后囊切开范围和位置不可控。

(2)后部进入法:一种方法是在睫状体扁平部做 2 个切口,做眼内灌注后,使用后节玻璃体切除头切除视轴区后囊膜、晶状体核及皮质以及中央前囊膜。缝合扁平部切口,做角巩膜/巩膜隧道切口,将 IOL 植入睫状沟。这种方法较为麻烦,并且 IOL 没有放在囊袋内,容易发生虹膜后粘连、IOL 偏位和夹持。另一种方法是先保留后囊膜完整将 IOL 植入囊袋内,缝合巩膜切口,将灌注管插入前房,再通过扁平部切口将视轴区后囊膜和玻璃体前皮质切除。该

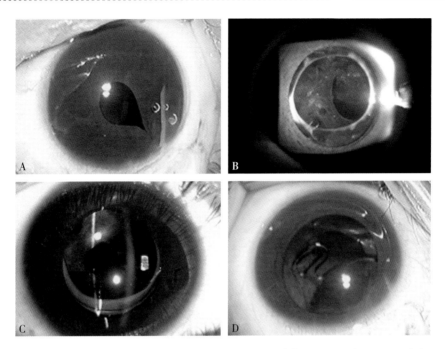

图 7-58　前路法行后囊膜切开和前段玻璃体切除的缺点。玻璃体嵌顿于切口(A)，后囊膜切开区不居中(B)，后囊膜切开范围过小(C)以及 IOL 脱入玻璃体腔(D)

方法的优点是可保障 IOL 位于囊袋，后囊切开范围可控。以往这两种方法均采用 20G 切割头，巩膜穿刺口较大(0.89mm)，不仅需要缝合，还会发生与巩膜创口相关的并发症，如出血、视网膜裂孔、PVR 形成。为利用后部进入法的优点，避免其缺点，对于需要植入 IOL 的患儿，笔者目前通常采用扁平部切口利用 25G 玻璃体切除头采用干切法进行机械囊膜切开和前段玻璃体切除。具体如下：

剪开上方球结膜，距角膜缘 1.5~2.0mm 做 3.2mm 巩膜隧道切口，穿刺进入前房，注入 OVD，连续环形撕前囊，直径约 5.5mm，水分离后吸除晶状体核及皮质，囊袋内注入透明质酸钠，将折叠式人工晶状体植入囊袋内。OVD 暂不吸除。使用 25G 专用穿刺针(不用套管)在 11 点位行巩膜穿刺，穿刺点与角膜缘的距离根据患儿年龄而有所不同，见表 7-6。经巩膜穿刺口插入 25G 玻璃体切除头，在无灌注状态下将视轴区晶状体后囊环形切开(直径约 4mm)，并将与之相连的玻璃体前皮质切除。玻璃体切除速度为 1000 转 / 分钟，负压 250mmHg，瓶高 60cm。将玻璃体切除头取出后，巩膜穿刺口不需缝合。向前房内注入适量缩瞳剂，用灌注手柄将前房内的 OVD 吸除，3.2mm 巩膜隧道切口使用 10-0 尼龙线缝合，最后利用电凝将结膜切口黏合(图 7-59)。

表 7-6　不同年龄患儿巩膜穿刺口位置

年龄(月)	穿刺口位置 (距离角膜缘)(mm)	年龄(月)	穿刺口位置 (距离角膜缘)(mm)
≤3	1.5	12~36	3.0
4~6	2.0	>36	3.5
7~12	2.5		

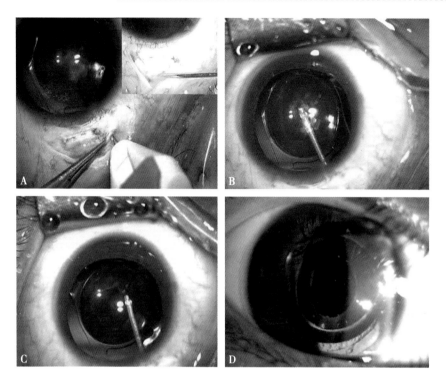

图 7-59 术中录像截取图片。A 显示 25G 专用穿刺针(不用套管)在 11 点位距角膜缘 3.5mm 行巩膜穿刺(右上显示先做平行于巩膜的水平进针约 1~2mm,再垂直于巩膜穿刺,这样形成的隧道密闭性更好);B 显示在无灌注状态下经睫状体扁平部利用 25G 玻璃体切除头行视轴区晶状体后囊膜切开和前玻璃体切除;C 显示将混浊的后囊膜环形切开;D 显示 5 岁患儿术后 3 个月时 IOL 位于囊袋,前后撕囊区居中,视轴区透明

　　手术过程中有以下几点需注意:①儿童白内障手术建议采用巩膜切口以减少相关并发症,如虹膜脱出、粘连、感染等;②在巩膜穿刺时不要用套管针,只用针芯即可。因为此时已完成白内障手术,巩膜隧道切口尚未缝合,并且由于儿童巩膜较软,使用套管针阻力较大,穿刺较为困难。另外,不同于后段玻璃体切除手术,本手术不需要切割头反复进入眼内,因此只用针芯穿刺即可。这样既利于穿刺,还会减小穿刺口的直径;③拔出 25G 切割头后,在使用灌/吸手柄清除前房内的黏弹剂时,一定要用显微有齿镊将巩膜隧道切口的上唇提起,不要使前房密闭,以免灌/吸时前房压力突然增大而导致后囊切开区撕裂和 IOL 脱入玻璃体。因为在完成前段玻璃体切除后,玻璃体腔压力较低。

　　其优点主要体现在:①操作简便。由于儿童睑裂和眼球较小,与前段玻璃体切除头和常规 20G 玻璃体切除头相比,25G 切割头更细小,操作更便利(图 7-60);②并发症少。IOL 是在后囊膜切开和前段玻璃体切除之前放入囊袋,不会发生 IOL 偏位或夹持,也很少发生玻璃嵌顿切口或脱入前房;③前房稳定,易于操

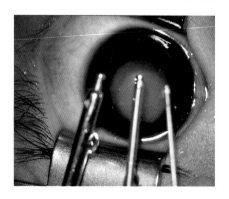

图 7-60 前段玻璃体切除头、20G 和 25G 玻璃体切除头比较

控。虽然儿童玻璃体腔压力较高,但由于前房有黏弹剂支撑,术中前房稳定性很好,并且后囊切开的位置、大小和形状容易控制。因为切割点集中、切割时间短,术中不会造成眼球塌陷;④创口愈合快。本研究术后4周时使用UBM检查已经很难发现穿刺痕迹(图7-61);⑤术后炎症反应轻。虽然儿童白内障手术较成人更易于发生炎症反应,但我们发现只要术中不损伤虹膜,术后的炎症反应并不会比成人严重,术后1周后已无明显房水闪光和房水细胞。

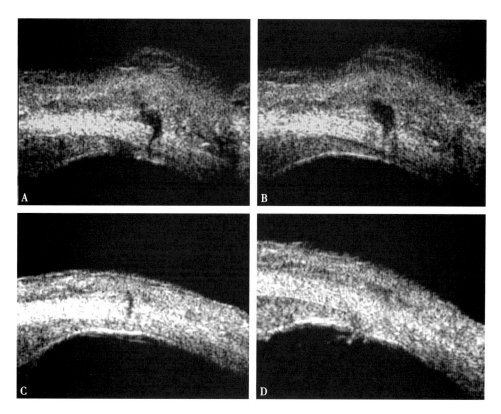

图7-61　UBM检查巩膜穿刺口愈合情况。A、B、C分别显示术后3天、1周和3周25G穿刺针的隧道缝隙。D显示术后1个月时基本愈合。切口附近无睫状体或脉络膜脱离及增殖性病变

　　4. 后囊膜切开范围多大? 前玻璃体切除量多少? 理想情况下,后囊撕开直径应比IOL光学区直径小1~1.5mm,即4.0~4.5mm。过小容易发生VAO,过大则影响IOL的支撑效果。前部玻璃体切除的定量问题难以科学地回答。理论上应去除足够的前部玻璃体使晶状体上皮细胞不能借助于玻璃体表面作为支架产生VAO。术后发生的VAO多由于后囊膜切开的范围不够大和(或)玻璃体切除不彻底(图7-62)。

(六) Ⅱ期IOL植入

　　Ⅱ期IOL植入之前需要充分的眼科检查,包括视力、裂隙灯和散瞳后的眼底检查。手术的成功主要依赖于残余囊袋的支持以及虹膜后粘连的范围和程度。如果囊膜无法观察到,UBM可以提供帮助。不合作的患儿需要麻醉下进行检查。

　　大多数儿童在Ⅱ期IOL植入时已经行后囊膜切开和前段玻璃体切除。如果有足够的周

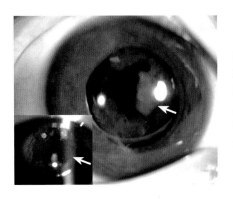

图 7-62　较大照片显示术后 2 年周边部珍珠小体形成,视轴区部分动态下随眼球晃动(大图白色箭头),1 个月后该部分脱入玻璃体腔(左下小图白色箭头)逐渐被吸收。说明只有彻底的前段玻璃体切除才不会形成细胞增生的支架

边后囊膜支撑,可选用适合的 IOL 植入睫状沟。视轴区透明、360 的囊膜支持和没有明显的虹膜后粘连是理想的状态(图 7-63),IOL 很容易 Ⅱ 期植入。这种理想状态取决于一期手术的质量和术后炎症的控制。遗憾的是临床工作中,多数患儿的虹膜后粘连较重,甚至有时合视轴区混浊,需要术中一并处理(图 7-64,图 7-65)。部分、轻度的虹膜后粘连可以使用黏弹剂针头钝性分离或破囊针辅助分离。广泛、紧密的后粘连处理起来常常较为棘手,笔者有时采用虹膜周切口作为切入口进行分离(图 7-66)。

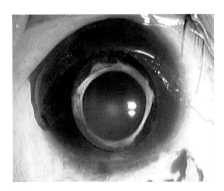

图 7-63　前后囊粘连紧密,周边囊袋无显著晶状体纤维再生,人工晶状体可植入睫状沟

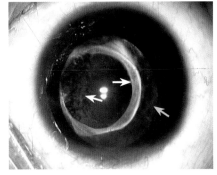

图 7-64　前后囊粘连紧密(白色箭头),鼻侧见珍珠小体(黄色箭头),周边囊袋见 Soemerring 环(绿色箭头)

IOL 重新植入囊袋内是理想的选择。由于儿童晶状体上皮细胞增殖分化能力强,Ⅱ 期手术时常常形成明显的 Soemerring 环,这时可以将 Soemerring 环的前囊撕开,分离去除增生的晶状体物质,形成囊袋,将 IOL 植入(图 7-67)。实际上,囊袋成形后,由于晶状体物质的释放、手术操作的刺激、前囊撕开口不规则,以及残存晶状体上皮细胞会再生晶状体纤维和发生上皮间质转化等原因,仍然会使 IOL 夹持和偏心。而如果将 IOL 直接植入睫状沟,不再分离其囊袋及吸除再生或残余的晶状体物质,可以减少手术刺激和炎症物质的释放,减轻术后炎症,而且原有 Soemerring 环形态相对稳定,术后 IOL 不易偏位和夹持。但由于 Soemerring 环所占据的空间,这种做法植入 IOL 的位置和成人睫状沟位置相比较为靠前,IOL 度数应有所考虑。

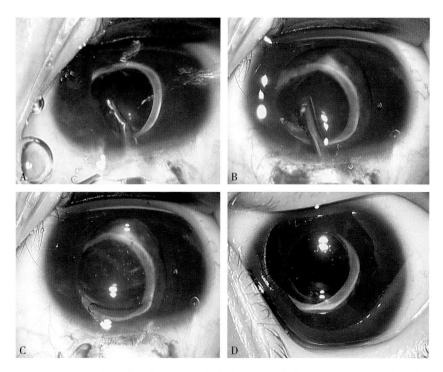

图 7-65　利用灌洗头（A）和 20G 玻璃体切除头（B）处理增生的珍珠小体，Soemerring 环不做处理，将人工晶状体植入睫状沟（C），术后反应轻（D）

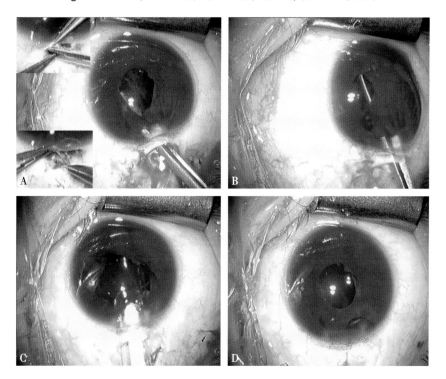

图 7-66　虹膜广泛粘连，难以使用黏弹剂针头分离。做虹膜周边切除（A. 左下示用钻石刀做 1mm 巩膜穿刺，左上示做虹膜周边切除），通过周切口利用 OVDs 和囊膜剪分离粘连的虹膜（A，B），将人工晶状体植入睫状沟（C，D）

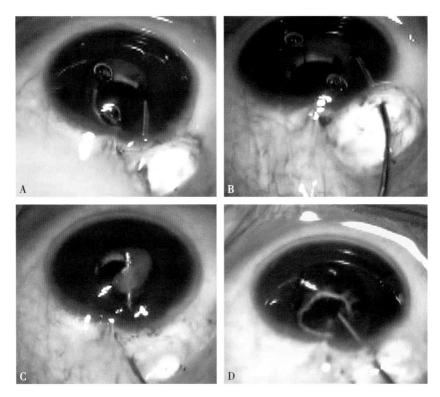

图 7-67 利用黏弹剂针头(A)和破囊针(B)分离部分粘连的虹膜,并用破囊针将 Soemerring 环的前囊膜划开(B),分离增生的晶状体纤维(C),重新形成囊袋(D)

　　如果缺乏足够的囊膜支持,建议首先配戴框架眼镜或角膜接触镜。手术方法可采用后房型 IOL 缝线固定术和虹膜固定型前房 IOL。后房型 IOL 缝线固定术适用于角膜内皮细胞减少、周边前粘连、浅前房的患儿。手术操作方法同成人一样。应注意睫状沟的进针位置,位于角膜缘后 1mm。视网膜脱离、IOL 偏位、脉络膜上腔和玻璃体积血是常见的并发症。为减少缝线腐蚀,建议采用巩膜瓣覆盖缝线。

　　虹膜固定型前房 IOL 近年来证明具有较好的临床疗效,是另一种可选择的手术方法,可以避免眼后节的相关并发症。选择时应注意 IOL 的型号大小与患儿眼球相匹配。

　　对于成人来讲,虽然严格按照手术适应证植入弹性开放襻的房角支撑型前房 IOL 的长期安全性是可以接受的,但笔者植入的例数也在逐年减少。个别患儿植入后虽然也相对安全(图 7-68),但由于缺乏较多病例的长期随访,对房角和角膜内皮细胞的安全性尚未明确,因此不适合用于儿童患者。

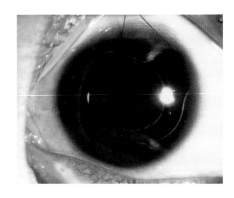

图 7-68 7 岁时植入弹性开放襻的房角支撑型前房 IOL,术后 5 年照片。眼压及角膜内皮细胞正常

第四节　围术期处理

一、全身和局部抗生素的使用

目前在白内障围术期运用广谱抗生素滴眼液是减少术后眼内炎的重要措施。ESCRS(欧洲白内障与屈光外科医师学会)指南提出手术当天滴用抗生素能减少结膜囊内细菌量,并在前房内达到一定的抑菌浓度。青岛眼科医院常规术前局部采用夫西地酸眼用凝胶或妥布霉素眼水、眼膏点眼 1~3 天;术后继续使用 1~2 周。

根据抗菌药物使用指导原则,不常规使用全身抗生素。笔者尚无儿童先天性白内障术后发生眼内炎的经历。由于白内障手术是涉及人工植入物的精密器官手术,一旦发生眼内感染后果较为严重,对于营养不良、免疫功能低下、糖尿病、手术操作时间较长、外伤性(开放伤)白内障、独眼等患儿,可以考虑使用广谱抗生素预防感染。需要注意抗生素的使用实效!围术期预防性应用抗生素的给药时机极为关键,必须在术前给药,以保证在污染发生前,抗生素已在血清及组织中形成有效浓度,但通常不应早于术前 1 小时给药。细菌污染在术后将不再发生,若无特殊情况,无需持续应用抗生素,至少应在术后 24 小时内停用。术前已发生细菌污染者(如开放伤),可用药至 72 小时。

重视手术眼周围皮肤、睫毛和结膜囊的消毒处理。手术开始前消毒时,采用 5% 的聚维酮碘消毒结膜囊非常重要。聚维酮碘是一种对于大多数微生物有快速杀灭能力的有效消毒剂,有研究认为使用 5% 的聚维酮碘进行消毒是唯一降低术后眼内炎的相关手段。

二、抗炎药物的使用

儿童眼组织术后炎症反应较成人重,尤其是术中操作时刺激虹膜后更为明显。随着手术技术和设备的提高,现代儿童白内障手术后严重的前房反应较为少见,但仍然需重视炎症的控制,以避免和减少虹膜后粘连、瞳孔继发膜、人工晶状体夹持等。尤其是 1 岁以内的患儿,如果发生广范的虹膜后粘连,将为 II 期植入 IOL 时带来麻烦。

常用的抗炎药物包括睫状肌麻痹剂、皮质类固醇药物和非甾体类药物。

(一)睫状肌麻痹剂

对于不植入人工晶状体的患儿,手术结束时涂阿托品眼膏。术后阿托品眼膏每天 1 次,连用 3~7 天。之后每 1~2 周 1 次,共 4 次。由于阿托品能使瞳孔散大固定,术后易发生瞳孔夹持,所以若术中植入人工晶状体,通常不建议使用阿托品,术后第一天可酌情使用短效睫状肌麻痹剂如 0.5% 的托吡卡胺等。

(二)皮质类固醇药物

虽然一些手术者习惯在术后全身加用类固醇药物,但并无研究表明比单纯局部应用更有效,通常情况下,作者不全身使用皮质类固醇药物。局部使用皮质类固醇眼药 3~4 周。术后第一天局部皮质类固醇眼水,每天 6 次,用 3 天。之后改为每天 4 次用一周,每天 3 次用一周,每天 2 次用两周。期间每晚一次皮质类固醇类眼膏。不配合点眼的患儿,应强调重视眼膏的使用。

需要提醒的是,个别患儿对糖皮质激素很敏感,会在术后早期发生皮质类固醇性青光眼,应当监测眼压。如果术后早期前房没有明显炎症和黏弹性物质残留,出现不明原因的眼压升高,应考虑皮质类固醇性青光眼,及时停用皮质类固醇药物,继续使用非甾体类消炎药物并加用降压药物即会显效而不需手术治疗。

(三) 非甾体类药物

非甾体抗炎药的作用机制是通过抑制环氧酶,阻止前列腺素的生物合成及释放,阻止炎症介质对眼部刺激及损害,发挥较强的抗过敏、缓解瘙痒、消炎及止痛作用;该类药物具有抑制手术诱发缩瞳的作用,在手术中能维持瞳孔扩大,并且术后的黄斑囊样水肿。作者常规术前每天 4 次,1~3 天;术后每天 4 次,2~3 个月。

三、术后围术期注意事项及检查

为预防术后患儿揉眼,术后一周持续带眼盾或防护眼镜。通常术后前 3 天,1、2 周,1、3、6 个月复诊,之后每 6~12 个月复诊。有特殊需要应加强随诊。复诊时应注意前房反应、眼压和眼底检查,不合作者应在深睡眠或全身麻醉下检查。应强调先天性和婴幼儿白内障需终生随诊。

对于未植入人工晶状体的双眼患儿,出院时(或最多术后 1 周)应佩戴框架眼镜。术后 2 周可佩戴角膜接触镜。植入人工晶状体的患儿,残余的屈光不正可在术后 2 月内配镜。围术期过后,应转入斜弱视科专业门诊进行弱视训练。

第五节 手术并发症

一、术后炎症

儿童白内障术后前房反应较成人明显。然而,利用现代手术技术及术中减少对虹膜刺激,可减轻炎症反应。术后需用糖皮质激素眼水和非甾体类消炎眼水局部频繁点眼,必要时配和短效散瞳剂和全身应用类固醇有助于控制炎症反应。

这里需提醒一种特殊的无菌性炎症反应 - 眼前段毒性反应综合征(toxic anterior segment syndrome,TASS)。这是一组急性的前房无菌性炎症,一般在白内障或其他眼前段手术后 12~24 小时内发生。儿童白内障手术同样会发生,我们已往曾报道。

TASS 患者主要症状是视物模糊,无明显疼痛或疼痛较轻。其标志性体征是"缘到缘"的弥漫性角膜水肿,可伴有轻度睫状充血。这种水肿与手术损伤导致的水肿有明显区别,后者导致的角膜水肿更为局限并伴有后弹力层皱褶和斑块样改变。TASS 破坏血 - 房水屏障导致显著的纤维性渗出,甚至出现前房积脓。该病可伴有虹膜括约肌和小梁网的损伤,出现进行性虹膜萎缩,瞳孔对光反应迟钝或消失,严重者会继发青光眼(图 7-69,图 7-70)。

TASS 的临床表现与感染性眼内炎有相似之处,应注意鉴别。TASS 的原因较为广泛,目前已经收集到的信息来看,还没有发现 TASS 爆发的单一病因。进入眼内的任何物质都有导致 TASS 的潜在可能。

二、眼内炎

儿童白内障术后发生眼内炎的报道较少(表 7-7)。从成人和儿童患者眼内炎的发生率来

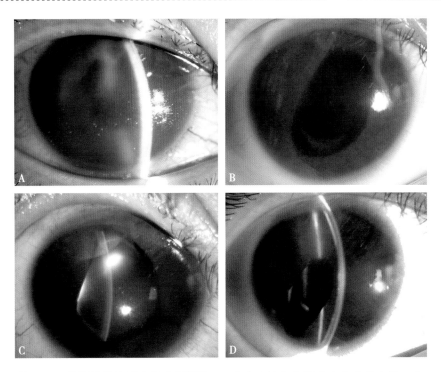

图 7-69 眼前段毒性反应综合征照片。 8 岁先天性白内障患儿右眼术后第 1 天，角膜弥漫水肿，瞳孔固定，瞳孔区纤维蛋白渗出（A）；术后 1 个月，瞳孔中度不规则散大，无对光反射（B）；术后 3 个月，角膜仍水肿，瞳孔不规则散大固定（C）。术后 18 个月，角膜上方和鼻侧局限性混浊，瞳孔不规则（D）

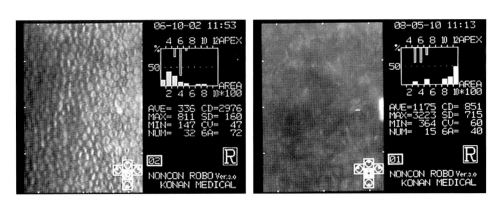

图 7-70 角膜内皮细胞镜检查。 术前中央区角膜内皮细胞密度 2976 个 /mm²，细胞形态规则（左图）。术后 18 个月，中央区角膜内皮细胞密度 851 个 /mm²，细胞成像不清，形态不规则

表 7-7 成人和儿童白内障手术的眼内炎发生率

作者	病例数	发生率 %	作者	病例数	发生率 %
成人			Wong et al	44 803	0.076
Javitt et al	338 141	0.12	儿童		
Kattan et al	23 625	0.07	Good et al	671	0.45
Sandvig et al	71 190	0.16	Wheeler et al	24 000	0.07

看,二者发生比例较为接近,没有足够理由相信对于儿童来说眼内炎的发生率较成人更低。青岛眼科医院 1993~2011 年 19 年间儿童白内障约 1700 只眼,术后发生一例发生化脓性眼内炎(0.06%)。然而考虑到全身麻醉的风险,多数手术医生对婴幼儿倾向于双眼同时手术。近期的大宗病例报道儿童全身麻醉 24 小时内的死亡率为 1.34‰,其中合并心脏病等其他脏器病变的患儿死亡率更高,1 岁以内患儿死亡率更高,对出生 1 个月以内的新生儿应尤为重视。

需要强调的是,如果采用双眼同时手术,应使用两套独立消毒的手术器械,以减少双眼同时感染的可能。

三、后囊膜混浊

儿童白内障术后囊膜混浊的发生比成人更为常见,其发生率 40%~100%。主要由于儿童晶状体上皮细胞增生活跃、增殖能力较强有关。术后大量的纤维炎性渗出物也加速了晶状体上皮细胞增殖,促进后囊混浊(图 7-71)。如前所述,I 期后囊膜切开可以大大减少该并发症的发生。年长儿轻度的后囊膜混浊,可以行 YAG 激光后囊切开。对于年幼患儿,未植入 IOL 者经前路进行手术切除较为方便(图 7-72);植入 IOL 者,如果前囊膜未紧密包绕 IOL,仍可经前路进行手术切除(图 7-73);如果囊膜紧密包绕 IOL,则可选择经扁平部手术切除(图 7-74)。

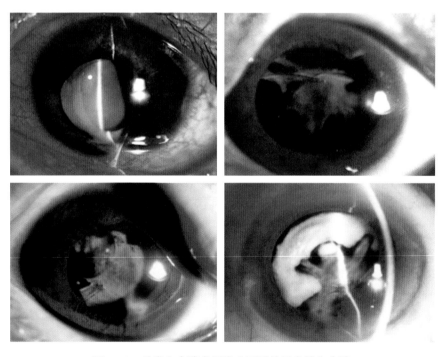

图 7-71　儿童白内障术后发生严重的后发性白内障

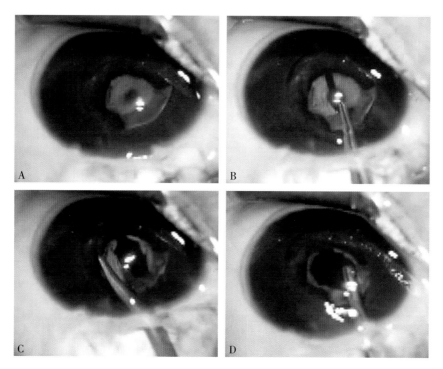

图 7-72　婴幼儿白内障术后发生后发性白内障(未植入 IOL,周边形成 Soemerring 环,中央纤维化皱缩,A);可经前路切口破囊针截破囊膜后,囊膜剪将机化的囊膜放射状切开(B,C),再用玻璃体切割头将边缘进行修整,并切除脱出的玻璃体(D)

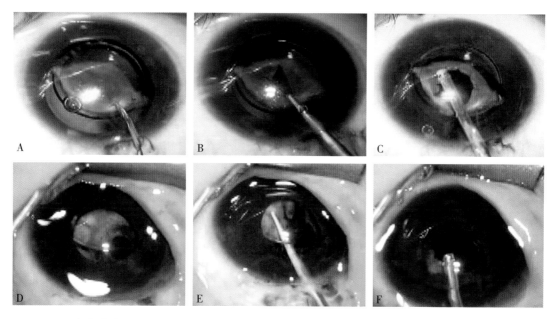

图 7-73　儿童白内障术后发生后发性白内障(上方病例 1,下方病例 2)。虽然已植入 IOL,但前囊膜未紧密包绕 IOL,可经前路切口破囊针截破囊膜(A)或利用原后囊膜切开缝隙,用囊膜剪将机化的囊膜放射状切开(B,E),再用玻璃体切割头将边缘进行修整,并切除脱出的玻璃体(D)

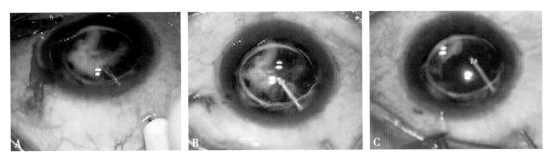

图 7-74 儿童白内障术后发生后发性白内障。已植入 IOL,前囊膜紧密包绕 IOL,经后路扁平部巩膜穿刺(A),利用 23G 或 25G 玻璃体切割头将机化的囊膜和增生的晶状体物质切除(B,C)

四、继发机化膜

　　无论是否植入人工晶状体,都有可能形成瞳孔区机化膜,小眼球合并小角膜的婴幼儿是高危因素,特别是当术后未用散瞳剂或睫状肌麻痹剂时容易发生。儿童瞳孔区机化膜有时较单纯后囊膜混浊还要厚重,Nd:YAG 激光的治疗效果欠佳。这种继发性机化膜可以覆盖人工晶状体的前和(或)后表面,通常需要手术切除(图 7-75)。术中最小程度地搔扰虹膜,进行充分的前段玻璃体切割及后囊膜切开,术后应用皮质类固醇及睫状肌麻痹剂频繁点眼,可大大减少继发性机化膜的发生率。

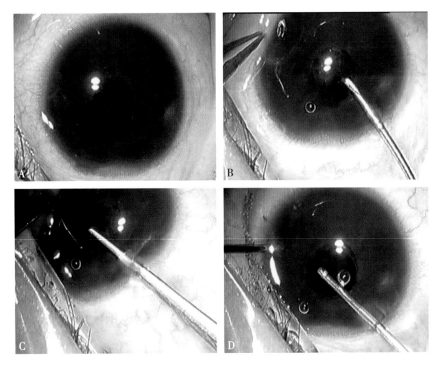

图 7-75 婴幼儿白内障术后瞳孔区发生继发膜(A),患儿为小角膜合并先天性白内障。处理方法与后发性白内障类似,破囊针截破机化膜(B),用囊膜剪将机化的囊膜放射状切开(C),再用玻璃体切割头将边缘进行修整,并切除脱出的玻璃体(D)

五、IOL 夹持、移位、偏心和瞳孔失圆

儿童比成人更易发生人工晶状体光学部的瞳孔夹持和瞳孔粘连失圆（图 7-76，图 7-77）。

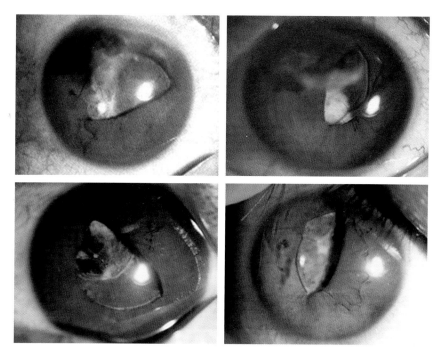

图 7-76　儿童白内障术后发生人工晶状体夹持

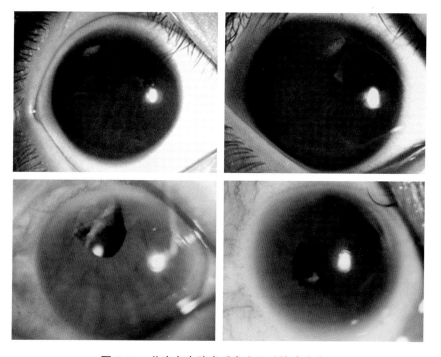

图 7-77　儿童白内障术后发生严重的瞳孔移位

发生原因除了儿童眼球本身生理特点以外,手术技巧的熟练程度、手术方法的选择和仪器设备的优良都起重要作用。瞳孔夹持好发于光学部直径较小和睫状沟固定的人工晶状体。外伤性悬韧带缺失或囊膜的支持作用不够可以使人工晶状体偏位。不对称固定(一个襻在囊袋内,另一个襻在睫状沟),也能导致偏位。因此,特别强调人工晶状体囊袋内植入,这是减少和预防瞳孔夹持和瞳孔粘连的关键。睫状沟固定人工晶状体时将其光学部置入前囊后方也会起到预防瞳孔夹持的作用。已经发生人工晶状体夹持的患者,通常不建议分离粘连使其复位。因为即使术中复位,术后也会由于严重的虹膜炎症反应再次发生瞳孔夹持。

六、青光眼

儿童术后并发症的发生率较成年人高,与如下因素有关:眼球发育不成熟、术后炎症反应重、合并存在的前节异常、术后检查困难、术后药物治疗问题等。年龄越小,并发症的发生率越多,特别是青光眼。

青光眼或高眼压是儿童白内障手术后常见的并发症。小眼球和手术过早是危险因素,可发生于初次手术后数年。发生率为 3%~40%。青岛眼科医院资料显示发生率为 7.4%(15/204,平均随访 83.7 个月)。术后炎症反应、黏弹剂残留、糖皮质激素类眼药是术后早期高眼压的常见原因。早期可发生瞳孔阻滞和(或)闭角型青光眼。部分患儿术后严重的炎症反应可导致瞳孔区渗出膜而发生阻滞;有时无晶状体眼的前玻璃体会疝入前房导致瞳孔阻滞。复查时,应注意裂隙灯检查,手电筒光源检查常易漏诊。术后散瞳、局部皮质类固醇和周边虹膜切除有助于减少这种类型的青光眼,必要时需再次行前玻璃体切割术。

婴幼儿白内障手术后远期最常见的青光眼类型是开角型青光眼,特别是在出生 9 个月内手术的患儿。由于常发生于数年后,术后长期随访非常重要。无晶状体患儿术后继发青光眼的发病机制尚不清楚。据推测早期白内障手术阻碍了发育中的小梁网结构的成熟,如手术的机械损伤以及后囊切开术后玻璃体物质过早与小梁网接触等。植入 IOL 是否可阻止或减少青光眼的发生,各家报道结果并不一致。前路或后路手术也不是青光眼发生的主要因素。笔者推测病因可能是手术中前后囊撕开范围过大,导致晶状体悬韧带对睫状体牵引力量不足,从而导致小梁网发育障碍。

必须强调的是青光眼或高眼压的诊断不能仅依靠眼压。婴幼儿的角膜偏厚,2~4 岁才能达到正常水平。一定要注意视神经的变化(图 7-78)。眼轴长度和屈光度数的明显变化可提示青光眼的发生。多数情况下双眼屈光状态相似,如果一只眼屈光状态变化较大,应怀疑青光眼。

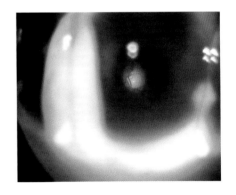

图 7-78　先天性白内障术后利用房角镜检查眼底,发现视神经杯盘比较大,提示注意排除青光眼

七、视网膜脱离

当视网膜下液体积聚于视网膜神经上皮层和色素上皮层之间的潜在腔隙时就发生视网膜脱离。通常分为孔源性、牵拉性和渗出性视网膜脱离。它既可发生于内眼手术前,也可发生于术后的任意时间。文献报道显示,白内障术后视网膜脱离多发生于 40~70 岁,白内障

术后的发生率较未做手术者高 5.5 倍。囊内摘除发生的比例为 0.79%,囊外摘除的比例为 0.44%。高度近视、周边部视网膜变性和玻璃体脱出是视网膜脱离的危险因素。

视网膜脱离是先天性白内障术后较罕见的晚期并发症,常继发于玻璃体基底部椭圆形或圆形裂孔。在没有自动化的晶状体切割及玻璃体切除装置年代里,已报道的大多数视网膜脱离病例有过多次手术史。随着手术技术的进步,其发生率逐渐降低。较早的文献报道婴幼儿先天性白内障术后视网膜脱离的发生率为 1%~1.5%。

另有研究显示,先天性白内障术后 1 个月至 46 年后均有发生,60% 发生于术后 10~30 年。视网膜脱离经常超过 1 个象限,伴有广泛的玻璃体视网膜牵拉,30% 的患者存在增殖性玻璃体视网膜病变。

八、黄斑囊样水肿

儿童白内障术后黄斑囊样水肿较少发生。1982 年,Hoyt 等描述了婴儿眼行晶状体切除及前段玻璃体切割术后黄斑囊样水肿发生较普遍,但表现并不典型,亦缺乏造影方面的论证。1983 年,Gilbard 等对 25 例先天性白内障经睫状体冠部行白内障切除,术后利用眼底荧光造影检查,只发现 1 例可疑黄斑囊样水肿。之后,儿童白内障摘除或联合前段玻璃体切除后,再无黄斑囊样水肿报道。大宗病例的长期结果尚需继续观察随访。

参 考 文 献

1. Lambert SR,Drack AV. Infantile cataracts. Surv Ophthalmol. 1996.40:427-458.
2. Daniel Vaughan. General Ophthalmology. 2001.160.
3. Bardelli AM,Lasorella G,Vanni M.Congenital and developmental cataracts and multimalformation syndromes. Ophthalmic Paediatr Genet. 1989.10:29329-8.
4. 薛辛东. 儿科学. 北京:人民卫生出版社. 2002. 5.
5. Nelson LB,Rubin SE,Wagner RS,Breton ME.Developmental aspects in the assessment of visual function in young children. Pediatrics. 1984.73:375-381.
6. Bardelli AM,Lasorella G,Vanni M. Congenital and developmental cataracts and multimalformation syndromes. Ophthalmic Paediatr Genet. 1989. 10:293-298.
7. Merin S,Crawford JS. The etiology of congenital cataracts;a survey of 386 cases. Can J Ophthalmol. 1971.6:178-182.
8. Arkin M,Azar D,Fraioli A. Infantile cataracts. Int Ophthalmol Clin. 1992.32:107-120.
9. Amaya L,Taylor D,Russell-Eggitt I,Nischal KK,Lengyel D. The morphology and natural history of childhood cataracts. Surv Ophthalmol. 2003.48:125-144.
10. Leonard B. Nelson Scott E. Olitsky 原著;谢立信主译. Harley 小儿眼科学. 北京:人民卫生出版社. 2009. 241-246.
11. Burke JP,O'Keefe M,Bowell R,et al. Ophthalmic findings in classical galactosemia--a screened population. J Pediatr Ophthalmol Strabismus. 1989.26:16516-8.
12. Ehrlich RM,Kirsch S,Daneman D. Cataracts in children with diabetes mellitus. Diabetes Care. 1987.10:798-799.
13. Robb RM. Cataracts acquired following varicella infection. Arch Ophthalmol. 1972.87:352-354.
14. Cotlier E. Congenital varicella cataract. Am J Ophthalmol. 1978.86:627-629.
15. Lambert SR,Fernandes A,Drews-Botsch C,et al. Multifocal versus monofocal correction of neonatal monocular aphakia. J Pediatr Ophthalmol Strabismus. 1994.31:195-201.

16. Scheie HG,Schaffer DB,Plotkin SA,et al. Congenital rubella cataracts. Surgical results and virus recovery from intraocular tissue. Arch Ophthalmol. 1967.77:440-444.

17. Zimmerman LE. Histopathologic basis for ocular manifestations of congenital rubella syndrome. Am J Ophthalmol. 1968.65:837-862.

18. Christiansen SP,Bradford JD. Cataract in infants treated with argon laser photocoagulation for threshold retinopathy of prematurity. Am J Ophthalmol. 1995.119:175-180.

19. Dunn JP,Jabs DA,Wingard J,et al. Bone marrow transplantation and cataract development. Arch Ophthalmol. 1993.111(10):1367-1373.

20. Wilson,Edward M,Trivedi,et al. Pediatric Cataract Surgery:Techniques,Complications,and Management. Copyright ©2005 Lippincott Williams & Wilkins. Etiology and Morphology of Pediatric Cataracts,6.

21. Tripathi RC,Cibis GW,Harris DJ,et al. Lowe's syndrome. Birth Defects Orig Artic Ser. 1982.18:629-644.

22. Brown N,Gardner RJ. Lowe syndrome:identification of the carrier state. Birth Defects Orig Artic Ser. 1976.12:579-595.

23. Johnston SS,Nevin NC. Ocular manifestations in patients and female relatives of families with the oculocerebrorenal syndrome of Lowe. Birth Defects Orig Artic Ser. 1976.12:569-577.

24. Happle R. X-linked dominant chondrodysplasia punctata. Review of literature and report of a case. Hum Genet. 1979.53:65-73.

25. Spranger JW,Opitz JM,Bidder U. Heterogeneity of Chondrodysplasia punctata. Humangenetik. 1971.11:190-212.

26. Jones KL. Smith's recognizable patterns of human malformation. Philadelphia:WB Saunders Co,1976.340.

27. Reardon W,MacMillan JC,Myring J,et al. Cataract and myotonic dystrophy:the role of molecular diagnosis. Br J Ophthalmol. 1993.77:579-583.

28. Ragge NK,Baser ME,Klein J,et al. Ocular abnormalities in neurofibromatosis 2. Am J Ophthalmol. 1995.120:634-641.

29. Folz SJ,Trobe JD. The peroxisome and the eye. Surv Ophthalmol. 1991.35:353-368.

30. Hittner HM,Kretzer FL,Mehta RS. Zellweger syndrome. Lenticular opacities indicating carrier status and lens abnormalities characteristic of homozygotes. Arch Ophthalmol. 1981 .99(11):1977-1982.

31. Merin S,Crawford JS. The etiology of congenital cataracts. A survey of 386 cases. Can J Ophthalmol. 1971.6:178-182.

32. Jaafar MS,Robb RM. Congenital anterior polar cataract:a review of 63 cases. Ophthalmology. 1984.91:249-254

33. Nelson LB,Calhoun JH,Simon JH,et al. Progression of congenital anterior polar cataracts in childhood. Arch Ophthalmol. 1985;103:1842-1843.

34. Nelson LB,Spaeth GL,Nowinski TS,et al . A review. Surv Ophthalmol. 1984.28:621-642.

35. Smith GT,Shun-Shin GA,Bron AJ. Spontaneous reabsorption of a rubella cataract.Br J Ophthalmol. 1990.74:564-565.

36. Soriano JM,Funk J. Spontaneous bilateral lens resorption in a case of Hallermann-Streiff syndrome. Klin Monbl Augenheilkd. 1991.199:195-198.

37. Khalil M,Saheb N. Posterior lenticonus.Ophthalmology. 1984.91:1429-30,43A.

38. Wright KW,Christensen LE,Noguchi BA. Results of late surgery for presumed congenital cataracts. Am J Ophthalmol. 1992 .114:409-415.

39. Cheng KP,Hiles DA,Biglan AW,Pettapiece MC. Management of posterior lenticonus. J Pediatr Ophthalmol Strabismus. 1991. 28:143-149.

40. 李凤鸣 . 眼科全书 . 北京:人民卫生出版社 . 1996.3639.

41. 刘家琦,李凤鸣. 实用眼科学. 第 3 版. 北京:人民卫生出版社 .2010. 333-334.

42. Luebbers JA,Goldberg MF,Herbst R,et al. Iris transillumination and variable expression in ectopia lentis et pupillae. Am J Ophthalmol. 1977.83:647-656.

43. Jensen AD,Cross HE,Paton D. Ocular complications in the Weill-Marchesani syndrome. Am J Ophthalmol. 1974. 77:261-269.

44. Young ID,Fielder AR,Casey TA. Weill-Marchesani syndrome in mother and son. Clin Genet. 1986.30:475-480

45. You C,Wu X,Zhang Y,et al. Visual Impairment and Delay in Presentation for Surgery in Chinese Pediatric Patients with Cataract. Ophthalmology. 2011.118:17-23.

46. Dawe NW. Visual Development,2nd edn. Springer:New York. 2006.

47. Wright K,Matsumoto E,Edelmann P. Binocular fusion and stere- opsis associated with early surgery for monocular congenital cataracts. Arch Ophthalmol.1992.110:1607-1609.

48. Birch EE,Stager DR. The critical period for surgical treatment of dense congenital unilateral cataract. Invest Ophthalmol Vis Sci. 1996.37:1532-1538.

49. Birch EE and Stager DR. Prevalence of good visual acuity following surgery for congenital unilateral cataract. Archives of Ophthalmology. 1988.106:40-43.

50. Abadi RV,Forster JE,Lloyd IC. Ocular motor outcomes after bilateral and unilateral infantile cataracts. Vision Res. 2006.46:940-952.

51. Kushner BJ. Visual results after surgery for monocular juvenile cataracts of undetermined onset. Am J Ophthalmol. 1986. 102:468-472.

52. Watts P,Abdolell M,Levin AV. Complications in infants undergoing surgery for congenital cataract In the first 12 weeks of life:is early surgery better? J AAPOS. 2003.7:81-85.

53. Asrani S,Freedman S,Hasselblad V,et al.Does primary intraocular lens implantation prevent "aphakic" glaucoma in children? J AAPOS.1999. 3:33-39.

54. Miller RD. Developmental physiology of the infant. In:Anesthesia. Firth Edition. Edinburgh:Churchil Livingstone.2000. 2089-2092.

55. Lambert SR. Treatment of congenital cataract. It may all come down to timing. Br J Ophthalmol. 2004.88:854-855.

56. Lambert SR,Lynn M,Drews-Botsch C,et al. Intraocular lens implantation during infancy:perceptions of parents and the American Association for Pediatric Ophthalmology and Strabismus members. J AAPOS.2003.7:400-405.

57. Ram J,Gupta N,Sukhija JS,et al. Outcome of cataract surgery with primary intraocular lens implantation in children. Br J Ophthalmol. 2011. 95:1086-1090.

58. Gupta A,Kekunnaya R,Ramappa M,Vaddavalli PK. Safety profile of primary intraocular lens implantation in children below 2 years of age. Br J Ophthalmol. 2011.95:477-480.

59. Kim DH,Kim JH,Kim SJ,Yu YS. Long-term results of bilateral congenital cataract treated with early cataract surgery,aphakic glasses and secondary IOL implantation. Acta Ophthalmol.2012.90:231-236.

60. Hug D. Intraocular lens use in challenging pediatric cases. Curr Opin Ophthalmol. 2010.21:345-349.

61. Pirouzian A. Pediatric phakic intraocular lens surgery:review of clinical studies. Curr Opin Ophthalmol.2010. 21:249-254.

62. Lin AA,Buckley EG. Update on pediatric cataract surgery and intraocular lens implantation. Curr Opin Ophthalmol.2010.21:55-59.

63. Lloyd IC,Ashworth J,Biswas S,Abadi RV. Advances in the management of congenital and infantile cataract. Eye(Lond). 2007 .21:1301-1309.

64. Vasavada AR, Nihalani BR. Pediatric cataract surgery. Curr Opin Ophthalmol. 2006；17：54-61.

65. Zetterström C, Lundvall A, Kugelberg M. Cataracts in children. J Cataract Refract Surg. 2005.31：824-840.

66. Plager DA, Yang S, Neely D, Sprunger D, Sondhi N. Complications in the first year following cataract surgery with and without IOL in infants and older children. J AAPOS. 2002.6：9-14.

67. Lambert SR, Lynn M, Drews-Botsch C, et al. A comparison of grating visual acuity, strabismus, and reoperation outcomes among children with aphakia and pseudophakia after unilateral cataract surgery during the first six months of life. J AAPOS, 2001；5：70-75.

68. O'Keefe M, Fenton S, Lanigan B. Visual outcomes and complications of posterior chamber intraocular lens implantation in the first year of life. J Cataract Refract Surg.2001.27：2006-2011.

69. Wilson ME, Trivedi RH, Morrison DG, et al. Infant Aphakia Treatment Study Group. The Infant Aphakia Treatment Study：evaluation of cataract morphology in eyes with monocular cataracts. J AAPOS. 2011.15：421-426.

70. Costenbader F, Albert D. Conservatism in the management of congenital cataract. Arch Ophthalmol. 1957.58：426-430.

71. Scheie HG. Aspiration of congenital or soft cataracts：a new technique. Am J Ophthalmol.1960.50：1048-1056

72. Parks MM. Intracapsular aspiration. Int Ophthalmol Clin. 1977.17：59-74.

73. Nishi Y, Mireskandari K, Khaw P, et al. Lens refilling to restore accommodation.J Cataract Refract Surg.2009.35：374-82.

74. Huang Y, Xie L. Expression of transcription factors and crystallin proteins during rat lens regeneration. Mol Vis. 2010.16：341-352.

75. 黄钰森,谢立信 . 大鼠后发性白内障发生过程中晶状体纤维分化的初步研究 . 中华眼科杂志 .2007.43：260-265.

76. Parks MM. Posterior lens capsulectomy during primary cataract surgery in children. Ophthalmology. 1983.90：344-345.

77. Hiles DA, Hurite FG. Results of the first year's experience with phaco-emulsification. Am J Ophthalmol. 1973.75：473-477.

78. Tablante RT, Cruz EDG, Lapus JV, Santos AM. A new technique of congenital cataract surgery with primary posterior chamber intraocular lens implantation. J Cataract Refract Surg.1988.14：149-157.

79. Morgan KS. Visual rehabilitation of aphakic children. IV. Epikeratophakia. Surv Ophthalmol.1990.34：379-384

80. Dahan E, Salmenson BD. Pseudophakia in children：precautions, technique, and feasibility. J Cataract Refract Surg. 1990 .16：75-82.

81. Mackool RJ, Chhatiawala H. Pediatric cataract surgery and intraocular lens implantation：a new technique for preventing or excising postoperative secondary membranes. J Cataract Refract Surg. 1991.17：62-66.

82. Buckley EG, Klombers LA, Seaber JH, et al. Management of the posterior capsule during pediatric intraocular lens implantation. Am J Ophthalmol. 1993.115：722-728.

83. Gimbel HV, DeBroff DM. Posterior capsulorhexis with optic capture：maintaining a clear visual axis after pediatric cataract surgery. J Cataract Refract Surg. 1994.20：658-664.

84. Wilson ME, Apple DJ, Bluestein EC, Wang XH. Intraocular lenses for pediatric implantation：biomaterials, designs and sizing. J Cataract Refract Surg. 1994.20：584-591.

85. 谢立信,黄钰森 . 25G 玻璃体手术系统在儿童白内障手术中的应用 . 中华眼科杂志 . 2009.45：688-692.

86. Huang Y, Xie L. Short-term outcomes of dry pars plana posterior capsulotomy and tanterior vitrectomy in paediatric cataract surgery using 25-gauge instruments. Br J Ophthalmol. 2010. 94：1024-1027.

87. Cote CJ. NPO guidelines：children and adults. In：McGoldrick KE, ed. Ambulatory Anesthesiology. Baltimore：

Williams & Wilkins. 1995.20-32.

88. Ehlers N, Sorensen T, Bramsen T, Poulsen EH. Central corneal thickness in newborns and children. Acta Ophthalmol(Copenh). 1976.54:285-290.

89. Squire C. Cited in Kwitko ML. The Infant Eye.

90. Montes-Mico R. Astigmatism in infancy and childhood. J Pediatr Ophthalmol Strabismus. 2000.37:349-353.

91. 吴晓明,由彩云,代云海,等. 婴儿先天性白内障术后虹膜粘连的特点和影响因素分析. 中华眼视光学与视觉科学杂志. 2010. 2:127-130.

92. Arshinoff S. New terminology:ophthalmic viscosurgical devices. J Cataract Refract Surg. 2000.26:627-628.

93. Bourne WM, Nelson LR, Hodge DO. Continued endothelial cell loss ten years after lens implantation. Ophthalmology.1994.101:1014-1022;discussion,1022-1023.

94. Larsen JS. The sagittal growth of the eye. 1. Ultrasonic measurement of the depth of the anterior chamber from birth to puberty. Acta Ophthalmol(Copenh).1971.49:239-62.

95. Auffarth GU, Wesendahl TA, Newland TJ, Apple DJ. Capsulorhexis in the rabbit eye as a model for pediatric capsulectomy. J Cataract Refract Surg. 1994.20:188-191.

96. Gimbel HV, Neuhann T. Development,advantage,and methods of the continuous circular capsulorhexis technique. J Cataract Refract Surg. 1990.16:31-37.

97. Andreo LK, Wilson ME, Apple DJ. Elastic properties and scanning electron microscopic appearance of manual continuous curvilinear capsulorhexis and vitrectorhexis in an animal model of pediatric cataract. J Cataract Refract Surg. 1999 .25:534-9.

98. Wilson ME, Bluestein EC, Wang XH, Apple DJ. Comparison of mechanized anterior capsulectomy and manual continuous capsulorrhexis in pediatric eyes. J Cataract Refract Surg. 1994.20:602-606.

99. Wilson ME, Saunders RA, Roberts EL, Apple DJ. Mechanized anterior capsulectomy as an alternative to manual capsulorhexis in children undergoing intraocular lens implantation. J Pediatr Ophthalmol Strabismus.1996.33:237-240.

100. Kloti R. Bipolar wet field diathermy in microsurgery. Klin Monatsbl Augenheilkd.1984.184:442-444.

101. Krag S, Thim K, Corydon L. Diathermic capsulotomy versus capsulorhexis:a biomechanical study. J Cataract Refract Surg. 1997.23:86-90.

102. Morgan JE, Ellingham RB, Young RD, Trmal GJ. The mechanical properties of the human lens capsule following capsulorhexis or radiofrequency diathermy capsulotomy. Arch Ophthalmol.1996.114:1110-1115.

103. Wilson ME Jr. Anterior lens capsule management in pediatric cataract surgery. Trans Am Ophthalmol Soc. 2004.102:391-422.

104. Wilson, Edward M.;Trivedi, Rupal H.;Pandey, Suresh K. Pediatric Cataract Surgery:Techniques, Complications,and Management. Copyright ©2005 Lippincott Williams & Wilkins. Etiology and Morphology of Pediatric Cataracts,81.

105. Dada T. Intracameral heparin in pediatric cataract surgery. J Cataract Refract Surg. 2003.29:1056

106. Huang Y, Dai Y, Wu X, Lan J, Xie L. Toxic anterior segment syndrome after pediatric cataract surgery. J AAPOS,2010;14:444-446.

107. Dave H, Phoenix V, Becker ER, Lambert SR. Simultaneous vs sequential bilateral cataract surgery for infants with congenital cataracts:Visual outcomes,adverse events,and economic costs. Arch Ophthalmol,2010;128:1050-1054.

108. Gradin D, Mundia D. Simultaneous Bilateral Cataract Surgery With IOL Implantation in Children in Kenya. J Pediatr Ophthalmol Strabismus. 2012.49:139-144.

109. Hutcheson K, Drack AV, Ellish NI, et al. Anterior hyaloid face opacification after pediatric Nd:YAG laser

capsulotomy. AAPOS. 1999.3：303-307.

110. Vasavada AR，Praveen MR，Tassignon MJ，Shah SK，Vasavada VA，Vasavada VA，Van Looveren J，De Veuster I，Trivedi RH. Posterior capsule management in congenital cataract surgery. J Cataract Refract Surg.2011.37：173-193.

111. Morgan KS，Karcioglu ZA. Secondary cataracts in infants after lensectomies. J Pediatr Ophthalmol Strabismus.1987. 24：45-48.

112. Nishi O. Fibrinous membrane formation on the posterior chamber lens during the early postoperative period. J Cataract Refract Surg. 1988. 14：73-77.

113. 谢立信、董晓光、张怡、等. 儿童人工晶状体植入初步报告. 中华眼科杂志.1995.31：433-436.

114. Xie L，Dong X，Cao J，et al. Cataract extraction and intraocular lens implantation with anterior vitrectomy in children. Chinese Medical Journal.1996.3：243-246.

115. 姚瞻、谢立信、黄钰森、等. 折叠式人工晶状体治疗儿童白内障的初步报告. 中华眼科杂志. 2002.38：488-490.

116. Xie L，Huang Y. Pars plana capsulectomy and vitrectomy for posterior capsular opacification in pseudophakic children. Journal of Pediatrica Ophthalmology and Strabismus.2008.6：362-365.

117. Koch DD，Kohnen T. A retrospective comparison of techniques to prevent secondary cataract formation following posterior chamber intraocular lens implantation in infants and children. Trans Am Ophthalmol Soc. 1997.95：351-360.

118. Hamid Ahmadieh，Mohammad Ali Javadi，Mandana Ahmady，et al. Primary capsulectomy，anterior vitrectomy，lensectomy，and posterior chamber lens implantation in children：Limbal versus pars plana. J Cataract Refract Surg. 1999.25：768-775.

119. Kreiger AE. Wound complications in pars plana vitrectomy. Retina. 1993. 13：335-344.

120. 刘文、唐仕波、黄素英、等. 玻璃体手术中巩膜穿刺孔脱出物的组织病理学检查. 中华眼底病杂志.2001.17：99-101.

121. Carter JB，Michels RG，Glaser BM，et al. Iatrogenic retinal breaks complicating pars plana vitroetomy. Ophthalmology. 1990. 97：848-854.

122. Lopez PF，Grossniklaus HE，Asberg TM，et al. Pathogenetic mechanisms in anterior proliferative vitreoretinopathy. Am J Ophthalmol.1992. 114：257-279.

123. 谢立信、黄钰森. 25G 玻璃体手术系统在儿童白内障手术中的应用. 中华眼科杂志.2009.45：688-692.

124. Huang Y，Xie L. Short-term outcomes of dry pars plana posterior capsulotomy and tanterior vitrectomy in paediatric cataract surgery using 25-gauge instruments. Br J Ophthalmol.2010.94：1024-1027.

125. 由彩云、谢立信. 无缝线无灌注 25G 手术治疗婴幼儿白内障的应用研究现状. 中华眼科杂志. 2009.45：762-765.

126. Hairston RJ，Maguire AM，Vitale S，et al. Morphometric analysis of pars plana development in humans. Retina. 1997. 17：135-138.

127. Asadi R，Kheirkhah A. Long-term results of scleral fixation of posterior chamber intraocular lenses in children. Ophthalmology. 2008.115：67-72.

128. Cleary C，Lanigan B，O'Keeffe M.Artisan iris-claw lenses for the correction of aphakia in children following lensectomy for ectopia lentis. Br J Ophthalmol. 2012.96：419-421.

129. Sminia ML，Odenthal MT，Prick LJ，Cobben JM，Mourits MP，Völker-Dieben HJ. Long-term follow-up after bilateral Artisan aphakia intraocular lens implantation in two children with Marfan syndrome. J AAPOS. 2012.16：92-94.

130. Odenthal MT，Sminia ML，Prick LJ，Gortzak-Moorstein N，Völker-Dieben HJ. Long-term follow-up of the

corneal endothelium after artisan lens implantation for unilateral traumatic and unilateral congenital cataract in children:two case series. Cornea,2006;25:1173-1177.

131. ESCRS guidelines on prevention,investigation and management of post-operative endophthalmitis,Version 2. Dublin,European Society of Cataract and Refractive Surgeons,2007.

132. Ciulla TA,Starr MB,Masket S. Bacterial endophthalmitis prophylaxis for cataract surgery:an evidence-based update. Ophthalmology. 2002.109:13-24.

133. Yusen Huang,Yunhai Dai,Xiaoming Wu,et al. Toxic anterior segment syndrome after pediatric cataract surgery. Journal of AAPOS. 2010.14:444-6.

134. 谢立信,黄钰森 . 眼前节毒性反应综合征的临床诊治 . 中华眼科杂志 . 2008.44:1149-1151.

135. Mamalis N,Edelhauser HF,Dawson DG,et al. Toxic anterior segment syndrome.J Cataract Refract Surg. 2006. 32:324-333.

136. Javitt JC,Vitale S,Canner JK. National outcomes of cataract extraction. Endophthalmitis following in patient surgery. Arch Ophthalmol. 1991. 109:1085-1089.

137. Kattan HM,Flynn HW Jr,Pflugfelder SC,Robertson C,Forster RK. Nosocomial endophthalmitis survey: current incidence of infection following intraocular surgery. Ophthalmology. 1991. 98:227-238.

138. Sandvig KU,Dannevig L. Postoperative endophthalmitis:establishment and results of a national registry. J Cataract Refract Surg. 2003. 29:1273-1280.

139. Wong TY,Chee SP. The epidemiology of acute endophthalmitis after cataract surgery in an Asian population. Ophthalmology. 2004. 111:699-705.

140. Good WV,Hing S,Irvine AR,et al. Postoperative endophthalmitis in children following cataract surgery. J Pediatr Ophthalmol Strabismus. 1990.27:283-285.

141. Wheeler DT,Stager DR,Weakley DR Jr. Endophthalmitis following paediatric intraocular surgery for congenital cataracts and congenital glaucoma. J Pediatr Ophthalmol Strabismus. 1992.29:139-141.

142. van der Griend BF,Lister NA,McKenzie IM,et al. Postoperative mortality in children after 101,885 anesthetics at a tertiary pediatric hospital. Anesth Analg. 2011.112:1440-1447.

143. Xie L,Huang Y. Pars plana capsulectomy and vitrectomy for posterior capsular opacification in pseudophakic children. J Pediatr Ophthalmol Strabismus. 2008.45:362-365.

144. Magnusson G,Abrahamsson M,Sjöstrand J. Glaucoma following congenital cataract surgery:An 18-year longitudinal follow-up. Acta Ophthalmologica Scand. 2000. 75:65-70.

145. Rabiah PK. Frequency and predictors of glaucoma after pediatric cataract surgery. Am J Ophthalmol. 2004.137:30-37.

146. Vishwanath M,Cheong-Leen R,Taylor D,et al. Is early surgery for congenital cataract a risk factor for glaucoma. Br J Ophthalmol. 2004. 88:905-910.

147. Ehlers N,Sorensen T,Bramsen T,et al. Central corneal thickness in newborns and children. Acta Ophthalmol Copenh. 1976.54:285-290.

148. Rowe JA,Erie JC,Baratz KH,Hodge DO,Gray DT,Butterfield L,Robertson DM. Retinal detachment in Olmsted County,Minnesota,1976 through 1995. Ophthalmology.1999.106:154-159.

149. Urbak SF,Naeser K. Retinal detachment following intracapsular and extracapsular cataract extraction. A comparative,retrospective follow-up study. Acta Ophthalmol(Copenh). 1993.71:1782-1786.

150. Keech RV,Tongue AC,Scott WE. Complications after surgery for congenital and infantile cataracts. Am J Ophthalmol.1989.108:136-141.

151. Chrousos GA,Parks MM,O'Neill JF. Incidence of chronic glaucoma,retinal detachment and secondary membrane surgery in pediatric aphakic patients. Ophthalmology.1984.91:1238-1241.

152. Algvere PV,Jahnberg P,Textorius O. The Swedish Retinal Detachment Register. I. A database for epidemiological and clinical studies. Graefes Arch Clin Exp Ophthalmol.1999.237：137-144.

153. Berrod JP,Sautiere B,Rozot P,Raspiller A. Retinal detachment after cataract surgery. Int Ophthalmol. 1996-97.20：301-308.

154. Hoyt CS,Nickel B. Aphakic cystoid macular edema：occurrence in infants and children after transpupillary lensectomy and anterior vitrectomy. Arch Ophthalmol. 1982.100：746-749.

155. Gilbard SM,Peyman GA,Goldberg MF.Evaluation for cystoid maculopathy after pars plicata lensectomy-vitrectomy for congenital cataracts. Ophthalmology.1983.90：1201-1206.

156. Rao SK,Ravishankar K,Sitalakshmi G,Ng JS,Yu C,Lam DS. Cystoid macular edema after pediatric intraocular lens implantation：fluorescein angioscopy results and literature review. J Cataract Refract Surg . 2001.27：432-436.

157. C Kirwan and M O'Keeffe Cystoid macular oedema in paediatric aphakia and pseudophakia. Br J Ophthalmol. 2006. 90：37-39.

第八章

儿童外伤性白内障

第一节　儿童外伤性白内障病因学及特点

儿童活泼的天性、强烈的好奇心和对危险防护意识的缺乏,使其成为眼部外伤的高发人群。美国儿科和眼科学会推荐的关于儿童运动防护镜的联合声明框架中指出,仅 2000 年一年,全美就有超过 42 000 例与运动和游戏相关的眼部外伤发生,其中约有 72% 发生于 25 岁以下人群,43% 发生于 15 岁以下青少年,8% 发生于 5 岁以下儿童。在发展中国家,儿童眼外伤的发生率约 0.19% 左右,因眼外伤导致的白内障占儿童白内障的 11.6%~36%。此类外伤多发生于单眼,是导致儿童单眼盲的首要因素。致伤的因素多种多样:锐器、植物、玩具手枪、鞭炮、废弃的注射针管等都有可能是致伤物。有些眼外伤在发生时家长或监护人并未在场,儿童害怕责备而主动隐瞒病情,导致延误治疗;由于惧怕医生,儿童检查时哭闹无法配合,在询问时无法具体描述伤情使病史进一步模糊,这些需要引起接诊医生的注意,在病史采集过程中花费更多的耐心进行更细致的询问检查。

第二节　儿童外伤性白内障的分类、检查及治疗

一、外伤性白内障分类及特点

根据 1995 年 7 月由国际眼外伤学会、美国眼科学会等共同签署的眼外伤分类标准,机械性眼外伤可以分为闭合性眼外伤和开放性眼外伤两大类(表 8-1,8-2)。

闭合性眼外伤多由钝挫伤引起,所致的白内障可合并晶状体半脱位或全脱位。最早期改变是正对瞳孔区的后囊膜下混浊,进而形成星形外观或菊花状混浊。混浊可以长期保持稳定,也可缓慢发展成全白内障。除形成白内障外,还可出现虹膜色素上皮脱落沉积于晶状体前表面形成 Vossius 环、前房积血、房角后退、继发性青光眼等。

表 8-1　眼外伤分类

```
                          ┌ 挫伤
         ┌ 闭合性眼外伤 ┤
         │                └ 板层裂伤
眼外伤 ┤
         │                ┌ 破裂伤          ┌ 穿通伤
         └ 开放性眼外伤 ┤                │
                          └ 裂伤 ┤ 球内异物
                                           └ 贯通伤
```

表 8-2 眼外伤名词定义

术语	定义	附注
眼球壁	巩膜和角膜	解剖上可将球壁分为 3 层,根据临床需要则多将其限定为角膜和巩膜这种具有一定硬度的组织结构
闭合性眼外伤	球壁非全层性外伤	角巩膜是完整的(挫伤)或部分损伤(板层伤),少数情况下,这两种情况同时存在
开放性眼外伤	球壁全层损伤	角膜和(或)巩膜全层损伤,根据致伤物性质和伤口外观可分为破裂伤和裂伤。脉络膜和视网膜可能完整、脱出或损伤
破裂伤	钝器导致的球壁全层损伤。是由瞬间增加的眼内压产生的由内向外的损伤	眼球是一个充满无收缩性液体的球体。钝器的巨大的冲击力在球壁大范围区域内产生能量转移,极大的升高了眼内压;球壁则在其最薄弱处破裂,此处可以是直接受力点,也可以是间接受力点,而实质性的伤口是由从内向外的压力造成的;因此,组织嵌顿十分常见,而且可以很严重
裂伤	通常由锐器导致的球壁全层损伤。损伤发生在接触部位,损伤机制由外向内	根据是否存在穿出伤口或眼内异物可进一步分类。偶尔,致伤物部分或全部存留眼内仍可能造成后部伤口(出口伤)
穿通伤	通常由锐器导致的单纯球壁裂伤	损伤没有出口,如果有超过一个的入口,则每个入口是由不同致伤物所致
眼内异物伤	眼内存有异物并导致入口处裂伤	眼内异物伤严格的说属于穿孔伤,但由于其临床上的特殊性(治疗方式、时机、眼内炎的发生率等),而被单列一类
贯通伤	球壁有两处全层伤口(进口+出口)。通常由锐器或投掷物所致)	两处伤口必须由同一致伤物造成

眼球穿通伤致使晶状体囊膜破裂,房水进入皮质,导致晶状体纤维肿胀与混浊。小的囊膜破损,可通过晶状体上皮细胞修复或由其上的虹膜组织覆盖并发生粘连而封闭,晶状体保持完整状态,仅出现局部混浊。如囊膜破裂范围较大,晶状体迅速混浊,皮质溢出进入前房,导致继发性葡萄膜炎或青光眼。还有部分穿通伤患者,虽未出现皮质大量溢入前房,但囊膜破损不能通过修复而自愈,晶状体皮质长期与房水接触,大部分被吸收,前后囊壁贴附,形成膜性白内障。

除了机械性眼外伤。还有几种少见的特殊情况导致的白内障:

晶状体铁锈、铜锈沉着症:易产生氧化反应的铜和铁在眼内的长期存留,产生所谓"晶状体铜锈沉着症"(chalcosis lentis)和"晶状体铁锈沉着症"(siderosis lentis),前者混浊形态多呈葵花样外观,铜绿色反光;后者作为整个眼组织变性的一部分,晶状体混浊呈黄色。

眼部爆炸伤所致白内障:爆炸时的气浪或尖锐物质能产生类似钝挫伤和穿通伤所导致的晶状体损伤。

电击伤所致白内障:触电引起晶状体前囊及前囊下皮质混浊。雷电击伤时,晶状体前后囊及皮质均可混浊。多数病例静止不发展,也可能逐渐发展为全白内障。

以上外伤造成的并发症包括角膜瘢痕、青光眼(溶晶状体性、瞳孔阻滞性和房角后退性)、视网膜脱离、脉络膜破裂、前房出血,球后出血,外伤性视神经病和眼球破裂。前囊破裂后,絮状晶状体皮质散落于前房可能导致眼压升高和(或)晶状体源性葡萄膜炎(例如晶状体蛋白过敏性葡萄膜炎、晶状体毒性眼内炎)等。

二、儿童外伤性白内障的检查

接诊医师需要详细进行眼部检查,注意有无合并其他眼部损伤。对初诊的外伤患儿,需要详细询问致伤物和外伤环境,这将更容易发现其他并发症,例如:球内异物、化学伤和球后壁破裂。

1. 视力　除了仔细询问儿童受伤前的视力情况,对于能够配合检查的患儿均需进行视力检查,包括裸眼视力和最佳矫正视力,部分不会检查的患儿可采用优先注视法检查。

2. 瞳孔反射　检查直接间接对光反射,传入性瞳孔障碍提示可能存在视神经病变。

3. 眼压　未合并眼球破裂时进行。

4. 虹膜　如合并虹膜根部离断,注意有无相应部位的脉络膜视网膜损伤。

5. 晶状体　如果晶状体囊膜已破,注意是否有晶状体异物;如果伤后出现近视度数增加、晶状体震颤、前房深度异常、异常视网膜检影等,应考虑是否合并晶状体脱位,除此之外,晶状体脱位时,还可在瞳孔区看见晶状体赤道部(小瞳或散瞳),玻璃体进入前房等。

6. 散瞳后使用裂隙灯检查前房情况,更有助于确定白内障程度、晶状体位置、晶状体囊膜的完整性和前房状态。如果在清醒状态下不能完成裂隙灯检查,可以在基础麻醉后使用手持裂隙灯或手术显微镜检查。

7. 如果视野清晰度尚好,可在散瞳后进一步检查以了解视盘、黄斑及周边视网膜的情况。

另外,借助一些辅助检查,可对受伤状况做进一步评估。

1. CT 或 MRI 检查　能够了解是否合并球内或眶内异物,是否有眶壁骨折、球壁是否完整、是否合并眼外肌或视神经损伤。

2. 眼部 B 超　适合检查闭合性外伤或在穿通伤口闭合后进行,可以帮助我们进一步了解晶状体的位置、晶状体囊膜的完整性、脉络膜、玻璃体、视网膜情况及有无合并眼内异物。

3. 超声生物显微镜(UBM)　能够为我们提供更为准确的晶状体位置、睫状体损伤、周边玻璃体及受伤后的房角结构情况。

4. 角膜内皮镜　由于眼外伤能造成角膜内皮细胞的急性水肿和局部损伤,全面了解伤后角膜内皮细胞的损失情况可以帮助我们确定手术方案并有助于在手术操作中保护内皮。

5. 前房角镜　用于了解房角结构和悬韧带断裂时赤道部的玻璃体情况,同样需要在穿通伤口已闭合后进行。

6. 如果术中可能植入人工晶状体,还需进行曲率和眼轴(A 超)测量,外伤造成的角膜屈光度的改变会直接影响到术后屈光状态。角膜瘢痕形成后可能无法准确测量曲率,有时不得不使用另一眼的曲率,这样也会增加术后的屈光误差。

三、儿童外伤性白内障的治疗

早期开放性外伤,及时封闭伤口避免损伤的进一步加重和眼内感染的扩散是当务之急。对于已经发生的晶状体混浊,治疗方式主要取决于外伤的程度和类型。由于儿童眼部外伤多发生于单眼,早期恢复视力能有效重建双眼单视功能、恢复融合功能和立体视觉,避免弱视和斜视的发生,而儿童眼外伤早期手术具有并发症多、术后炎症反应重的特点,所以儿童外伤性白内障手术时机的选择显得尤为重要。晶状体囊膜完整、混浊局限未遮挡瞳孔区、视力未受明显影响者,可以随诊观察,待白内障进展明显时再行手术治疗;对于明显遮挡视轴区的白内障,可在伤口缝合、眼内炎症控制后尽早摘除;如果晶状体囊膜破裂,皮质大量溢出致可导致晶状体皮质过敏性葡萄膜炎、溶晶状体性青光眼等并发症,应尽早手术吸除。

对于人工晶状体的植入时机,除了年龄因素以外(参见第七章先天性白内障),应根据患眼的外伤情况而定。必须考虑到由于儿童的血-眼屏障发育不完善,在炎症、外伤、手术的刺激下术后前房反应重,如术中处理不当,植入人工晶状体后,容易发生人工晶状体夹持和偏位;另外,如果合并角膜裂伤,术前无法准确地测量角膜曲率,人工晶状体植入术后可能会产生较大的屈光误差。因此待局部炎症控制稳定,经过详细评估再行白内障摘除联合人工晶状体植入术会更为安全。总之,对角膜裂伤位于视轴区、范围大,炎症反应重的患者,暂不建议Ⅰ期植入人工晶状体。对于Ⅱ期人工晶状体植入,多建议在炎症控制稳定2周~1个月内进行。对于人工晶状体植入屈光度的选择,参见第七章先天性白内障。

同先天性白内障一样,如果不行后囊膜切开联合玻璃体前皮质切除,术后发生后发性白内障的比例较高。但如果合并早期的穿通伤或破裂伤,在吸除白内障时同时进切开后囊膜,有可能促使前房的细菌加速进入眼后段,促发眼内炎。鉴于此,可Ⅱ期处理后囊膜和玻璃体前皮质。

第三节 临床资料

为了解外伤性青岛眼科医院儿童外伤性白内障一般资料、外伤原因、损伤程度、手术处理方法和疗效,我们回顾性分析了青岛眼科医院2005年1月至2012年1月期间收治的117例(117只眼)儿童外伤性白内障患者。其中男96例,女21例。患儿的平均年龄为6.6±3.2岁(1.3~13.8岁),58.97%的患者年龄在4~9岁之间(图8-1)。

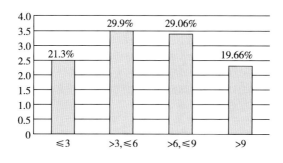

图 8-1 不同年龄段患者发生外伤性白内障的例数

按照眼部受伤情况将所有患者分为开放性损伤(91只眼)及闭合性损伤(26只眼),二者比例为3.50:1。最常见的致伤物依次为锐利金属(37.61%),植物(18.80%),玩具枪(11.97%)以及鞭炮(10.26%)等。开放性损伤中最常见的并发性损伤依次为角膜裂伤、晶状体囊膜破裂、虹膜粘连等。闭合性损伤中依次为外伤性散瞳、继发性青光眼、前房积血等(图8-2,表8-3)。

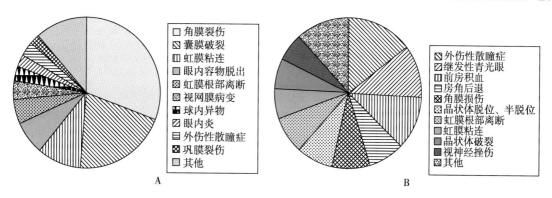

图 8-2 不同损伤类型白内障患者合并症情况 (A:开放性损伤;B:闭合性损伤)

表 8-3 形成外伤性白内障的致伤物 (眼数 %)

致伤物	闭合性损伤	开放性损伤	合计
金属锐器	0	44	44(37.6)
植物性	3	20	22(18.8)
玩具枪	12	2	14(12.0)
鞭炮	5	7	12(10.3)
玻璃	0	6	6(5.1)
笔	0	6	6(5.1)
石子	2	2	4(3.4)
弹弓	1	0	1(0.9)
钥匙	1	0	1(0.9)
电击	1	0	1(0.9)
不详	1	4	5(4.3)
合计	26	91	117

　　开放性眼外伤患者中有 68 例接受了白内障手术,其中 47 例(68.12%)行 I 期人工晶状体植入,21 例行 II 期 IOL 植入。18 例行白内障摘除术的闭合性损伤患者中,17 例(94.4%)行 I 期植入人工晶状体,仅 1 例接受 II 期植入。手术方式包括眼前房成形术,虹膜粘连分离术,晶状体切除,玻璃体切除,人工晶状体植入,穿透性角膜移植术等。与术前比较,接受手术的患眼术后视力显著性提高。共有 29 名患者的术后视力低于 0.3,在开放性损伤和闭合性损伤中引起低视力最常见的原因分别是角膜瘢痕和视网膜病变。

　　由于晶状体的轻度混浊,闭合性损伤中有 4 只眼未接受白内障手术,而开放性损伤中为 3 只眼。接受白内障手术的 68 例开放性损伤患者中,47 例(68.12%)接受了 I 期 IOL 植入,而在闭合性损伤中,则有 17 例(94.4%)患者接受了 I 期 IOL 植入术。接受 II 期 IOL 植入的 21 例开放性损伤患者中,16 例合并有眼内异物和(或)眼内炎,1 例 II 期植入 IOL 的闭合性损伤患者伴发有玻璃体积血和视网膜的损伤。IOL II 期植入和白内障摘除之间的时间间隔为 4.07 ± 2.54 个月 (0.47~8.67 个月),并且与 I 期植入患者的视力无显著性差异(F=2.727,P=0.053)。

在闭合性损伤患者中,联合手术方式包括瞳孔成形(3 只眼,11.54%),小梁切除(3 只眼,11.54%),眼球摘除(1 只眼,3.85%)。在开放性损伤的患者中,玻璃体和视网膜手术是最常见的手术处理方式,共有 19 只眼(20.88%),其他还包括后囊膜切除(9 只眼,13.24%),小梁切除(5 只眼,5.49%)以及由于眼内炎而行眼球摘除(1 只眼,1.10%)(见图 8-3)。

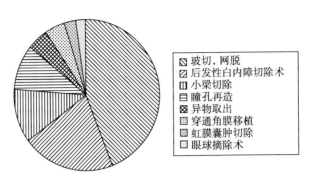

图例:
- 玻切,网脱
- 后发性白内障切除术
- 小梁切除
- 瞳孔再造
- 异物取出
- 穿通角膜移植
- 虹膜囊肿切除
- 眼球摘除术

图 8-3　开放性损伤白内障患者后续手术治疗

由于儿童眼外伤多发生在玩闹或体育活动中,成人的监护和看管显得尤为重要,通过对环境的危险性评估和教育儿童远离危险和阻止对危险行为的模仿,儿童眼外伤的发生率可有望进一步下降。美国等发达国家多建议通过佩戴专业眼部护具来减少眼外伤的发生。而眼外伤一旦发生,及时的救治和正确的处理则能最大程度上挽救患儿的视力,以上是我们对儿童眼外伤临床资料的一些回顾总结,希望能在临床工作中给大家提供一定参考和帮助。

参 考 文 献

1. US Consumer Product Safety Commission. Sports and Recreational Eye Injuries. Washington, DC: US Consumer Product Safety Commission. 2000.

2. Lithander J, Al Kindi H, Tönjum AM.Loss of visual acuity due to eye injuries among 6292 school children in the Sultanate of Oman. Acta Ophthalmol Scand. 1999.77.697-699.

3. Johar SR, Savalia NK, Vasavada AR, Gupta PD. Epidemiology based etiological study of pediatric cataract in western India.Indian J Med Sci. 2004.58:115-21.

4. Tomkins O, Ben-Zion I, Moore DB, Helveston EE. Outcomes of pediatric cataract surgery at a tertiary care center in rural southern Ethiopia. Arch Ophthalmol. 2011.129:1293-1297.

5. Kuhn F . Morris R . Witherspoon CD . Heimann K . Jeffers JB . Treister G . A standardized classification of ocular trauma. Ophthalmology. 1996.103:240-243.

6. 李凤鸣,著 . 中华眼科学 . 第 2 版 . 北京:人民卫生出版社 .2005.1474-1475.

7. M.Edward Wilson,Jr.Rupal H.Trivedi,Suresh K.Pandey.Pediatric Cataract Surgery:Techniques,Complications, and Management.USA:LIPPINCOTT WILLIAMS &WILKINS. 2005.301.

8. 谢立信,董晓光,张怡,等 . 儿童外伤性白内障的人工晶状体植入 . 中国斜视与小儿眼科杂志 .1995.3:49-51.

9. American Academy of Pediatrics Committee on Sports Medicine and Fitness,American Academy of Ophthalmology Committee on Eye Safety and Sports Ophthalmology.Protective eyewear for young athletes. Pediatrics. 1996.98:311.

10. Xu YN,Huang YS,Xie LX.Pediatric traumatic cataract and surgery outcomes in eastern China:a hospital-based study. Int J Ophthalmol. 2013.6:160-4.